LA
PITIÉ-SALPÊTRIÈRE

En couverture :
Édouard Vuillard, *Le docteur Henri Vaquez et le docteur Parvu, son assistant, à la nouvelle Pitié* (détail).

Ouvrage réalisé sous la direction de Somogy éditions d'art
Conception graphique : Sophie Charbonnel
Fabrication : Michel Brousset et Béatrice Bourgerie
Collecte iconographique : Marion Baugier et Céline Moulard
Contribution éditoriale : Marion Lacroix
Coordination éditoriale : Laurence Verrand

ISBN : 978-2-7572-0530-3
Dépôt légal : septembre 2012
Imprimé en Italie (Union européenne)

Gilles-Antoine Langlois
Anne-Sophie Pimpaud

LA
PITIÉ-SALPÊTRIÈRE

ASSISTANCE PUBLIQUE HÔPITAUX DE PARIS
SOMOGY ÉDITIONS D'ART

Abréviations

AAP-HP : archives de l'Assistance publique-Hôpitaux de Paris
AN : Archives nationales
BHVP : Bibliothèque historique de la Ville de Paris
BnF : Bibliothèque nationale de France
BSG : bibliothèque Sainte-Geneviève
CP : Cartes et Plans
Est. : Estampes
GH-PS : groupe hospitalier de la Pitié-Salpêtrière
MAP-HP : musée de l'Assistance publique-Hôpitaux de Paris
Rés. : réserve

Remerciements

Assistance publique-Hôpitaux de Paris :
Anne Nardin, conservatrice en chef du patrimoine, directrice du musée de l'AP-HP
Dominique Plancher-Souveton, responsable des collections du musée de l'AP-HP
Patrice Guérin, conservateur, responsable du service des archives de l'AP-HP
Marie Barthelemy, adjointe au responsable du service des archives de l'AP-HP
François Méril, Alain Le Coq, photographes au service des archives de l'AP-HP
François Marin, photographe, direction de la communication, AP-HP

Société française d'histoire des hôpitaux :
Jacques Brunier, secrétaire général, trésorier

Bibliothèque interuniversitaire de santé Paris-Descartes :
Jacques Gana, conservateur, service d'histoire de la santé
Estelle Lambert, conservatrice, service d'histoire de la santé

Hôpitaux universitaires Pitié Salpêtrière-Charles Foix :
Jacques Léglise, directeur
Vincent-Nicolas Delpech, directeur adjoint
Jean-François Allilaire, professeur de psychiatrie et ancien chef du service de psychiatrie de la Pitié Salpêtrière
Jacques-Louis Binet, professeur d'hématologie et ancien chef du service d'hématologie de la Pitié Salpêtrière, secrétaire perpétuel de l'Académie de médecine
François Richard, professeur d'urologie et ancien chef du service d'urologie de la Pitié Salpêtrière

Édith Benmansour, directrice des finances
Alban Amselli, directeur des affaires économiques et logistiques
Florence Bientz, directrice adjointe des affaires économiques et logistiques
Didier Marcelin, directeur des investissements
Laurent Le Guédart, directeur des travaux
France Bovet, directrice de la communication

Maryse Charlot, cadre supérieur de santé, département d'anesthésie-réanimation
Philippe Couchoux, assistant de communication
Laurence Dentinger, photographe
Raffaële Grieco, dessinateur
Bertrand Pivert, responsable des jardins
Béatrice Robin, chargée de communication

Julie-Camille Schlumberger, directrice artistique

Préface

Les commémorations sont aujourd'hui devenues des rendez-vous composites, travaillés par des intentions potentiellement divergentes. Si elles étaient jadis définies et vécues comme des « cérémonies » empreintes de solennité voire de gravité, notre temps, installé dans la précipitation et le court terme, en a fait des occasions de réjouissance. Autrefois limitées aux événements majeurs et profondément ancrés dans la mémoire nationale, elles ont connu une croissance exponentielle en un peu plus de deux décennies – le seul recueil des *Commémorations nationales* recense 103 rendez-vous pour l'année 2012. Événements polymorphes et polysémiques, elles germent désormais en tous lieux puisque toute collectivité peut être portée à se découvrir une conjoncture, un fait ou une personnalité qui intéressent son existence et le sentiment qu'elle a d'elle-même. Dans cette fuite du temps – jusqu'à sa dissolution – qui caractérise la modernité, les commémorations représentent cette soudaine réaffirmation de la longue durée, et comme sa réhabilitation, dont l'anniversaire célébré vient scander l'épaisseur. Le projet de rassemblement en constitue toujours le cœur, mais les programmes et les modalités semblent vouloir privilégier l'esprit de la fête : une dimension jubilatoire se glisse dans ces manifestations, témoignant aussi de la créativité qui s'y investit dans l'intention de rompre un quotidien monochrome. Et s'il s'agit de réinvestir du sens à l'intérieur d'une trajectoire dont les secousses brouillent les repères, certaines collectivités pourraient bien y avoir recours comme à un pare-feu.

En cette année 2012, c'est l'hôpital universitaire de la Pitié-Salpêtrière, « le plus grand complexe hospitalier d'Europe et du monde » comme le définissait l'un de ses directeurs [1], qui a choisi de célébrer ses quatre cents ans d'existence. « Choisi », en effet, tant la question de la date anniversaire relève d'un certain arbitraire : en 1958 par exemple, l'exposition *Trois Siècles d'histoire hospitalière* avait décidé de retenir la date de 1656 pour marquer l'acte de naissance de la Salpêtrière [2]. La nouvelle entité du groupe hospitalier qui voit le jour peu après la réforme de 1958 déporte alors cet acte de naissance à l'année de la création – 1612, sous la régence de Marie de Médicis – de l'hôpital Notre-Dame-de-la-Pitié, première formulation d'un hôpital dédié, sous le nom de refuge, à l'enfermement des pauvres : mendiants et vagabonds. Devenu la Pitié (1809) et reconverti à la médecine moderne à partir de 1813, l'hôpital sera détruit après son transfert sur des terrains vacants de la Salpêtrière (1911-1912). Au dire des « anciens », cette cohabitation s'est d'ailleurs caractérisée jusqu'en 1958 par une indifférence revendiquée, comme deux entités étrangères l'une à l'autre et bien sûr rivales[3].

La refondation de son acte de naissance, dicté par la nouvelle dénomination, offre ainsi à l'établissement une occasion d'interposer l'espace du temps long dans le flot des urgences et des restructurations. Invitation au souvenir tout d'abord, pour remonter le cours zdu temps, puis à l'étonnement, pour continuer d'arpenter l'histoire, à la recherche du sens caché derrière l'évidence d'un paysage architectural parcouru jour après jour; derrière la labellisation patrimoniale des plus anciens bâtiments, rénovés, c'est-à-dire ici débarrassés des effluves de la misère, dans une vision désormais apaisée ; derrière la juxtaposition souvent grinçante des architectures modernes, chacune voulant exprimer le modèle dans lequel se lirait la formule du progrès.

C'est ainsi une interrogation qui s'ouvre à l'annonce de ce grand rendez-vous, en forme d'énigme et dont personne ne détient la clé, quant à l'esprit et au sens qui s'en imprimera dans les mémoires. S'agira-t-il de relancer, pour l'actualiser, le grand récit du progrès qui se concentre là, sur ces 33 hectares, et pourrait s'interpréter comme le saisissant et spectaculaire raccourci de la marche inexorable de la science ? Ou s'agira-t-il, comme cette édition y invite, de convier à un travail de mémoire porteur d'interrogations et de perspectives nouvelles, propres à éclairer la réflexion contemporaine ? Ou encore de se servir de ce prétexte pour tout simplement se retrouver ensemble, prêts à partager une langue autre, celle du passé, heureux et peut-être étourdis de se sentir pris par l'histoire, c'est-à-dire acteurs et spectateurs de tant d'événements fameux ou terribles ? Les commémorations ont aussi cette vertu de nous renseigner sur les collectivités qui les portent et les animent. Mais de l'équilibre qui se construira au fil de l'aventure, nul ne sait rien encore. L'événement est à vivre.

Anne Nardin
Conservatrice en chef du patrimoine
Directrice du musée de l'AP-HP

1. Jean Franchi, « Le groupe hospitalier Pitié-Salpêtrière », *La Salpêtrière hier et aujourd'hui,* numéro spécial hors série de *L'Hôpital à Paris,* août 1982, p. 67.
2. *Trois Siècles d'histoire hospitalière. La Salpêtrière,* du 3 au 13 octobre 1958, exposition réalisée par Jacqueline Sonolet et Marcel Candille à l'occasion des sixièmes « Entretiens de Bichat », Paris, L'Expansion éditeur, 1958.
3. « [Au moment de la création du groupe en 1958] ceux de la Pitié ne voyaient pas ce qu'ils avaient à faire de la Salpêtrière et réciproquement. Les huit mètres de dénivellation qui séparaient les deux hôpitaux constituaient de toute évidence un véritable "mur de Berlin" que personne n'avait la moindre intention de franchir » : Roger Brocas, « La création du groupe hospitalier Pitié-Salpêtrière (souvenirs d'un directeur) », *L'Hôpital à Paris, op. cit.,* p. 63.

Sommaire

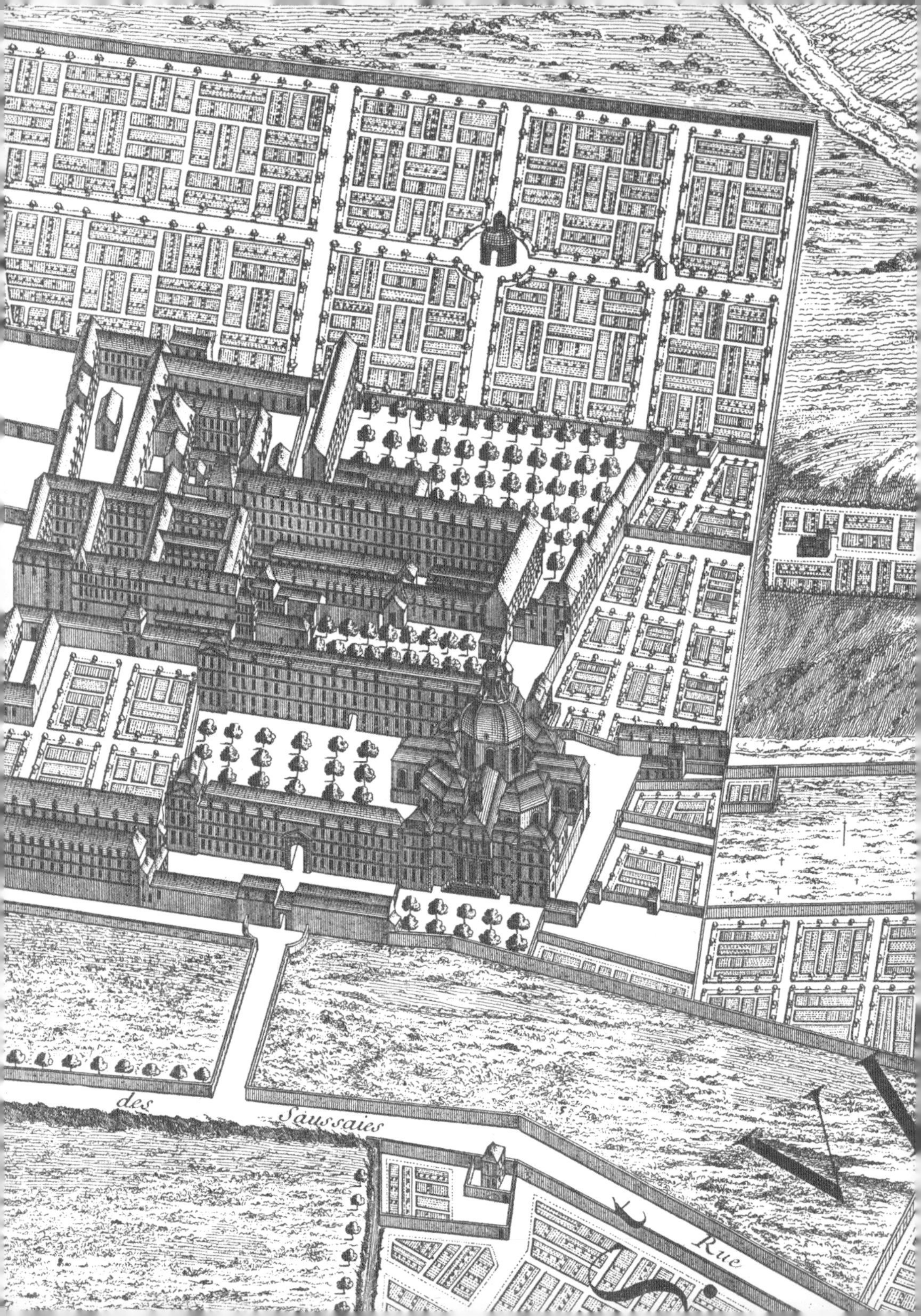
des
Saussaies
Rue

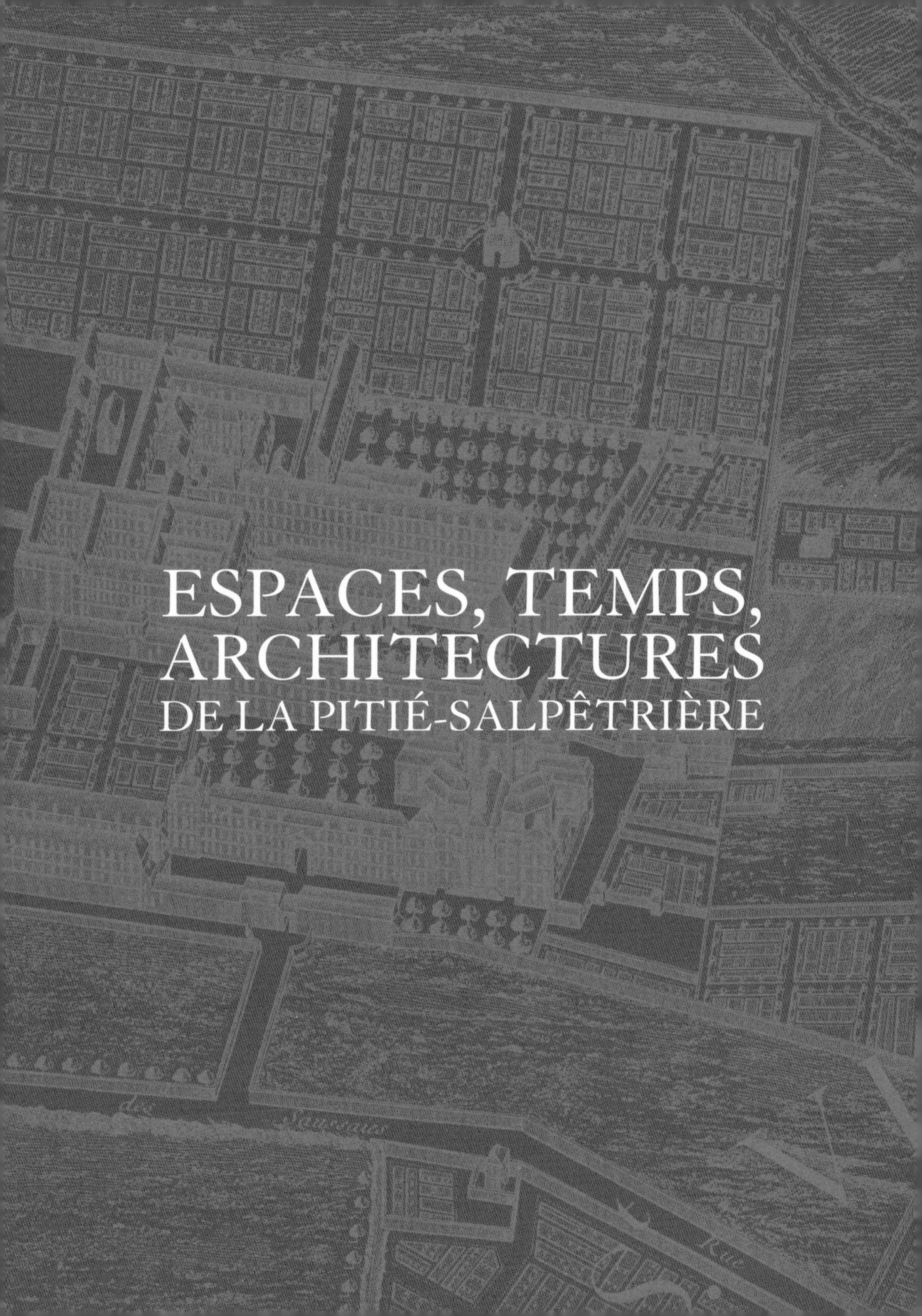

ESPACES, TEMPS, ARCHITECTURES DE LA PITIÉ-SALPÊTRIÈRE

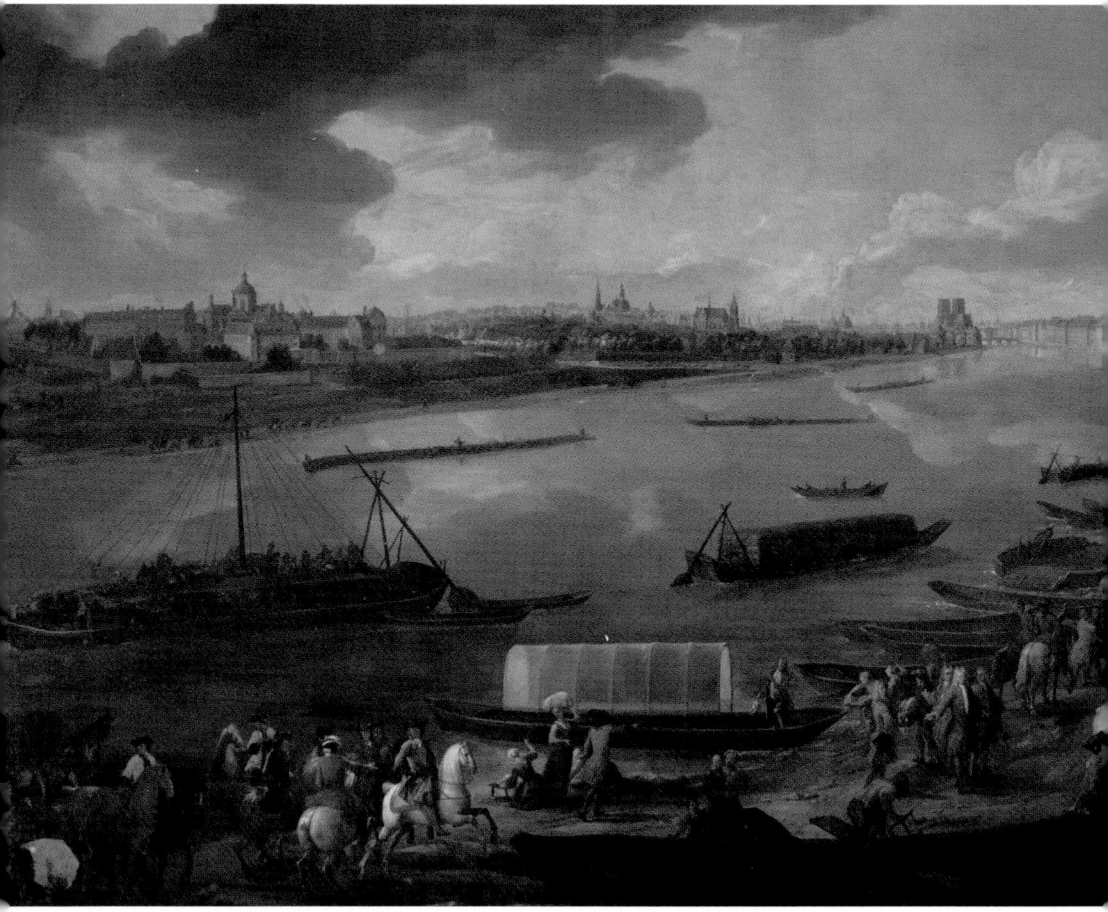

Le renfermement : du Petit Arsenal à l'Infirmerie générale (1634-1787)

L'enclos des 33 hectares de l'hôpital de la Pitié-Salpêtrière présente un visage singulier parmi les grands établissements de soins parisiens. Le foyer d'activité est continu, le paysage épars ; l'urgence permanente et le lieu tranquille : l'immensité de ses espaces semble tenir la ville à distance[1]. Ce site qui ne s'apprivoise guère a une histoire de quatre siècles, depuis la fondation par Marie de Médicis de l'hôpital de la Pitié en 1612, de celle de l'Hôpital général par Anne d'Autriche et Louis XIV en 1656, et enfin de la création du centre hospitalier universitaire Pitié-Salpêtrière en 1964.

1612, 28 mai. Des lettres patentes de Louis XIII exposent au parlement de Paris le danger que représentent les quelque 30 000 vagabonds inactifs que Paris compte alors, et proposent, sur l'initiative de la reine mère Marie de Médicis, l'ouverture de plusieurs maisons pour les enfermer, les nourrir et les entretenir ; le but avoué est « le soulagement des vrays pauvres et le chastiment des mauvais et mendiants valides qui desrobent aux vrays necessiteux le fruict de la charité de nos bons subjets ». Le directeur de l'administration générale de l'Assistance publique Armand Husson (1809-1874) nous rapporte que des « enfants des deux sexes, des femmes vieilles et infirmes et des filles repenties » furent accueillis dans la maison fondée pour cet usage autour d'une maison avec jardin acquise à cet effet, et d'une chapelle, Notre-Dame-de-la-Pitié[2], et qui en 1650 était la seule subsistante des trois maisons établies à Paris[3]. Cet établissement était construit sur la partie au nord d'un quadrilatère[4] que délimitent aujourd'hui, dans le 5e arrondissement, les rues Geoffroy-Saint-Hilaire, Lacépède, Quatrefages et Daubenton, c'est-à-dire, à quelque chose près, le site de la mosquée de Paris.

Pierre-Denis Martin, La Salpêtrière vue depuis le quai de la Rapée (détail), 1716. Musée Carnavalet, inv. P. 1611.
Seigneurie et censive de l'abbaye Sainte-Geneviève (détail) : la maison de la Pitié et le belvédère du Jardin du roi, vers 1650. AN, CP N II Seine 32.

Double page précédente : La Salpêtrière sur la vue isométrique de Paris de Louis Bretez, dite *Plan de Turgot* (détail), 1739. Collection particulière.

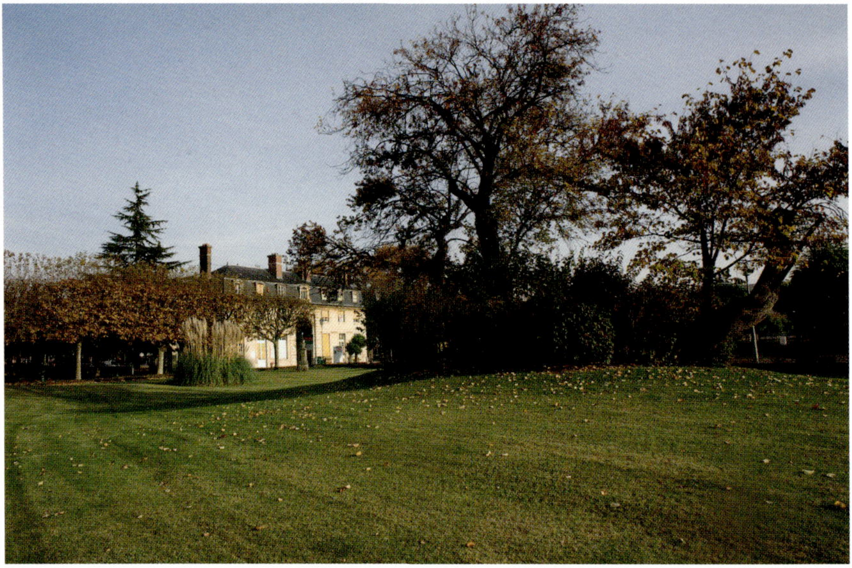

Le pavillon d'entrée de la Salpêtrière vu depuis le jardin, 2011.

1912, trois cents ans plus tard. La construction de l'hôpital de la nouvelle Pitié est achevée (il sera inauguré officiellement le 19 mars 1913), sur les plans de l'architecte Justin Rochet. Ses bâtiments se situent à l'est de l'ancienne maison de la Pitié, désormais détruite, sur un terrain qui s'étend en lisière de l'hôpital de la Salpêtrière, sur le boulevard de l'Hôpital, la rue Jenner et la rue Bruant.

Ces deux dates commémoratives ne sont pas seulement des repères chronologiques. En 1612, Marie de Médicis imagine un abri charitable mais forcé, où l'on sépare tant bien que mal diverses personnes que la société ne veut pas voir en liberté; en 1912, c'est un établissement de soins qui est créé, avec ses divisions spécifiques résultant des pathologies constatées. Ainsi l'histoire de la Pitié et celle de son voisin l'hôpital de la Salpêtrière, établissements réunis depuis 1656 dans une même institution, l'Hôpital général, dont le siège était sis à l'ancienne Santé, sont-elles des indicateurs éminents de l'histoire culturelle et sociale de Paris, de l'histoire de la médecine et de celle de l'architecture hospitalière. C'est cette histoire que nous allons retracer, dans sa dimension multiple, urbaine, architecturale et scientifique.

De nombreux historiens ont travaillé avant nous. Le plus fondamental peut-être, car il a eu l'accès ouvert aux anciennes archives de l'Hôpital général, des Hospices civils et de l'Assistance publique, qui ont brûlé en 1871, est Armand Husson. Il publie en 1862 à Paris son *Étude sur les hôpitaux considérés sous le rapport de leur construction, de la distribution de leurs bâtiments, de l'ameublement, de l'hygiène et du service des salles de malades*. Le gros volume contient plus de 650 pages. Attachons-nous un instant au titre : il témoigne des préoccupations majeures de l'époque, architecture, équipement, hygiène, service. En 1883, le docteur Louis Boucher livre une étude, *La Salpêtrière, son histoire de 1656 à 1790,* vivante et documentée, qui doit certes beaucoup à la précédente, mais apporte des aspects neufs grâce à l'exploitation des textes colligés en annexe[5]. En 1912, l'inspecteur principal de l'Assistance publique Marcel Fosseyeux rédige un article très bien documenté, « Les grands travaux hospitaliers à Paris au XIXe siècle », et l'année suivante, en collaboration avec André Mesureur, la première monographie : *Un nouvel hôpital, la Pitié*; Fosseyeux est par ailleurs l'infatigable collecteur et classificateur des archives anciennes de l'Assistance publique. Il faudra attendre les années 1980 pour qu'un jeune historien, Nicolas Sainte Fare Garnot, revienne sur le dépouillement des archives, les croisant avec d'autres sources moins connues[6], et fournissant deux études, « L'Hôpital général de Paris, institution d'assistance, de police, ou de soins ? » (1984) et « L'évolution du plan-masse de la Salpêtrière, du Petit Arsenal à l'Hôpital général, 1634-1671 » (1986), puis un chapitre consacré à « Germain Boffrand et l'Hôpital général » dans l'ouvrage collectif sur cet architecte[7]. Une exposition intitulée *L'Architecture hospitalière au XIXe siècle* s'est tenue au musée d'Orsay en 1988; elle a été l'occasion de la publication d'un catalogue édité sous la responsabilité du même auteur et de l'architecte Pierre Martel. Il y est longuement question de la nouvelle Pitié. Le bel ouvrage du professeur de médecine Jacques-Louis Binet, *Les Architectes de la médecine* (1996), fournit des indications précieuses sur une période plus récente. L'histoire populaire et anecdotique de la Pitié-Salpêtrière a eu ses écrivains et ses passionnés, les plus connus de ces érudits étant Henry Légier-Desgranges, auteur dans les années 1950 de nombreux articles dans le *Bulletin d'information et de documentation de l'Assistance publique de Paris,* et Maximilien Vessier, qui a poursuivi de 1976 à 1996 la narration des « Traditions hospitalières de la basse Bièvre » dans le *Bulletin de la Société d'histoire et d'archéologie du 13e arrondissement,* travaux exploités dans un volume synthétique : *La Pitié-Salpêtrière, quatre siècles d'histoire et d'histoires* (1999). Signalons encore que l'histoire de l'église est documentée sur le plan religieux par l'abbé Georges Eschenlauer : *La Salpêtrière et son église Saint-Louis* (1938).

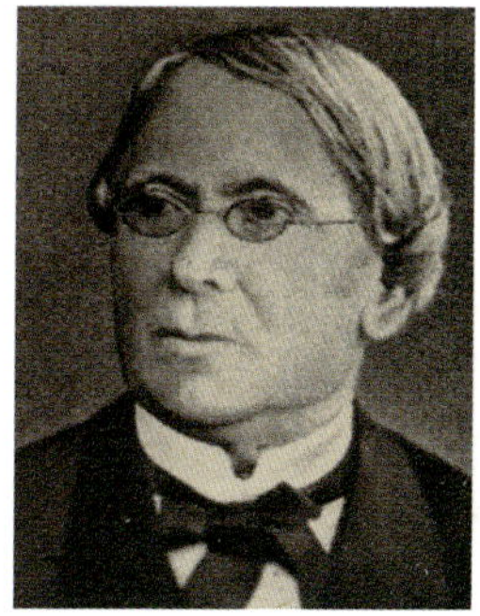

Armand Husson, directeur de l'administration générale de l'Assistance publique.

Espaces, temps et architectures

Occulté par le viaduc du métro aérien, par le secteur ferroviaire d'Austerlitz, par les constructions et murs hétéroclites des rues Jenner et Bruant et du boulevard, le groupe hospitalier de la Pitié-Salpêtrière est une enclave dont le passant contourne l'énorme quadrilatère sans que son regard y pénètre. Il faut monter, de préférence en milieu d'après-midi, dans une rame du métro de la ligne 5: dans un trait de lumière, le voyageur voit apparaître la longue façade classique d'un édifice de pierre chaude, entre les stations Saint-Marcel et Austerlitz. Mais l'apparition est

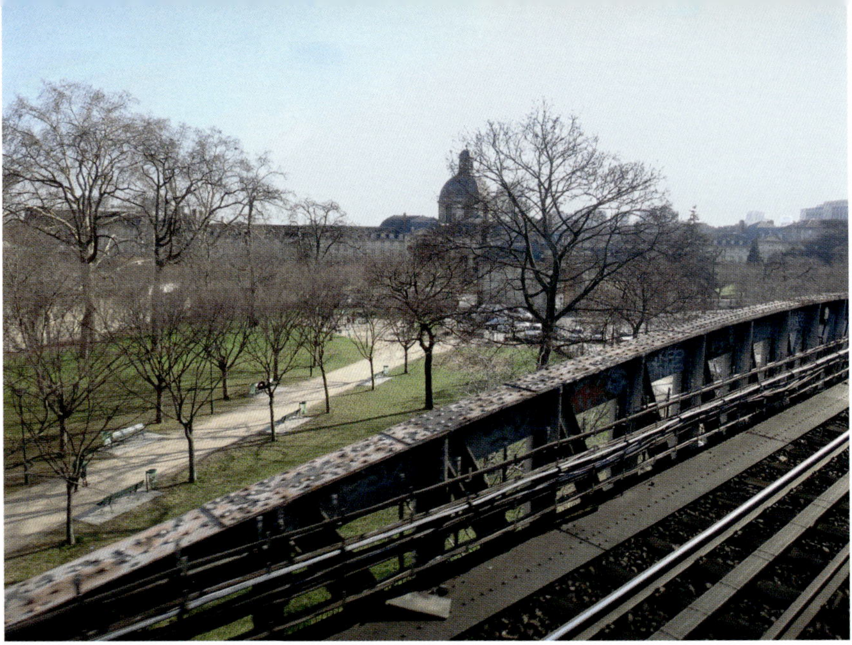

La façade principale de la Salpêtrière vue depuis le métro aérien, 2012.

rapide, et, de ce point de vue mobile, il n'aura guère le temps d'une photo. Descendons vers la porte monumentale que masque la voie aérienne, sur le boulevard de l'Hôpital, entrons dans la cour principale de la Salpêtrière, puis sous l'un des porches traversant l'aile gauche (Mazarin) ou droite (Lassay). L'illusion se dissipe et l'on voit bientôt que cette façade protège un bataillon serré de bâtiments de tous ordres et de toutes les époques, qu'il comprime de cette grâce un peu austère propre aux bâtiments du siècle de Louis XIV. Victor Hugo, qui n'aimait pas les tracés classiques, évoque « les pays perdus de la Salpêtrière » en ces termes : « Rien ne serre le cœur comme la symétrie. C'est que la symétrie, c'est l'ennui, et l'ennui est le fond même du deuil[8]. » Côté Pitié, l'entrée est moins majestueuse, donnant sur une longue allée traversante qui mêle par séquences les intéressants éléments de Justin Rochet, discrètement marqués par l'Art nouveau, et des édifices plus récents et plus disparates.

Et voici que le promeneur apprend que ce monument d'art classique est un centre hospitalier universitaire, l'un des plus grands du continent européen : 1 600 lits et plus de 60 000 patients hospitalisés chaque année, l'un des plus actifs : 600 000 consultations par an, 20 centres de recherche médicale, une université – Pierre-et-Marie-Curie – de 10 000 étudiants. C'est aussi l'un des hôpitaux les plus peuplés : plus de 1 000 médecins et 6 000 employés. Nul ne fournit le chiffre des deuils, mais on mentionne les 2 300 enfants qui naissent chaque année dans ce groupe qui lie la Pitié et la Salpêtrière par un curieux passage sous voûte et quelques allées discrètes. L'hôpital, dont l'histoire a si longtemps été marquée par la violence, la souffrance, la misère et l'impuissance à soulager ou guérir, est peu à peu devenu le lieu, s'il en est, de la compétence, de l'espoir et de la guérison.

Mais nous avons perdu le voyageur. Il erre maintenant dans les rues de cette véritable ville, qui a ses voies et sa signalétique, comme une communauté à demi fermée où se mêlent des noms relevant de l'histoire médicale : Charcot, Babinski, Gosset, et d'autres plus mystérieux : rue des Archers, rue du Mur-des-Fermiers-Généraux, promenade de la Hauteur… Il est perdu devant cet assemblage étonnant d'architectures de quatre siècles, les vestiges du Petit Arsenal et de l'Hôpital général, l'ordonnance homogène un peu chahutée de la Pitié, les réalisations modernes et postmodernes de la Salpêtrière issues du dessin des architectes de l'Assistance publique, puis de concours d'architecture disputés.

Des édifices de belle facture sont aujourd'hui noyés dans une pâte dont la médiocrité esthétique expose à la vue toute la difficulté de satisfaire à des fonctionnalités multiples, et de les dépasser par une architecture. Quelques grands témoins du passé, au premier rang desquels cette façade de palais vite aperçue du métro, et l'exceptionnelle ossature de pierre et de bois de l'église Saint-Louis (robuste sobriété de la structure de pierre, complexité de la charpente de bois) dont le plan de masse, inséré entre les deux ailes, apparaît comme le sigle d'un ordre austère.

Nous avons dit une ville ? La vocation d'ordre de l'Hôpital général est apparue aussitôt dotée d'une forme d'architecture urbaine, c'est-à-dire politique et policée : « [Son excellence le cardinal Mazarin] sera étonnée de reconnaître à son abord une nouvelle ville dans la plus grande ville du monde, une

La cour et l'aile de Lassay et l'église Saint-Louis, vues depuis la cour du Marché, 2012.

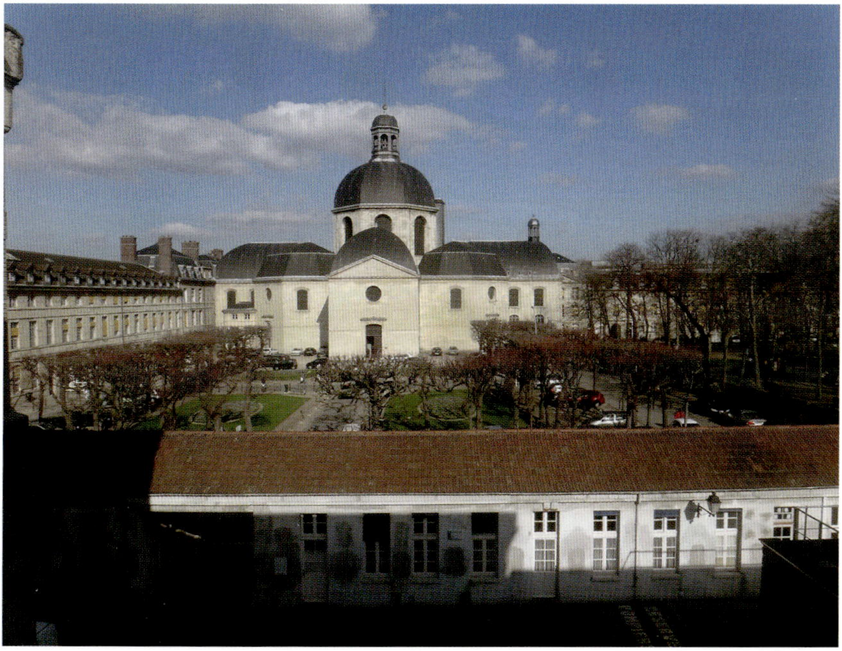

Un historique du mot « hôpital » au XVIIIe siècle

« Ce mot ne signifioit autrefois qu'*hôtellerie* : les *hôpitaux* étoient des maisons publiques où les voyageurs étrangers recevoient les secours de l'hospitalité. Il n'y a plus de ces maisons ; ce sont aujourd'hui des lieux où des pauvres de toute espece se réfugient, & où ils sont bien ou mal pourvus des choses nécessaires aux besoins urgens de la vie. Dans les premiers tems de l'Église, l'évêque étoit chargé du soin immédiat des pauvres de son diocèse. Lorsque les ecclésiastiques eurent des rentes assûrées, on en assigna le quart aux pauvres, & l'on fonda les maisons de piété que nous appellons *hôpitaux*. [...] Elles furent ensuite dotées par des particuliers, & elles eurent des revenus ; mais dans le relâchement de la discipline, les clercs qui en possédoient l'administration, les convertirent en bénéfices. Ce fut pour remédier à cet abus, que le concile de Vienne transféra l'administration des ***hôpitaux*** à des laïcs, qui prêteroient serment & rendroient compte à l'ordinaire, & le concile de Trente a confirmé ce decret. »

Denis Diderot et Jean Le Rond d'Alembert (dir.),* Encyclopédie, *Paris, 1765, t. VIII, s. v. « Hôpital », p. 293-294.

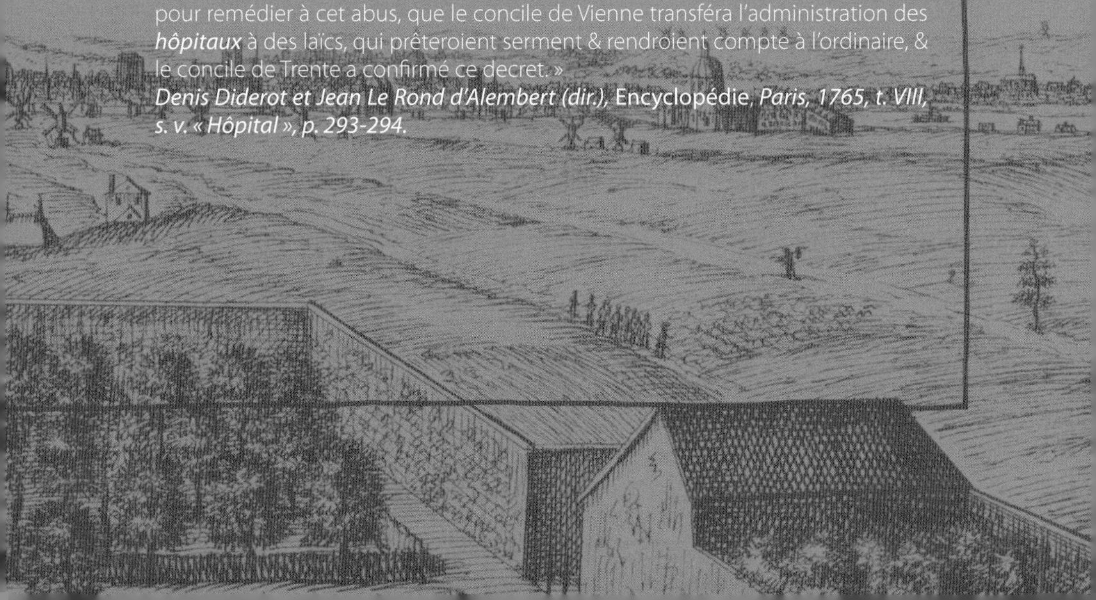

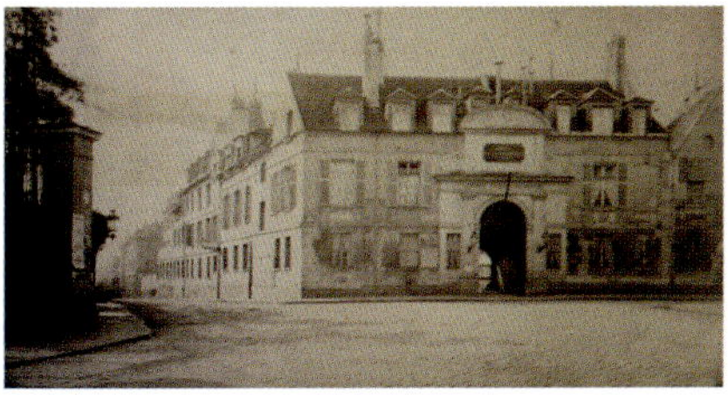

L'entrée de l'hôpital de la Pitié sur la rue Lacépède, début du XXe siècle. AAP-HP, D870-01.

nouvelle colonie de 6 à 7000 habitants, et une police vraiment chrétienne pour y gouverner ce nouveau monde. » Et la régente Anne d'Autriche elle-même d'affirmer deux mois plus tard au cardinal : « Je suis bien contente de ne plus voir de mendiants; vous y avez apporté bon ordre. Continuez[9]... » Franchissons les siècles : pour l'architecte Nicolas-Marie Clavareau (1757-1816), auteur d'un *Mémoire* publié en 1805, « Son terrein immense, la quantité d'individus qu'elle contient, l'irrégularité de ses bâtimens, ses rues, ses cours, ses jardins, sa chapelle, tout y offre l'aspect d'une ville de troisième ordre[10]. » Un *Rapport au Conseil général des hospices,* rédigé par Michel-Augustin Thouret en 1803, ne dit pas autre chose : « Cet établissement n'est pas une maison, c'est une ville. Tenon, dans ses mémoires, atteste y avoir vu 8000 personnes. De [La Rochefoucauld-]Liancourt déclare dans son rapport à l'Assemblée constituante, qu'au commencement de juin 1797, elle renfermoit 6704 individus. [...] on n'y parle pas moins que de maisons, de places, de rues[11]. »

Mais cela ne concerne que la Salpêtrière : rappelons que la Pitié n'y a été rattachée que depuis sa reconstruction en 1912. On a vu que l'ancienne Pitié se situait dans Paris, près de l'abbaye Saint-Victor, à plusieurs centaines de mètres au nord-ouest de la Salpêtrière et sur l'autre rive de la Bièvre. Louis XIV avait décidé de faire de ce refuge pour enfants et vieillards le siège administratif de l'Hôpital général. La maison de la Pitié est alors agrandie par l'architecte Duval, et prend le nom de Notre-Dame-de-la-Pitié. Les jeunes pauvres enfermés y travaillaient à la fabrication de draps, tout comme d'ailleurs à la Salpêtrière; ils étaient divisés selon leur sexe : la Grande Pitié pour les filles, la Petite Pitié pour les garçons. Agrandie au sud par les architectes Payen et Viel avant la Révolution (1782), la Pitié devient un hospice des orphelins

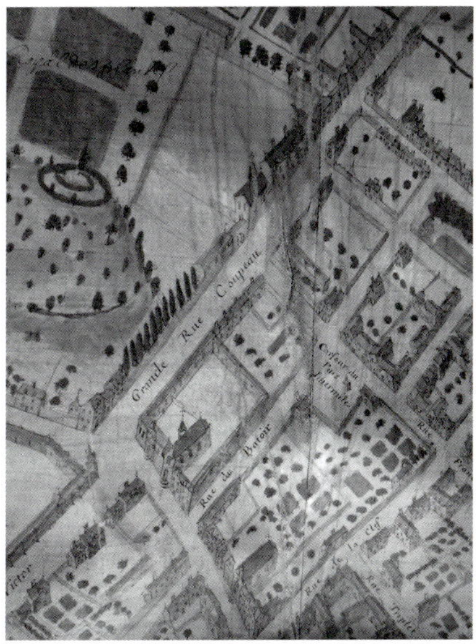

Seigneurie et censive de l'abbaye Sainte-Geneviève (détail) : la maison de la Pitié et le belvédère du Jardin du roi, vers 1650. AN, CP N II Seine 32.

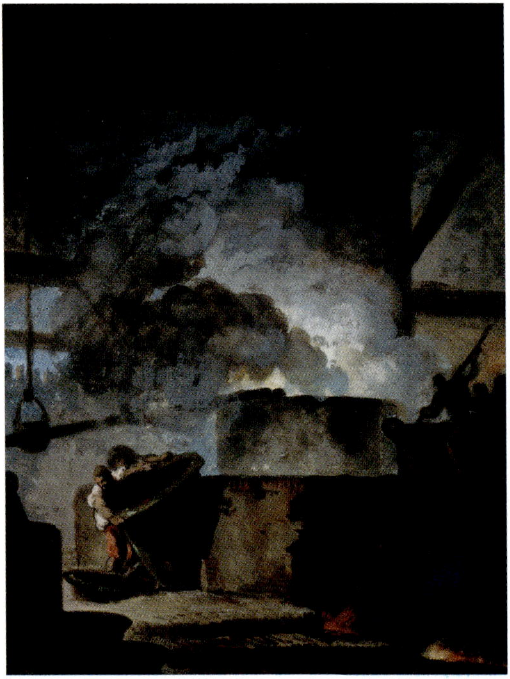

Louis-Jean-Jacques Durameau, *La Salpêtrière*, vers 1766. Musée du Louvre, dép. des Arts graphiques, RF 5227 r°. À Rome, le plus ancien témoignage d'une manufacture de vitriol d'Ancien Régime, donnant l'image des activités du Petit Arsenal.

sous le nom de Maison des élèves de la patrie (1795), et d'hospice des Orphelins (1803). Puis cet hospice devient en 1808 un hôpital de malades, d'abord annexe de l'Hôtel-Dieu, puis séparé de celui-ci (1813); ses locaux anciens et délabrés, contenant 640 lits (il y en avait plus du double sous la Révolution), sont détruits[12] en 1912.

Le choix de l'emplacement de la Salpêtrière, aujourd'hui dans le nord-est du 13e arrondissement de Paris, entre les boulevards de l'Hôpital et Vincent-Auriol, tenait au fait que les terrains étaient à la frontière du Paris de cette époque, qu'ils étaient récemment bâtis et peu chers, ses propriétaires étant ruinés. Une bonne affaire en quelque sorte ! L'on procédera de même pour Bicêtre : terrains libres et situés à quelque distance de Paris. Ne s'agissait-il pas d'y placer des mendiants que l'on voulait chasser de la capitale ? Et naturellement, puisque l'on payait un octroi pour les marchandises à faire entrer dans Paris, Bicêtre et la Salpêtrière en seraient exemptés... La Salpêtrière ? Des bâtiments récents et des propriétaires ruinés ? De fait, son histoire – mais son nom le dit déjà – est étroitement liée à la fondation en 1634 d'un arsenal destiné à « doubler » l'Arsenal de la Bastille.

Ce Petit Arsenal, élevé sur les champs inondables d'Ivry, tout proche d'un débarcadère commode sur la Seine en amont de Paris, au confluent de la rivière de Bièvre, requérait des édifices que l'on qualifierait aujourd'hui d'industriels : roue de carrière, bâtiment abritant la machine à écraser le gypse, fours à chaux et chaudières, silos à salpêtre, entrepôts; d'autres bâtisses destinées aux ouvriers et à la surveillance : logements, corps de garde; les nécessaires mur d'enceinte et chapelle. Deux plans de censive de l'abbaye Sainte-Geneviève dans la plaine d'Ivry, l'un daté de 1646 et l'autre non daté, probablement de 1648-1650, puis le plan de Paris de Jean Boisseau, levé entre 1648 et 1654, montrent ces bâtiments de l'Arsenal, longs murs, chapelle et entrepôts ou « granges » de pierre, comme le disent les descriptions anciennes, c'est-à-dire des bâtiments étroits et oblongs élevés d'un ou deux étages. Ces immenses granges de 100 mètres de long sont édifiées dans l'enclos, la plupart

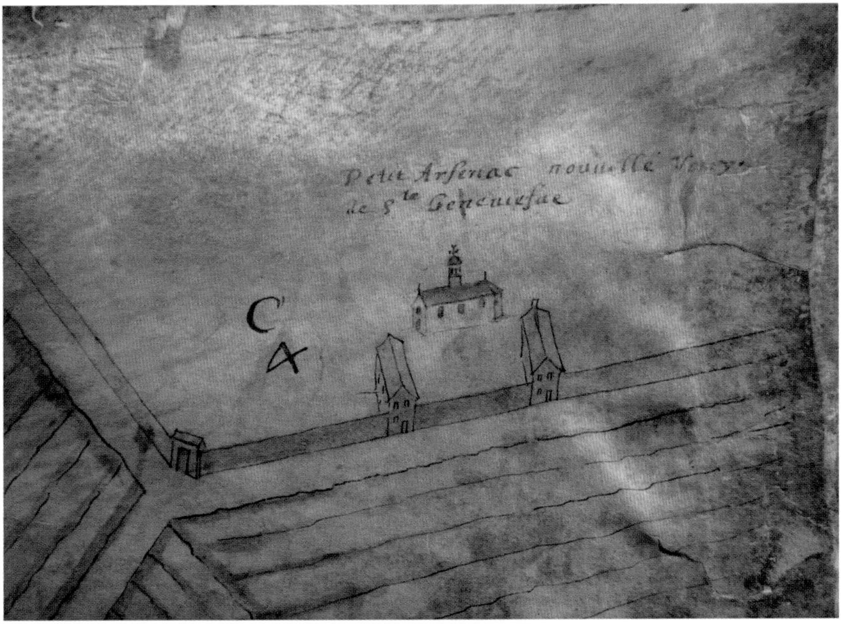

Seigneurie et censive des abbayes Saint-Victor et Sainte-Geneviève (détail) : le Petit Arsenal, sa chapelle Saint-Denis et deux bâtiments, 7 août 1646. AN, CP N II Seine 33.

parallèles à la Seine. Une grande partie allait être remodelée à usage de dortoirs, quelques années plus tard, après la faillite précoce de l'Arsenal, pour le logement des personnes enfermées et des services. De fait, le simple « renfermement » des populations non désirées dans la capitale, c'est-à-dire leur casernement dans de vastes hangars, pouvait s'accommoder de ces partis architecturaux, au prix de la transformation radicale des espaces industriels : édifices-machines et magasins devenus dortoirs, fours et silos voués à la destruction, tandis que de nouveaux bâtiments modernes, plus solides et plus vastes, également à office de dortoirs, allaient être élevés.

Revenons sur les origines foncières du site, qui pourront intéresser les amateurs d'histoire. Sous le règne de Louis XIII, deux événements urbains vont étirer les limites de Paris à l'est de l'ancienne abbaye Saint-Victor : il s'agit, à quelques années d'écart, de la création du Jardin du roi (1626, face à la Pitié)[13] et de celle du Petit Arsenal (1634). Cette dernière constitue, comme nous l'avons dit, une mesure de prudence. Le site choisi, sur la rive est de la Bièvre, à l'amorce de la plaine d'Ivry, étant situé plus en retrait des habitations que ne l'était l'ancien Arsenal de la rive droite. C'est un sieur Sabattier qui achète successivement à François et Roger de Beaune les deux terrains du Petit Arsenal; il ne semble pas qu'il en ait tiré grand profit, puisqu'il les cède dès 1639 au sieur Dufay, lequel restituera en 1650 l'administration de cette « salpêtrière », c'est-à-dire d'une fabrique de salpêtre[14], au roi lui-même[15]. Sur le plan manuscrit d'août 1646 que nous avons signalé, on ne voit qu'un portail, deux entrepôts et une chapelle ; sur l'autre plan manuscrit, quelque temps plus tard (il est indiqué « Petit Arsenal », et une addition précise « Lhopital General »), s'y ajoutent un petit et deux grands entrepôts (dont l'un est l'actuelle division Hémey) ; sur le plan de Jean Boisseau, qui ne mentionne encore que le « nouvel Arcenal où on fait la Poudre à canon », deux nouvelles granges en longueur et, sur le mur du côté de la Seine, trois corps de bâtiment et deux pavillons. Voici comment le docteur Louis Boucher décrit le Petit Arsenal : « On construisit à quelque distance du fleuve, assez loin pour être à l'abri des inondations, plusieurs bâtiments en forme de granges où l'on travaillait le salpêtre. Une petite chapelle consacrée à Saint-Denis et une sorte de grand château, formaient l'ensemble des constructions auxquelles on avait donné en bloc le nom de Salpêtrière[16]. » L'auteur détaille ensuite les édifices toujours présents en 1883, fournissant les anciens toponymes entre parenthèses : « La partie orientale de (Saint-Léon) Parmentier [...] le garde-meuble (Saint-Félix) Olivier de Serres ; les ateliers de couture, prolongés il y a quelques années encore jusqu'à la buanderie actuelle ; l'état-major entre cette dernière et (Sainte-Laure) Pastoret semblent [...] avoir appartenu au petit Arsenal dont la plupart des bâtiments étaient parallèles à la Seine. Dans la cour des métaux, on trouve des fondations correspondant à ce même alignement [...][17]. » Nous aurons l'occasion de voir qu'il y a là plusieurs erreurs.

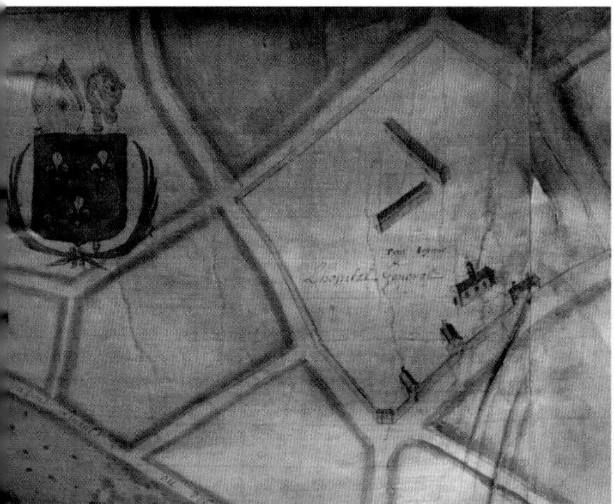

Seigneurie et censive de l'abbaye Sainte-Geneviève (détail) : le Petit Arsenal, vers 1650. AN, CP N II Seine 32. On voit la chapelle Saint-Denis et la longue « grange » (en haut de l'image) de l'actuelle division Hémey.

La forme des maisons d'hospitalité, traditionnelle depuis le Moyen Âge, était précisément celle d'une halle en longueur, bordée de lits alignés, d'où l'on distinguait l'autel disposé au fond de la salle. À la Salpêtrière, de telles « chapelles », ou plutôt des oratoires, seront aménagées dans les dortoirs, une partie des personnes enfermées ne quittant guère leur dortoir et ne pouvant se rendre à l'église. En d'autres termes, cette transformation d'un arsenal en un lieu d'enfermement (les femmes ici, les hommes à Bicêtre) s'est avérée possible grâce à la rencontre entre la forme initiale de cet enclos fermé, qui était voué à une surveillance étroite en raison des dangers potentiels d'un lieu contenant des explosifs, et sa nouvelle destination, vouée elle aussi à la surveillance. Ce qui change brutalement, d'une façon exponentielle et rapidement incontrôlable, c'est le nombre de résidents. Des quelques dizaines d'employés et de gardes du Petit Arsenal, on passe aussitôt à plusieurs centaines dès 1654, près de 1500 pauvres enfermés en 1660, et plus de 4600 en 1701[18]. Les décomptes de la population de la Salpêtrière à la fin du XVIIIe siècle feront état d'environ 8000 personnes entassées dans l'enclos ! Puisqu'on n'en peut sortir, une telle densité de population entraîne évidemment l'aménagement de très nombreux bâtiments techniques : puits, manèges et pompes, fontaines, latrines, cuisines, buanderies, égouts. De là viendra la division couramment désignée jusqu'au XIXe siècle sous les noms d'« emplois » (dortoirs et infirmeries), de « départements » (locaux techniques) et « logements » (pour les sœurs officières et les officiers hommes). Cette diversification des espaces et des architectures est encore amplifiée par la division en quartiers réservés aux différentes catégories de sujets : mendiantes, infirmes, vieilles femmes, folles, prostituées... et même aux subdivisions au sein de ces catégories, comme on le verra par exemple à la Force : « Le commun, destiné aux filles les plus dissolues ; la correction, à celles qu'on juge ne s'être pas autant oubliées ; la prison, réservée aux personnes retenues par ordre du roi ; et la grande Force, aux femmes flétries par la justice[19]. » Du point de vue programmatique et architectural, ce grand quadrilatère de la Force est donc extrêmement hétérogène, divisé en sections ayant chacune sa cour et son organisation architecturale. Mais cette hétérogénéité de fonction est générale dans l'hôpital, et c'est l'une des raisons essentielles pour lesquelles les vieux bâtiments construits entre 1660 et 1780 apparaîtront généralement inadaptés, voire irrationnels, aux yeux des contemporains de l'*Encyclopédie*.

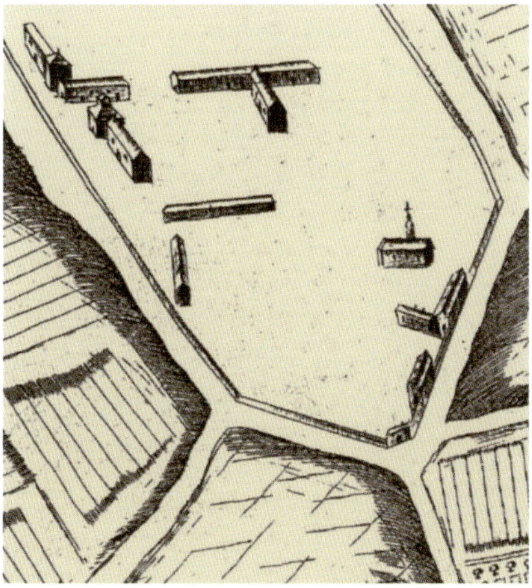

Plan de Paris de Jean Boilleau (détail), 1654.
Collection particulière.
L'espace du Petit Arsenal a été construit de nouveaux bâtiments à l'époque de la duchesse d'Aiguillon.

La Fronde et la fondation de l'Hôpital général

Depuis la fin du règne de Louis XIII, la recrudescence du nombre des mendiants inquiète les magistrats de la capitale. En 1642, on dénombre 342 assassinats nocturnes dans les rues de Paris[20]. Un ancien conseiller du parlement de Paris et diplomate, Pomponne de Bellièvre (1606-1657), cherche des emplacements susceptibles d'enfermer cette population estimée menaçante. Le futur Louis XIV est mineur, c'est donc à la régente Anne d'Autriche et au cardinal Mazarin que Pomponne de Bellièvre soumet un projet d'Hôpital général, c'est-à-dire d'une administration unique pour organiser et gérer les différents lieux d'enfermement envisagés à Paris et dans ses environs. Ces lieux seraient l'hôpital Saint-Jacques, l'hôtel de Bourgogne, la Savonnerie, Bicêtre, l'hôtel Scipion, l'ancienne Pitié et l'enclos quasi abandonné de la Salpêtrière. Ce beau projet va cependant avorter, en raison de la véritable guerre civile qui se déclenche en 1648. La Fronde, rébellion des grands du royaume dont Richelieu et Mazarin avaient amoindri la puissance, débute en effet à Paris. Louis XIII avait jeté les bases d'une monarchie puissante, par des outils fiscaux (l'impôt s'étend aux villes) et politiques (l'autorité royale tend à gouverner seule). Les premiers à réagir seront naturellement les parlementaires de Paris, qui voient diminuer leurs privilèges. Dans cette situation de conflit, la régence d'Anne d'Autriche et le ministère du cardinal Mazarin, de 1643 à 1651, sont confrontés à plusieurs adversaires : le parlement de Paris, une partie de la famille royale (Gaston d'Orléans, frère du roi et potentiel héritier du trône, et sa fille la Grande Mademoiselle) et de la noblesse (le Grand Condé et sa sœur, la duchesse de Longueville), et l'évêque coadjuteur de Paris, futur cardinal de Retz.

Nous n'entrerons pas ici dans le détail de cette révolte, qui s'inscrit dans le cadre plus général de la guerre de Trente Ans. Il suffit de rappeler que, lorsque la cour est contrainte de quitter Paris, c'est à Rueil, chez la fidèle et dévote duchesse d'Aiguillon, qu'elle s'installe d'abord. C'est là qu'Anne d'Autriche obtient, passagèrement, le ralliement du Grand Condé, à l'automne 1648. Le siège de Paris va commencer, au début de l'année 1649, alors que la Seine est en crue et inonde la plaine d'Ivry, en lisière du Petit Arsenal, théâtre des combats livrés entre l'armée royale et les frondeurs. La paix d'avril 1649 ramène provisoirement le calme dans Paris ; la Fronde des princes entretient et répand en province la guerre civile. À l'été 1652, on compte par milliers les morts causées par les armes et par une épidémie de

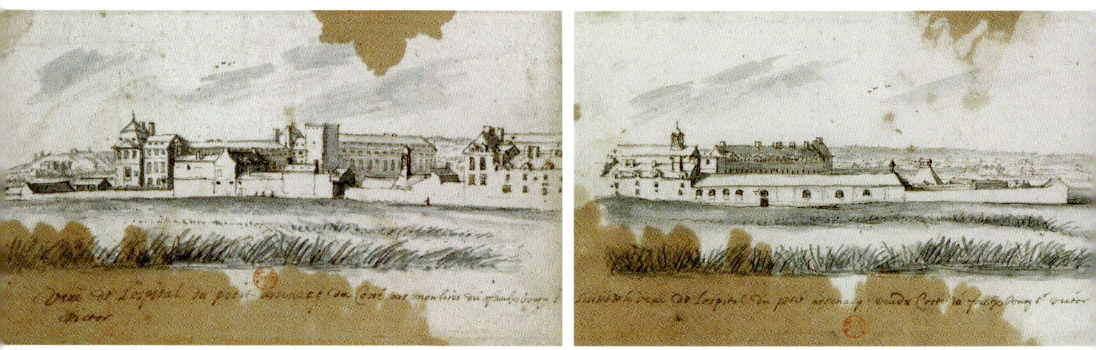

Albert Flamen, vers 1665 : vue de la Salpêtrière depuis le faubourg Saint-Marcel (environs de l'actuelle faculté de médecine). BnF, Est. Rés. Ve 53c fol.

typhoïde. « Opprimés tour à tour par les partis vainqueurs, les paysans, après avoir eu leurs récoltes détruites, leurs villages saccagés, se constituaient en jacqueries, volant et assassinant sur les routes, et réduits à un état de misère tel qu'ils ne prenaient même pas la peine d'ensevelir leurs morts enfouis de nuit dans des fumiers comme des bêtes. Forcés enfin par le besoin, aiguillonnés par la faim, ils venaient par bandes se réfugier dans les villes et surtout à Paris[21]. » Paris est envahi de réfugiés sans emploi et affamés, qui viennent encore grossir le nombre inquiétant des gueux et des bandits, comme l'écrit dans ses *Mémoires* le parlementaire de la capitale Omer Talon, l'un des activistes. Lorsque la révolte est finalement vaincue, en octobre 1652, Louis XIV peut rentrer dans un Paris où vivent sans toit ni travail plus de 40 000 pauvres. L'autorité royale a triomphé, mais la misère est immense, inquiétante, et le projet de Pomponne de Bellièvre ressurgit. Il est porté par l'action de Vincent de Paul, et par une société charitable, la Compagnie du Saint-Sacrement. Un brevet du roi en date du 1er juillet 1653 crée un « Grand Hôpital » sur les terrains du Petit Arsenal. Il est placé sous la direction de la dévote duchesse d'Aiguillon, dont nul n'a oublié la fidélité à la famille royale, et qui est la nièce de Richelieu et la protectrice de Vincent de Paul. Selon Pierre Coste, ce sont les dames de la Charité qui avaient sollicité auprès de la reine, pour Vincent, la création d'un vaste hôpital. Elles avaient réuni « d'importantes sommes d'argent, et obtenu de la Reine la maison et les enclos de la Salpêtrière ». L'entreprise se heurte cependant à des obstacles

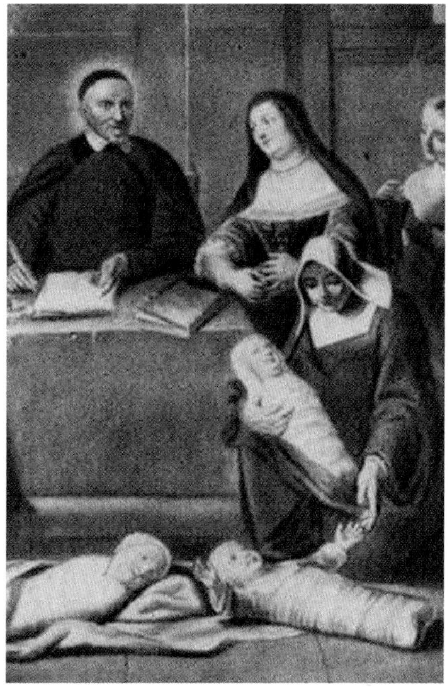

Saint Vincent de Paul et les dames de la Charité. (Fragment d'une peinture de l'école française du XVIIe siècle, provenant de l'hôpital-musée de l'Assistance publique.) *Cent ans d'Assistance publique à Paris, 1849-1949*, Paris, Administration générale de l'Assistance publique à Paris, 1949.

politiques, jusqu'à ce que la Compagnie du Saint-Sacrement (dont les influents Bossuet, Voyer d'Argenson, peut-être Fouquet lui-même… et Vincent font partie) ne la prenne en charge.

Les travaux vont commencer très rapidement, trop même pour certains puisque Vincent écrit à la duchesse, dès le 9 novembre, que Louis de Condé (le Grand Condé, battu par Turenne dans le faubourg Saint-Antoine en 1652, mais vivant caché à Paris) a « fait faire défense à vos maçons qui travaillaient à la Salpêtrière de continuer leur travail, à peine de prison. [...] Cependant l'ouvrage cessera, si votre charité n'y met sa bonne main[22] ».

De cette période 1648-1655 datent les plus anciens édifices subsistant aujourd'hui dans l'enceinte de l'hôpital : celui de la Vierge (division Hémey), « château » de l'Arsenal transformé en « emploi », et sans doute le début de l'aile en retour, dite Saint-Jacques (est de la division Jacquart, les deux premières travées).

Aussitôt l'hospice ouvert, et *manu militari,* « crasseux, galeux, infirmes, tarés, avilis, méprisables, tous ces crocheteurs, gredins, cette canaille éhontée et cette vermine, sont poussés vers les portes grandes ouvertes des différents hospices de l'Hôpital Général. Ce ramassis de gueux misérables, de malades, de prostituées et de criminels déguisés, devient la population de la Salpêtrière, et pour canaliser et contenir tous ces parias qui ne demandent qu'à se rebeller, on crée une garde armée de fusils : les Archers de l'hôpital, avec à leur disposition tous les moyens de contrainte : poteaux, carcans, prisons et basses-fosses[23] ».

Les prudents efforts de Pomponne de Bellièvre et de la Compagnie aboutissent en 1656 à la fondation d'un Hôpital général, substituant la tutelle royale à celle de la duchesse d'Aiguillon. Le jeune roi Louis XIV – il a 17 ans – signe l'édit de création de cet établissement, le 27 avril 1656. Vincent de Paul se réjouit : « L'on va ôter la mendicité de Paris et ramasser les pauvres en des lieux propres pour les entretenir, instruire et occuper », écrit-il en 1657, selon son biographe Louis Abelly, qui est le premier recteur de l'Hôpital général[24]. Cependant, il refusera d'en assumer la gestion, estimant la charge trop lourde pour sa petite confrérie[25]. « Dans l'espace d'une année 1656-1657, on réunit le matériel nécessaire à une aussi nombreuse population (il y aura près de 1500 enfermés dès 1661) : lits, couvertures, etc. Le 7 mai 1657, l'édit de renfermement est publié à son de trompe et affiché "à tous les carrefours ordinaires et extraordinaires de cette ville et faulxbourgs de Paris", par les jurés trompettes du roi[26]. » Il n'y a pas pléthore de personnel médical : un médecin[27] (le docteur Langlois, embauché le 25 août 1657, aux gages de 500 livres) et un chirurgien (François Delespine, installé le 2 mai 1657, sa femme étant nommée infirmière). Logés à la Pitié, ils passent deux fois par semaine à la Salpêtrière comme dans toutes les maisons de l'Hôpital général.

Comment financer cette opération d'une ampleur extraordinaire ? Ce sera chose faite par la libéralité initiale de quelques donateurs : le cardinal Mazarin octroie la somme de 100000 livres[28], de même que son cousin par alliance le duc de Mazarin ; Bellièvre a donné 20000 livres prises sur les revenus de la ville dès 1653, il y ajoutera personnellement 10000 livres par testament. Le roi et la famille royale versent 800000 livres, auxquelles s'ajoutent 200000 livres des revenus de la taxe sur le vin. Le fonds des hôpitaux fournit le reste : il est passé de 75000 livres à 250000 livres en moins de dix ans. L'Hôpital général jouit au surplus de nombreux privilèges : exemption des droits de guet, de gardes, de fortifications, de canal, de boues, de pavés, de chandelles, et, en général, de contributions publiques et particulières[29]. Outre les droits sur

Un règlement pour les mendiants en 1662

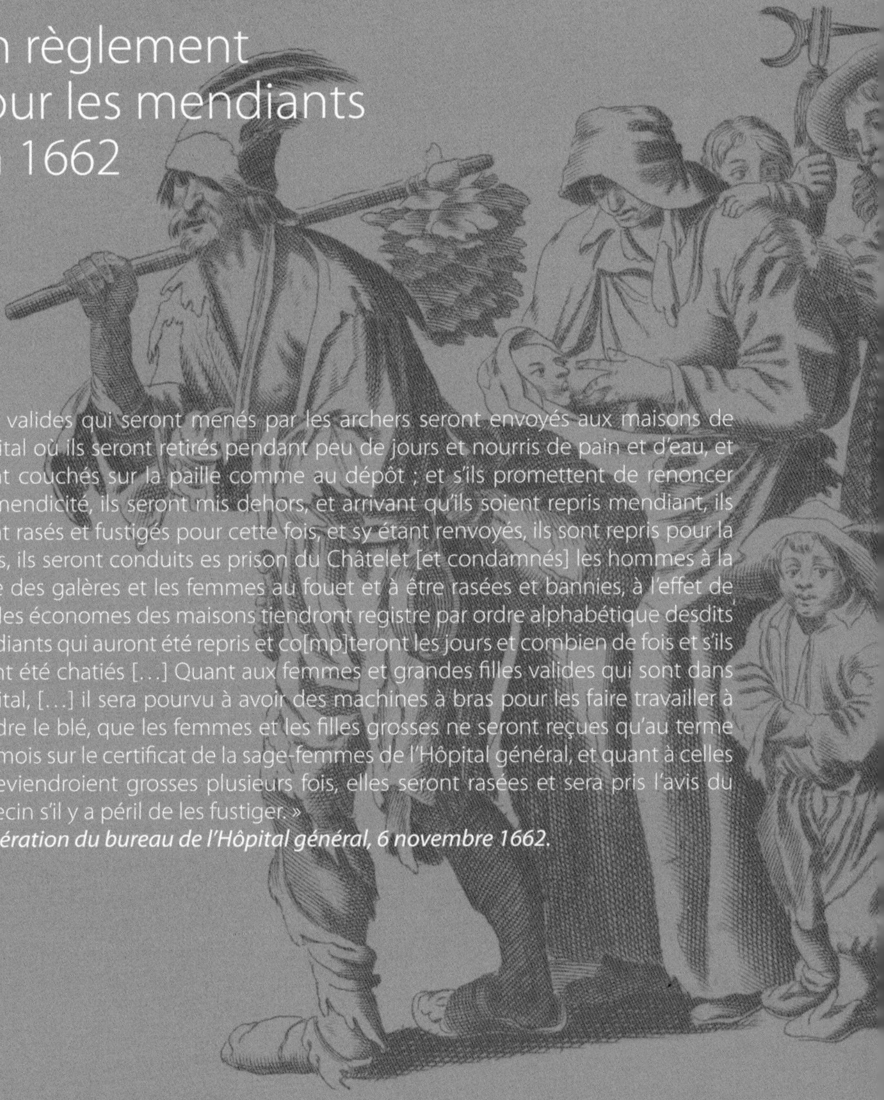

« Les valides qui seront menés par les archers seront envoyés aux maisons de l'hôpital où ils seront retirés pendant peu de jours et nourris de pain et d'eau, et seront couchés sur la paille comme au dépôt ; et s'ils promettent de renoncer à la mendicité, ils seront mis dehors, et arrivant qu'ils soient repris mendiant, ils seront rasés et fustigés pour cette fois, et sy étant renvoyés, ils sont repris pour la 3ᵉ fois, ils seront conduits es prison du Châtelet [et condamnés] les hommes à la peine des galères et les femmes au fouet et à être rasées et bannies, à l'effet de quoi les économes des maisons tiendront registre par ordre alphabétique desdits mendiants qui auront été repris et co[mp]teront les jours et combien de fois et s'ils auront été chatiés […] Quant aux femmes et grandes filles valides qui sont dans l'hôpital, […] il sera pourvu à avoir des machines à bras pour les faire travailler à moudre le blé, que les femmes et les filles grosses ne seront reçues qu'au terme de 7 mois sur le certificat de la sage-femmes de l'Hôpital général, et quant à celles qui reviendroient grosses plusieurs fois, elles seront rasées et sera pris l'avis du médecin s'il y a péril de les fustiger. »

Délibération du bureau de l'Hôpital général, 6 novembre 1662.

les vins entrant dans Paris (régulièrement augmentés au profit de l'hôpital), sur le sel, une taxe sur les spectacles, sur les carrosses de louage, sur le foin entrant dans Paris, sur les amendes des Eaux et Forêts et sur celles de la Ville de Paris, sur les bois d'Île-de-France et de Normandie, l'imagination fiscale se déploie aussi sur les droits de quête, de loterie, etc. Et, cependant, l'ensemble de ces droits et abondements suffit à peine, au XVIIIe siècle, à couvrir les besoins pressants de l'institution.

L'accroissement prodigieux du nombre des enfermés – on ne peut décemment employer le terme « patients » – impose un budget de plus en plus important. La consommation journalière de la Salpêtrière est impressionnante, d'autant que l'immense enclos fonctionne en quasi-autarcie.

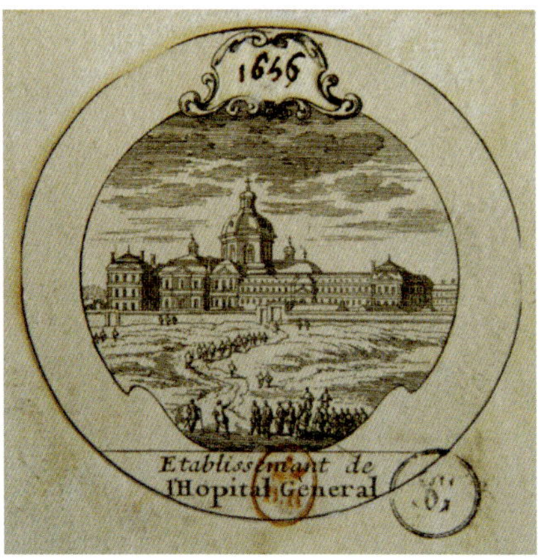

Anonyme, médaillon illustrant la création de l'Hôpital général en 1656, vers 1700. BSG, Rés. Est. 73, pl. 20.
Surveillés par quelques archers, une longue file d'indigents se dirigent vers l'entrée de la Salpêtrière (la gravure est inversée).

Hormis la question déjà rapidement évoquée de l'approvisionnement en eau et de l'égout, les vastes terrains autour de l'hôpital servent de potagers, vergers et pâturages. Ces terrains, cultivés par les enfermés eux-mêmes puisqu'il s'agit de leur donner goût au travail, fournissent les légumes et les fruits pour la table, mais aussi les simples et remèdes. Au sein même des cours, rarement pavées, règne semble-t-il un grand désordre. Le 5 novembre 1776, par exemple, un arrêté du bureau de l'Hôpital général demande « la suppression des poules et des volailles qui encombrent le jardin » de la Salpêtrière : c'est qu'en effet, au milieu des grands bâtiments, il existe des baraques, des bicoques en bois, des boutiques, des basses-cours et de petits carrés potagers, faisant de la Salpêtrière une cité ouvrière avant l'heure.

Une vacherie est aménagée pour procurer le lait nécessaire à la consommation liquide, mais aussi (pour moitié) à la préparation de la bouillie quotidienne, par addition de farine et de sel. Cette farine provient des deux gros moulins de l'hôpital, situés au long de l'actuelle rue Jenner, qui ont été construits successivement, l'un vers 1715 et l'autre vers 1725, puis rebâtis en pierre vers 1780; ils fournissent également la boulangerie des hôpitaux à l'ancien hôtel de Scipion Sardini, établissement qui approvisionne en outre la Salpêtrière en viande de boucherie et en cire de chandelle. Enfin, une porcherie est construite beaucoup plus tard en 1809, à proximité de la rue Poliveau.

Le régime des personnes enfermées est fixé dès le 7 mai 1657 par le régime alimentaire des pauvres : « À toute personne

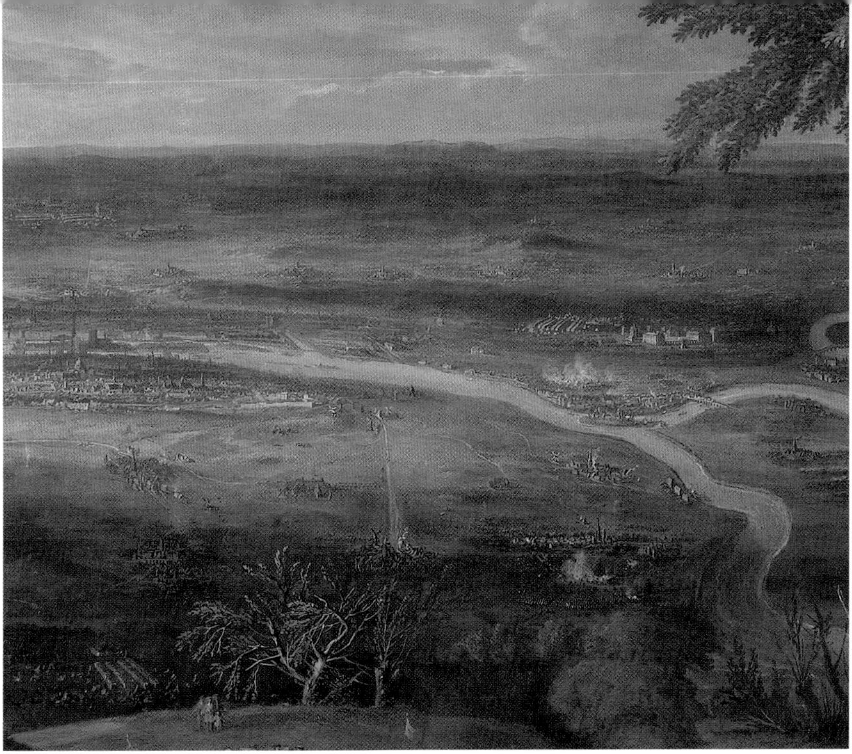

Sauveur Le Conte, *Blocvs de Paris en l'année 1649* (détail) : la Salpêtrière est bien isolée à l'entrée de la plaine d'Ivry, vers 1690. Musée Condé, galerie des Actions.

à l'exception des enfants, il sera donné chaque matin et soir un potage avec deux onces de chair et une livre et demie de pain par jour. Les jours maigres un couple d'œufs seulement, ou du hareng pour le soir et le matin avec potage. Pour les petits enfants cinq quarterons de pain avec potage et deux onces de chair le matin, et le soir un potage seulement. Les jours maigres, au matin un œuf ou hareng, et le soir un potage seulement[30]. » Dès 1659, deux fours à pain seront construits dans l'enclos, qui seront reconnus suffisants pour la consommation de l'hôpital. Mais ce régime extrêmement chiche et invariable sera un peu amélioré les années suivantes, chaque jour de la semaine abondant de mets différents : fromage et potage le lundi, radis et beurre le mardi (le mercredi est oublié), potage et hareng le jeudi, pois et beurre le vendredi, fromage et potage le samedi, potage, hareng et pruneaux le dimanche. Les ecclésiastiques, officiers et sœurs laïques font évidemment réfectoire à part, où la chère est plus copieuse : poisson, viande salée et légumes les lundi, mardi, jeudi et samedi, saumon, légume et riz les mercredi et vendredi, et le dimanche, viande salée et légumes à déjeuner, poisson, riz et pomme à dîner ; sans compter une collation l'après-midi, où l'on sert des fruits : pruneaux, raisins, pommes, amandes et noix.

La question de l'aménagement de cet espace extrêmement peuplé – et peuplé d'une population alternativement misérable, suspecte, âgée, malade, aliénée, furieuse et prisonnière – a constamment été au centre de son histoire, bien qu'elle soit la moins étudiée[31]. Les architectures de la Salpêtrière concentrent aujourd'hui un rare échantillon des architectures hospitalières de toutes les époques, qui se sont tour à tour efforcées de répondre aux besoins dictés par les missions du lieu : secours, prison, asile, infirmerie, clinique, établissements médicaux et chirurgicaux, pavillons spécialisés, lieux de recherche, de cours et d'enseignement, locaux techniques et administratifs de toutes sortes.

Le Petit Arsenal et l'œuvre de Duval

Nous avons dit qu'il ne restait que peu de bâtiments de la fabrique de poudre. En quoi ces derniers consistaient-ils, et où se situaient-ils ? Nous pouvons en avoir une idée relativement exacte, puisque, rescapés de l'incendie des archives de l'Assistance publique en 1871, plusieurs documents nous permettent de relater une partie de l'histoire de l'acquisition des terrains, ainsi que celle de la construction des bâtiments.

Tout d'abord, un état de la composition domaniale de la Salpêtrière, daté de septembre 1672 et copié par Marcel Fosseyeux[32] : on y apprend que la propriété a été constituée de plusieurs lots, « premierement l'enclos des emplacements et batim[en]s de la maison S[ain]t Denis de l'hôp[it]al général autrefois appelé la Salpetriere, et maisons du petit Arsenal, consistant en plusieurs corps de logis, cours et jardins et eglise cy dite le tout enclos de murs contenant environ 20 arp[ents] dont 17 arp[ents] ½ de l'acquis de maisons du temps des S[ieurs] Sabattier et Dufay et 2 arp[ents] ½ acquis par l'hôpital [...] » et situés sur un domaine appartenant en partie aux cordelières de Saint-Marcel. Les six terrains de Sabattier ont été acquis devant les notaires parisiens Vaultier le 8 août 1634, Charles et Roury le 7 septembre 1634, Vaultier le 26 mars 1635, Desnost et Vaultier le 8 septembre 1635, de divers propriétaires (dont le chapitre de Saint-Victor); enfin, l'acquisition principale a lieu devant Perrier et Charles, le 6 juin 1636, du domaine de l'abbaye Sainte-Geneviève. Au surplus Sabattier avait réuni 4 arpents de divers particuliers. Il cède l'ensemble à Dufay « la fabrique des poudres & salpestre » devant Desnost et Vaultier, le 15 août 1639. Enfin, en septembre 1650, Dufay remet ce domaine au roi; suivent de nouveaux achats le 19 octobre 1658 (10 arpents trois quarts devant les notaires Pallu et Paisant; terrains près de la Bièvre, du marché aux chevaux et de la croix Clamart), le 2 octobre 1659 (échange avec les dames cordelières, devant Querieux et Paysant), en août 1665 (6 arpents un quart devant Dupuis et Mounier; terrain proche de la Seine)...

Si l'on fait le total de ces superficies, on voit que le Petit Arsenal s'étendait sur 20 arpents (environ 7 hectares), et l'on totalise environ 37 arpents en 1665, soit environ 12,5 hectares, ou 40 % de l'emprise actuelle[33]. On voit aussi que le domaine, dans les premières années de son existence, ne cesse de s'agrandir : l'Hôpital général a en effet besoin d'espace pour affirmer la sécurité de ses abords, autant que pour accroître ses cultures vivrières et la qualité des dessertes vitales : vers le marché aux chevaux, puisque le boulevard de l'Hôpital n'existe pas encore, d'une part, et d'autre part vers les berges de la Seine, à cette époque dépourvue de pont. Seul un bac relie la berge à celle de la Rapée[34]. Le même texte nous apprend en effet que « l'hôpital a fait élever [une levée de terre en 1665] dans les saulsayes pour aller à la rivière de Seine », levée indispensable – mais qui se révélera insuffisante, puisque la rivière inonde régulièrement la plaine au-delà même des limites de la propriété[35]. Les moyens de communication de l'hôpital avec la ville s'avèrent relativement aisés à surveiller, car les portes de Saint-Marcel, Saint-Victor et Saint-Bernard sont à plusieurs centaines de mètres. Il s'agit essentiellement de la rue des Saussaies – c'est-à-dire bordée de saules –, devenue rue du Pont-Livaut, puis Poliveau, longeant à quelque distance le cours de la rivière de Bièvre, qui se jette dans la Seine devant la Salpêtrière; de l'étroit chemin du Chevaleret, qui court hors d'eau tout au long du coteau d'Ivry : c'est l'actuelle rue du Chevaleret; et du quai lui-même, chargé d'une certaine activité car il s'y trouve des chantiers de bois (on en voit les énormes tas sur le tableau de Raguenet reproduit dans cet ouvrage) et, au bord de la rivière, un chemin de halage. Cette nécessité de la viabilité du quai explique que le confluent de la Bièvre se fasse sous un pont, avec les eaux de l'égout de l'hôpital, qui se jettent dans la Bièvre et non directement dans la Seine. Les terres de cette partie de la plaine d'Ivry sont assez favorables à la culture. En septembre 1786, le rapport du docteur Guillaume-Antoine Olivier, qui fournit d'intéressantes observations sur les terroirs de la région parisienne, indique : « La partie la plus fertile est celle qui s'étend depuis le coteau jusqu'à la rivière, on y trouve des prairies artificielles en sainfoin et en luzernes, très vigoureuses. On cultive du blé, du seigle, de l'orge, de l'avoine, des pois, des haricots, etc. Le coteau est couvert de vignes [...][36]. » Quant à l'approvisionnement de l'hôpital, comme nous le dit un extrait des délibérations du bureau en janvier 1686, il se fait par la Seine et par la route[37], qu'il s'agisse de « la réception de toutes les provisions qui arrivent par eau et par terre, tant pour cette maison que pour les autres

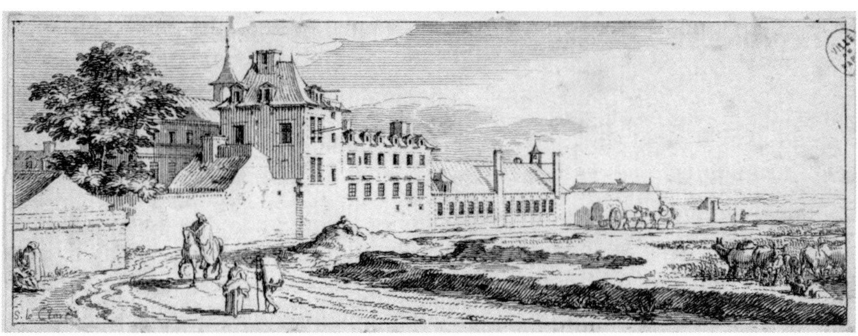

Sébastien Le Clerc, vers 1690 : quelques bâtiments datant du Petit Arsenal vus depuis l'actuelle promenade de la Hauteur en direction d'Ivry. Musée Carnavalet, topo PC 155 F.

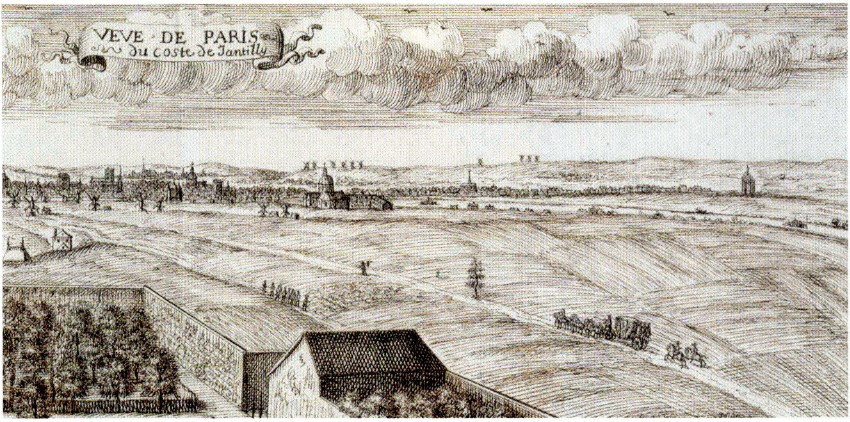

Vue de Paris du côté de Gentilly (détail), août 1689. Musée Carnavalet, inv. D 8139-6.
Cette vue découvre toute la plaine d'Ivry, une diligence sur le chemin de Vitry (rue de Patay) et la Salpêtrière.

maisons despendentes de lhospital, soit bois, vin, charbon, cendres et autres provisions [...] ».

Le deuxième document auquel nous faisions allusion est un toisé de 1650, pendant les troubles de la Fronde, alors que le Petit Arsenal a été occupé par les rebelles qui ont dégradé la chapelle, violant son autel et détruisant ses verrières. Ce document est relatif aux bâtiments, et, à la suite de Husson, son commentateur Sainte Fare Garnot[38] a contribué à nous instruire sur le progrès de ces constructions entre 1650 et 1657.

Le toisé détaille une chapelle placée sous la protection de Saint-Denis (qui se situerait selon nos travaux au nord de la cour de Lassay, tout près de l'église), plusieurs pavillons, bâtiments, magasins et entrepôts, et enfin deux halles, l'une pour les fours et chaudières, l'autre pour abriter une machine à écraser les plâtres. Le 12 janvier 1650, il est donc procédé, en 305 articles, au chiffrage de travaux au Petit Arsenal, qu'il s'agisse « de l'ancien pavillon du concierge, du pavillon au bout des magasins, de l'ediffice ensuite dudit pavillon le long de la rue où sont six arcades, du batiment en suite du grand pavillon en retour de la cour, du pavé de grès des magasins de salpêtre[39] », et ainsi de suite, pour un devis estimé à 67510 livres. Des bâtiments décrits ici, qu'il est difficile de situer précisément, il ne reste rien aujourd'hui dans l'état d'origine, tous ayant été soit démolis au XVIIIe siècle, soit entièrement transformés au cours de la décennie 1650.

Le dernier document est une notice à l'attention du cardinal Mazarin, datée de 1657[40]. Elle décrit « un grand emplacement de 18 à 20 arpents dans lequel il y avoit divers corps de bâtiments de trente et quarante toises de long [environ 60 et 80 mètres], en forme de granges où se faisoit le salpêtre, et d'autres où il y avoit une fonderie et quelques lieux propres à des magasins ». Lesquels lieux, « qui estoient abandonnés et inutiles au public », sont devenus grâce au roi, qui y aurait dépensé plus de 40 000 livres, « deux corps de logis où sont logez les ecclésiastiques et officiers principaux de la maison [...] et où sont les offices et cuisines, et encore un petit corps de logis pour les portiers et autres ; et en quinze grands dortoirs de trente et quarante toises chacun ». Dans ces derniers, totalisant 463 lits, sont logés 628 « pauvres femmes de toutes les qualitez que la misère humaine peut faire concevoir », 192 enfants abandonnés, de 2 à 7 ans, et 27 « officiers et maîtresses » chargés de la sécurité, soit moins de deux par dortoir.

Ce document ne distingue malheureusement pas les édifices bâtis au temps de la duchesse d'Aiguillon (1653-1656) de ceux qui ont été construits ultérieurement. Cette partie de la notice laisse à penser que les travaux ont consisté à moderniser et à adapter des bâtiments plus anciens, qu'il s'agisse des « deux corps de logis » ou des « quinze grands dortoirs » (ayant le même gabarit que les anciennes granges). Cependant, nous ne disposons d'aucun document incontestable permettant de

Antoine Duval, premier plan pour l'Hôpital général sur le site de la Salpêtrière, vers 1658.
BSG, Rés. Est. 73, pl. 21.
Un seul hospice est coupé en deux par un mur jusqu'à l'autel de la chapelle, dont la nef sur la cour d'entrée est ouverte sur la ville ; à gauche les sept cours des femmes et enfants, à droite les sept cours des hommes.

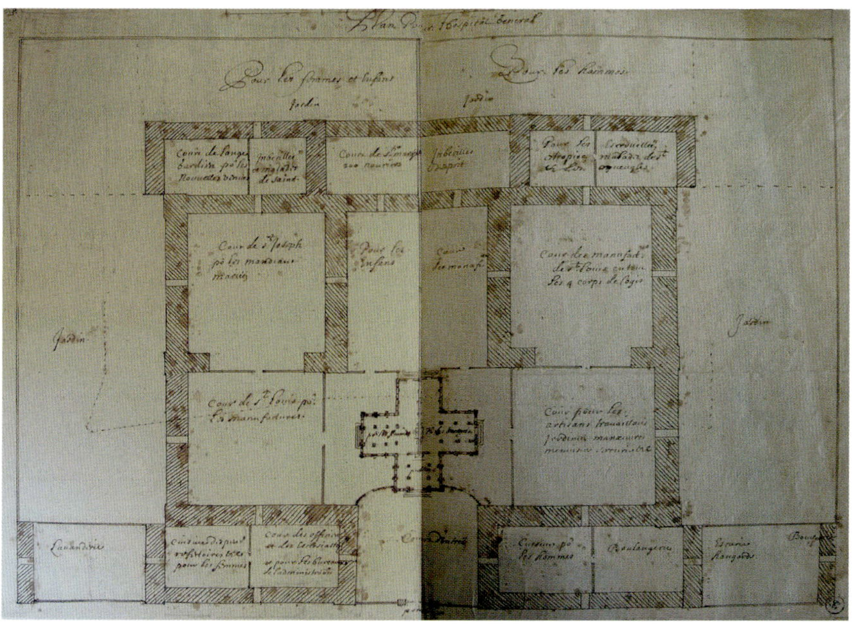

Ce qu'un ingénieur militaire conçoit comme « hôpital » au XVIIIe siècle

« Comme nous supposons une ville neuve, on pourra en estimer le nombre [des malades] sur ceux des Villes voisines, ce qui se fera encore sur l'expérience, qui montre que de 25 hommes ou environ, il y en a un de malade, cependant il faut faire attention que dans les lieux aquatiques, les maladies sont plus générales que dans les endroits où l'air est pur, & surtout quand on fait des remuemens de terres considérables. Prévenu de ceci, on saura à peu près le nombre de lits dont on pourra avoir besoin, & par conséquent la grandeur des bâtimens qu'il faudra faire, qui consistent dans les sales de malades, infirmeries, cuisines, Pharmacie, celliers, blancheries, hangards pour mettre le bois, enfin tous les logemens nécessaires pour les Officiers de l'Hôpital : les salles des malades doivent être au rez-de-chaussée & au premier étage, on fera leur largeur de 42 pieds [14 mètres environ] pour mettre deux rangs de lits de 6 pieds [2 mètres] de chaque côté, & deux autres dans le milieu, avec deux allées de 9 pieds de large chacune [3 mètres], & autant pour la distance de l'un à l'autre ; au bout de la salle du rez-de-chaussée, on fait une Chapelle qui doit être découverte de la salle d'enhaut, par une tribune. Quand il passe une rivière dans la Ville, il faut, autant qu'il est possible, faire ensorte de construire l'Hôpital dans son voisinage, ou au moins faire passer un ruisseau près de la cour ou du jardin, afin d'avoir l'eau en abondance. »

Bernard Forest de Bélidor,* La Science des ingénieurs, *Paris, Jombert, 1729, livre IV, chap. 10, « Des Cazernes, de l'Hôpital, de la Prison & des Maisons de Bourgeois », p. 76.

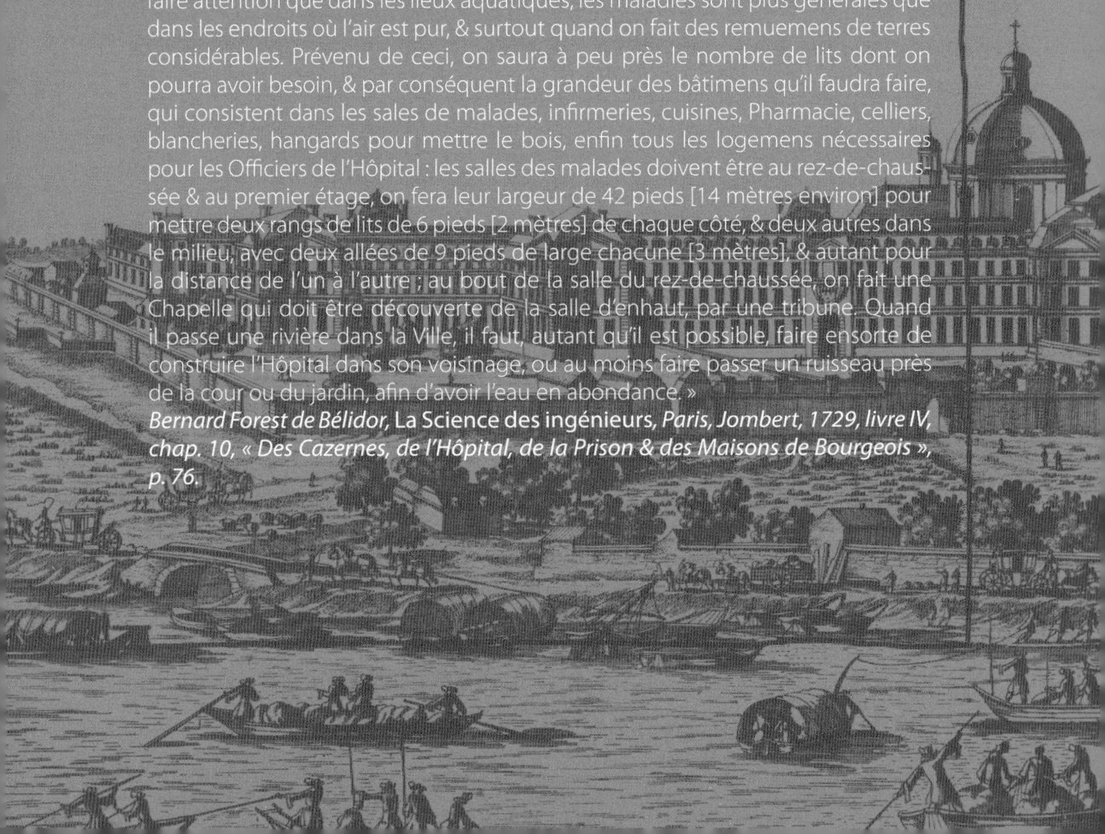

dater ou de situer précisément ces édifices anciens, à l'exception de deux d'entre eux. En effet, la même notice signale « un grand bâtiment neuf qui se commence pour le logement des mendiants mariez qui consiste en un quarrez de quatre faces de 60 toises sur 56 [120 x 110 mètres environ], chacune face composée de trois estages, faisant 82 chambres de 10 pieds sur 12 [13 mètres carrés environ], flanquée de 4 pavillons pour le logement des officiers » : il s'agit du lancement de la construction des actuelles divisions Mazarin et Montyon. Par ailleurs, le bureau de l'Hôpital général mentionne à plusieurs reprises un « château » dans l'enceinte du Petit Arsenal[41] : il s'agit du haut bâtiment de l'actuelle division Hémey.

Le projet de quadrilatère ne sera jamais réalisé : seuls deux bâtiments neufs sur quatre seront construits, quasiment parallèles, selon un axe perpendiculaire à la Seine, les divisions Sainte-Claire (actuellement Montyon) et Mazarin; ces deux bâtiments neufs seront commencés en 1657, Mazarin étant achevé en 1668[42] et Montyon probablement pas avant 1670-1675. Dès 1658, leur architecte, Antoine Broutel du Val, communément appelé Duval, avait proposé aux administrateurs de l'hôpital un plan général composé d'un ensemble de cours[43], remployant plusieurs des « granges » de l'ancien Arsenal, comme nous l'avons vu. Il figure pour la première fois une église en forme de croix grecque à quatre nefs et chœur central. Par son frère, l'architecte Duval est proche de la Compagnie du Saint-Sacrement; il sera l'acteur essentiel des chantiers de la Salpêtrière jusqu'en 1669, et, du fait des imprécisions et mystères répétés à son sujet, il mérite une brève biographie.

Antoine Broutel, sieur du Val (1630-1699), est resté dans une ombre étonnante, alors même que Maurice Dumolin avait commencé en 1930 à suivre sa trace au Val-de-Grâce[44]. Les dates de son existence n'ont jamais été publiées, sa biographie est à peine esquissée et toujours fautive, alors qu'il existe une relation de son enterrement, en l'église Saint-Sulpice, le 2 octobre 1699. Il habitait alors « rue de la Corne, à la maison de mademoiselle de Maison-Rouge[45] ». Les deux signataires de l'acte d'inhumation de l'architecte furent Josse Homelin, conseiller du roi, et Clément Ferlay, bourgeois de Paris, par ailleurs gendre d'Antoine Broutel et de sa femme, Catherine Poignant. À 24 ans il est déjà attaché à la reprise des travaux du Val-de-Grâce, sous la direction de Pierre Le Muet. Il est chargé des extérieurs, tandis que les intérieurs sont confiés à Gabriel Leduc. Sur le chantier du Val-de-Grâce, c'est d'abord son frère aîné, l'abbé de Coëtmalouan, Jean Broutel, qui est « commis pour avoir l'œil sur les ouvriers et les matériaux employés dans la construction[46] », dès 1645 et jusqu'à la fin des premiers travaux en 1648[47]. Lorsque le chantier reprend, en 1655, Jean Broutel est toujours contrôleur des travaux, mais il s'est adjoint son frère Antoine, excellent dessinateur. Leurs services sont appréciés; en effet, Jean et Antoine touchent 1500 et 1200 livres en 1655 et 1800 livres chacun l'année suivante. L'affaire devient familiale, puisque, lorsque Jean Broutel quitte le Val-de-Grâce (1657), il est remplacé par son plus jeune frère, Nicolas Broutel... L'ascension rapide d'Antoine Broutel dans cette période 1655-1657 se traduit par la confiance qui lui est accordée : on le voit en 1657 mandataire des religieuses du Val-de-Grâce pour des achats de terrains dans le faubourg Saint-Jacques. C'est alors qu'Antoine « du Val » est récompensé d'une nouvelle charge : la reine le choisit comme architecte du tout nouvel Hôpital général. Dès lors, il est généralement nommé « Duval ». Il sera également architecte expert, se déclarant « contrôleur général des œuvres de la Ville », et fournissant en 1668 des rapports sur les mousquetaires de Reuilly ou les magasins de l'Arsenal et de la Bastille[48]. Il acquiert et reconstruit en 1660 une ancienne propriété des teinturiers Gobelin, le château de la Cour-Roland à Jouy-en-Josas – malheureusement détruit au début des années 1970 –, et possède une maison rue Quincampoix. Il effectue aussi des travaux chez divers particuliers, rue Saint-Honoré (maison Anguier), quai Malaquais (petit hôtel de La Bazinière), et il est peut-être enfin l'architecte des maisons de rapport construites en 1667 pour le président de Nicolay, 25-31, rue du Bourg-Tibourg dans le Marais.

La première séance du bureau de l'Hôpital général se tient le 11 septembre 1656 chez Pomponne de Bellièvre[49]. Rappelons que l'institution était gérée par des personnalités nommées à titre honorifique et permanent, sous l'autorité du roi : le premier président du parlement de Paris, le procureur général, le premier président de la Chambre des comptes et celui de la Cour des

Antoine Duval, second plan pour l'Hôpital général, vers 1665. BSG, Rés. Est. 73, pl. 10.
La Salpêtrière, pour les femmes (à gauche), et Bicêtre, pour les hommes (à droite), ont un plan similaire formé de sept cours ; à la Salpêtrière, la division Mazarin correspond à l'aile verticale à gauche de l'église projetée, l'aile Montyon à celle de droite ; la Seine est en haut de ce plan, orienté sud-ouest - nord-est, et l'église en croix grecque a son entrée du public vers Paris, de façon à accueillir dans la plus longue nef les fidèles du quartier.

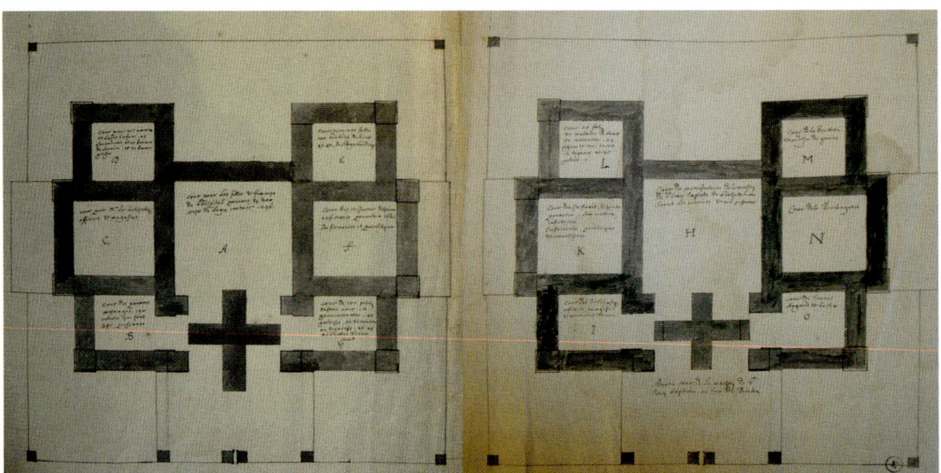

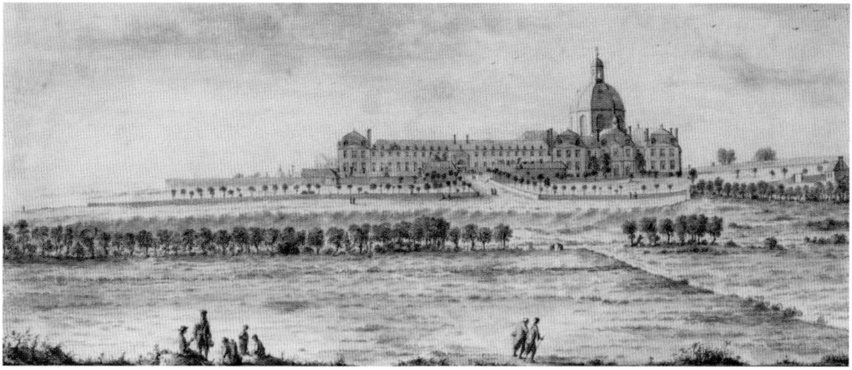

Pierre-Jacob Gueroult du Pas, *L'Hôpital de la Salpestrière,* 1707. Musée Carnavalet, inv. D 827.
Ce dessin depuis le quai de la Rapée illustre l'hésitation qui règne alors entre l'exécution du plan de Duval (façade tournée vers la Seine) et celle du plan de Le Vau (façade tournée vers Paris).

aides, le lieutenant de police, l'archevêque de Paris ; un bureau de « directeurs » constituait l'organe de gestion véritable ; il était composé d'une vingtaine de bourgeois nommés à vie, et par la suite cooptés. Aussitôt, l'hôpital se dote d'une agence d'architecture et de travaux, de façon à répondre aux transformations, constructions et réparations nécessaires, et nomme à sa tête l'architecte Duval, qui a donné satisfaction à la reine sur le chantier du Val-de-Grâce. Duval fournira en peu de mois les plans de la Salpêtrière, de Bicêtre et de la maison de la Belle-Estoile[50]. Le 30 avril 1658, son plan pour la Salpêtrière est accepté. Il préfigure la disposition générale qui sera continuellement réaffirmée : celle du quadrilatère enclos, dont le modèle parisien est l'hôpital Saint-Louis, ici formé d'un assemblage de cours, ponctué par la figure axiale d'une chapelle. Sur le plan de Duval, celle-ci n'est plus la petite chapelle Saint-Denis, mais une autre, nouvelle, affectant un plan en croix grecque. Le 25 novembre 1665, Duval présente des plans actualisés de Bicêtre et de la Salpêtrière. Ils sont approuvés, et le bureau précise : « On se servira dudit Sr Duval avec faculté de prendre l'avis d'autres personnes[51]. » À cette époque, l'agence des travaux de la Salpêtrière se compose, outre l'architecte, d'un conducteur des bâtiments (nous dirions un architecte d'exécution), Clergé, qui sera remplacé en 1668 par Jacques Lepas, dit Dubuisson ; d'un maçon contrôleur des travaux, Dubois ; de deux maîtres maçons (entrepreneurs), Messieu et Jamard ; d'un maître couvreur, Claude Lapié, d'un toiseur-géomètre faisant office de greffier, Mezeret. L'organisation est donc la suivante : un architecte, un conducteur, un contrôleur et des entreprises, tous appointés par l'Hôpital général qui commande les travaux à l'architecte après examen de ses plans. Le souci d'économie est constant : le 16 janvier 1682, un commis à l'inspection des bâtiments, Roguier, est renvoyé. La raison invoquée est qu'on n'a pas besoin de lui, attendu que l'on fait confiance aux maçons Dubuisson et Philippe pour s'acquitter de cette tâche. Quelques mois plus tard, le 26 juin 1682, le maçon Dubuisson

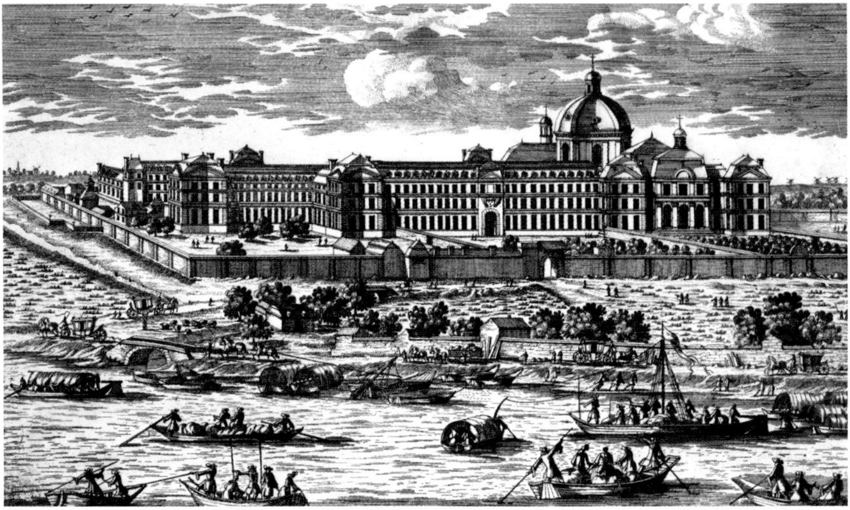

Antoine Aveline, *Veue et perspective de l'Hôpital général,* depuis l'entrée du bassin de l'Arsenal, vers 1730. BnF, Est. RU 324 058.
On distingue, entre la Seine et l'hôpital, l'enclos du premier cimetière.

est promu, déposant en son nom un devis de lavoir. Son collègue Philippe sera de même honoré le 30 mars 1683, puisqu'il lui est demandé de dresser plans et devis pour une maison dans l'enclos de l'hôpital.

Faisons le point sur la situation laissée par Duval, tenu à l'écart après l'arrivée de Le Vau en 1669. Si l'on met à part les ailes Mazarin et Montyon (inachevée), quels sont à ce moment-là les autres bâtiments susceptibles d'être présents aujourd'hui dans l'espace de l'hôpital ? La tradition, réaffirmée par de nombreux historiens[52], répond qu'ils sont au nombre de trois : le plus ancien serait l'État-Major (actuelle lingerie désaffectée), puis les bâtiments de la Vierge (actuelle division Hémey) et de Saint-Jacques (actuelle division Jacquart), les trois remontant à 1640-1650. Or si la présence en 1650 dans l'enclos du château, rebaptisé « la Vierge » puis « Hémey » (grange de l'ancien Arsenal transformée en emploi entre 1653 et 1657) semble probable, on ne voit aucune trace de la partie au nord de la division Saint-Jacques puis Jacquart avant 1728 (plan de l'abbé Delagrive). Pas plus qu'on ne remarque la présence du bel État-Major, en vérité une buanderie. Ce bâtiment n'apparaît en effet que sur les plans de Paris de Robert de Vaugondy (1760) et de Louis-François Deharme (1763). Il ne figure pas sur la vue isométrique intitulée *Plan de Turgot* (1739), dessinée par Louis Bretez. Sa construction remonterait donc aux années comprises entre 1740 et 1760, c'est-à-dire à la période d'édification de l'aile Lassay ; nous y reviendrons.

L'église Saint-Louis et la Force

Le 10 décembre 1669, Louis XIV décide d'employer « les aumosnes qui avoient esté faictes pour le secours de Candie [à la] construction d'une église proportionnée à la grandeur de cette maison, à laquelle nous désirons que vous fassiez travailler incessamment suivant les plans et devis qui en serons faicts par le Sr Le Vau notre premier architecte[53] ». Le roi a en effet affecté une partie des fonds de l'expédition franco-vénitienne à Candie en Crète (1667-1669) à l'édification de cette église Saint-Louis, plus digne du nouvel hospice que la petite chapelle Saint-Denis. Plutôt que de faire appel à l'ordinaire Duval, il usera de la « faculté de prendre l'avis d'autres personnes », et choisit pour le projet de cet œuvre emblématique l'un de ses meilleurs architectes, celui de Versailles, Louis Le Vau (1612-1670).

En réalité, le projet d'une nouvelle église était arrêté depuis six mois, puisque l'ouverture du « tronc pour les dons de la construction de la grande église » avait eu lieu le 6 mai, et la présentation du « plan de la grande église » deux semaines plus tard[54]. Louis Le Vau dresse un nouveau plan général de la Salpêtrière, mais il va mourir dès le mois d'octobre 1670. Son successeur, dépêché en urgence alors qu'il vient de recevoir la commande de l'édification des cinq cours et de l'église des Invalides, Libéral Bruant (1636-1697), achèvera l'église. Tout au moins aurait-il dirigé les travaux de l'Hôpital général jusqu'à l'exécution totale du gros œuvre et de la couverture de la chapelle, au début des années 1680 ; comme nous allons le voir, en 1677 encore, sept ans après la mort de Le Vau, l'archevêque de Paris ne peut bénir qu'une nef et deux chapelles, et le dôme n'est pas construit… Quoi qu'il en soit, dans l'esprit de Le Vau, le plan général donné par Duval, composé de petites cours fermées, ne convient peut-être pas à un lieu d'enfermement. Peut-être trouve-t-il aussi que l'ouverture envisagée du côté de la Seine n'est pas la plus favorable à l'extension du bâtiment : une ouverture vers le Jardin du roi ne serait-elle pas plus appropriée ? Le parti de Duval est donc amendé ; des discussions se tiennent sur place, en janvier 1670, entre la Compagnie, l'architecte et un proche conseiller de Colbert, Louis Berrier : Louis XIV n'est-il pas le généreux donateur ? On le voit, il s'agit d'une reprise en main à la fois symbolique (projet de la chapelle) et politique (les entrepreneurs sont hommes du roi) de la toute jeune institution créée sur les fonds privés de Bellièvre, Mazarin et Fouquet…

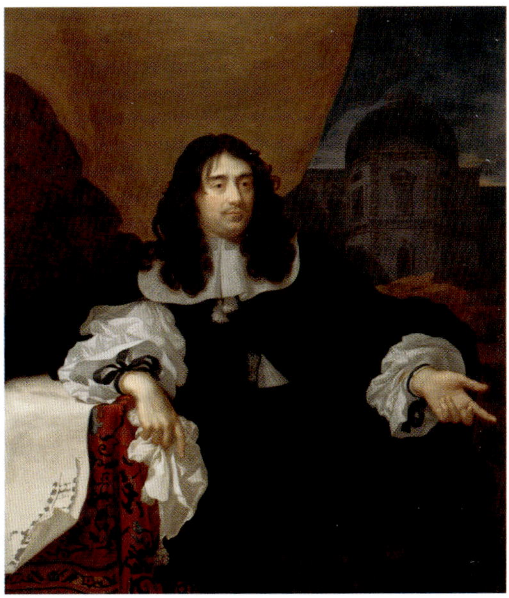

Anonyme, *Louis Le Vau (1612-1670)*, non daté. Musée national du château de Versailles et de Trianon, MV 4346.

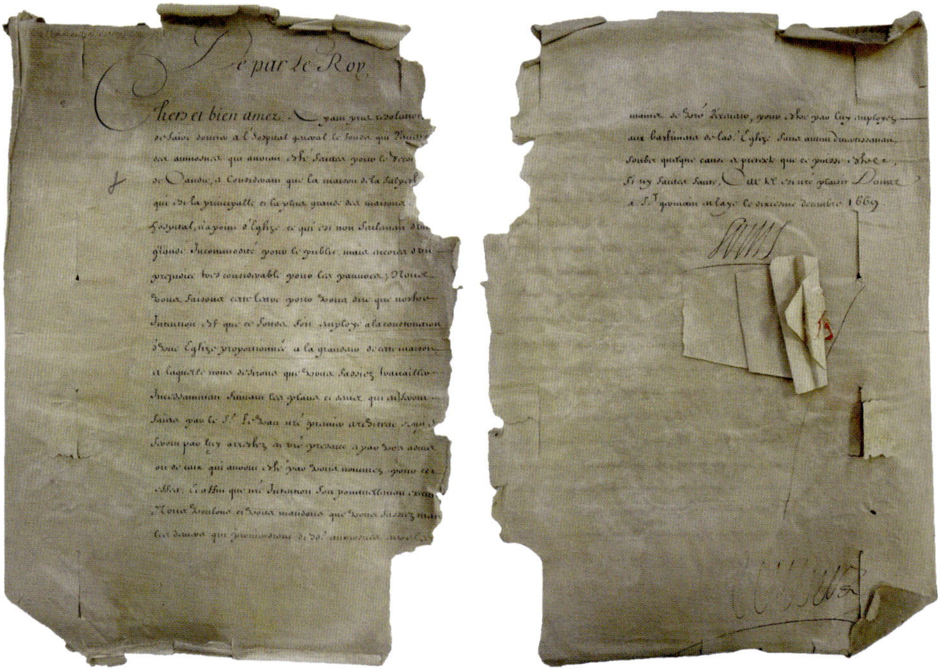

« Considérant que la maison de la Salpestrière qui est la principalle et la plus grande des maisons de l'hospital, n'a point d'Église, ce qui est non seulement d'une grande Incommodité pour le public, mais encores d'un préjudice très considérable pour les pauvres », Louis XIV et Colbert signent le 10 décembre 1669 cette ordonnance pour son édification par Louis Le Vau. AAP-HP, Hôpital général, liasse 5.

Pour bien comprendre toute l'importance de l'église Saint-Louis de la Salpêtrière, il faut revenir un instant au projet global de Louis XIV pour Paris, synthétisé dans le plan de Pierre Bullet et François Blondel en 1676. Le roi veut ceinturer les limites de Paris d'une promenade, située au nord sur les anciennes fortifications n'ayant plus de rôle militaire – et de ce fait surélevée – et au sud d'un large boulevard sur le sol même. Deux portes triomphales au nord, celles de Saint-Denis (Blondel, 1672) et Saint-Martin (Bullet, 1674), ouvriront un passage aux armées victorieuses. Au sud, trois monuments *extra-muros* vont marquer le nouveau cours : la Salpêtrière (Duval, 1656), l'Observatoire (Perrault, 1667) et les Invalides (Bruant, 1670). Au belvédère paysager du nord, les monuments du sud, imposant chacun l'architecture de leur fonction, font office de ponctuations majestueuses au sol. Ils témoignent de l'attention portée par le roi à l'ordre de la morale (la Salpêtrière), à l'ordre de la science (l'Observatoire) et à celui de la nation valeureuse (les Invalides). De cette ceinture royale aux cinq éclats réalisée en moins de dix ans, l'église Saint-Louis est le plus ancien édifice; elle démontre par sa présence que le lieu du renfermement est un jalon essentiel du programme royal, et fixe l'ambition du roi sur cet espace. Louis XIV a 31 ans; il règne depuis la mort de Mazarin (1661), sans partage et sans égal. Bien qu'installé à Saint-Germain, puis à Versailles, il veut montrer qu'il veille en maître à la gloire de la grande ville.

Enfin, la construction de l'église de la Salpêtrière constitue une étape décisive dans la jeune histoire de l'institution. Le renfermement des vagabonds, des mendiants et des prostituées institue l'acte fondateur d'un gouvernement policier, et, comme l'a dit Michel Foucault, d'un discours d'État fondamentalement répressif. L'idée de réunir des mendiants valides et de leur fournir un travail dans des lieux fermés – idée en germe de la fondation de la Pitié en 1612 – s'est convertie en une réalité de « grand renfermement » de toutes les catégories de marginaux, d'errants, d'insensés, de réfractaires. Plutôt que de secourir ou de juger, il s'agit d'enfermer, de cacher aux regards du monde les états et les moments désordonnés de la condition humaine. Ce discours vaut bien un monument; Le Vau et Bruant sauront traduire la significative volonté royale de catégoriser et d'isoler les recluses et leurs espaces sociaux dans une architecture « volontairement austère, exaltant les amples volumes et les grandes surfaces murales, s'en tenant à une harmonie presque mathématique[55] ».

Inspiré du plan en croix grecque à quatre nefs de Duval, c'est en effet un nouveau dispositif « panoptique » qui est dessiné par Le Vau : quatre nefs, mais

La crypte de l'église Saint-Louis ne s'étend que sous l'abside servant de magasin ; un caveau muré renfermerait les corps de deux mères supérieures, un chapelain et un directeur.
Cette crypte contient sur une partie de sa superficie un abri antiaérien résultant de la loi d'avril 1934 sur la défense passive en cas de conflit, 2012.

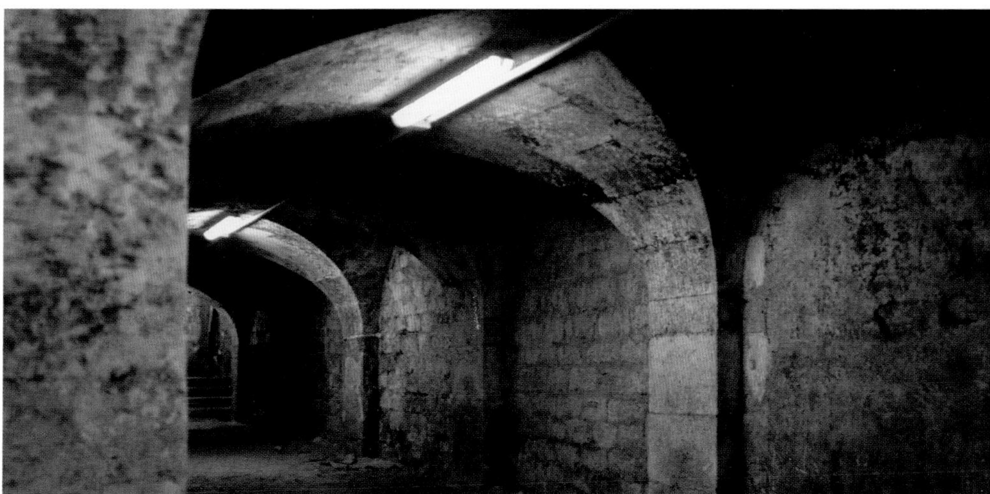

aussi quatre chapelles, c'est-à-dire un plan quasiment circulaire, composé de huit secteurs ; le chœur central est lui-même inscrit dans un carré à pans coupés ou dans un cercle selon les dessins conservés.

Le 16 janvier 1670, l'architecte formule devant le bureau ses observations sur la localisation de l'église, qui devrait être selon lui le nouvel élément central d'un corps de bâtiment principal et symétrique, dont le bâtiment Mazarin de Duval n'est plus que l'aile gauche. Il indique de ce fait le bâtiment à démolir, une grande bâtisse en forme de tour carrée ayant servi de poudrière, qui fera office de carrière de pierre. Les travaux vont commencer, mais, comme nous l'avons évoqué plus haut, Le Vau ne dirigera ce chantier que pour l'affouillement préliminaire des travaux des fondations et de la belle crypte[56] : il meurt le 10 octobre 1670 et c'est Libéral Bruant qui va poursuivre la construction. Le plan-masse de Le Vau n'a guère été modifié, cependant sa disparition rapide n'a pas laissé le temps à l'architecte de fixer les profils et les ordres de l'église, c'est-à-dire finalement tout ce qui compose son élévation. Le bureau note, le 25 février 1671 : « Feu M. Le Vau n'avoit point donné la hauteur ni les niveaux desdites fondations, ni les profils, élévations et ordres d'architecture qui se doivent observer en la construction de ladite église[57]. » Tout reste à dessiner, ce dont va s'acquitter Bruant le 17 juin suivant. Si l'on compare le croquis manuscrit de la Bibliothèque nationale de France (BnF) et le plan manuscrit du Nationalmuseum de Stockholm[58], avec un plan actuel du rez-de-chaussée de l'église, on voit que le parti adopté tient des deux premiers à la fois. On y retrouve le parallélisme des murs latéraux des chapelles, mais non le chœur carré à pans coupés (BnF), l'allongement des nefs et le chœur « circulaire », mais non les ouvertures sur l'extérieur des chapelles, non plus que leur forme trapézoïdale (Stockholm). Quant à attribuer ces plans à l'un ou l'autre architecte... Le Vau restera l'initiateur, Bruant le réalisateur. Ajoutons que, dans l'avenir, les plus éminents des architectes successifs de la Salpêtrière, Germain Boffrand (1667-1754) et Charles-François Viel (1745-1819), salueront tous deux Louis Le Vau comme le véritable auteur du plan d'ensemble de la Salpêtrière.

Les difficultés de trésorerie (est-ce étonnant pour une œuvre de générosité et de sécurité publiques ?) surviennent très tôt. Le 12 septembre 1674, l'ordre est donné de « couvrir de paille la muraille du Dôme de l'Église jusqu'à ce que la Providence de Dieu ait pourvu à des fonds extraordinaires pour la construction du batiment de ladite Église ». La bénédiction « d'une des nefs et de deux des grandes chapelles à côté » n'aura lieu, on l'a vu, que le 8 mars 1677 ; six mois plus tard, il faudra abattre l'une des nefs nouvellement construites, qui faute de couverture, menace de s'écrouler[59]. L'année suivante, le 14 février 1678, le bureau indique que « pour faire servir lancienne Église au logement des pauvres le plus tost que faire se pourra, l'autel de la nouvelle Église sera place soubs le dosme, afin que les deux nefs puissent servir aux pauvres pour entendre la messe et le service ». C'est qu'une fois de plus le scorbut ravage les pauvres de la Salpêtrière, entassées au nombre de 4300 dans des dortoirs trop

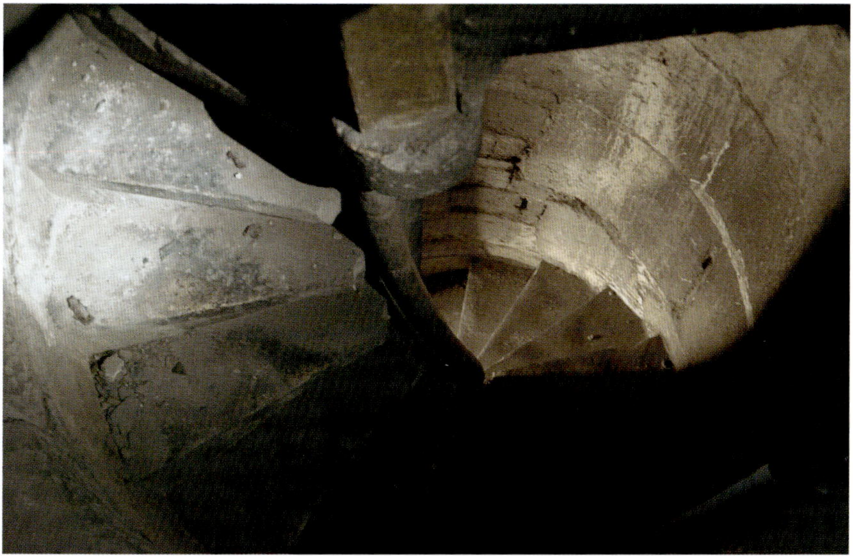

Une tourelle adossée à la nef sud-est abrite l'escalier à vis donnant accès à la base de la coupole, 2012.

exigus. Le rez-de-chaussée de l'ancienne chapelle Saint-Denis est fermé pour isoler les « filles et femmes qui commenceront a estre incommodees de ce mal, ou qui y auront disposition, avant que destre envoyees a lhostel-Dieu, et attendu la necessité pressante de séparer ces sortes d'infirmes davec les autres, sil ny a assez de couches de lits dans la maison, jusque ce quil y en ait, on mettra les paillasses sur des buches[60] ».

L'on remarquera que c'est d'abord pour une raison pragmatique que l'on dispose l'autel au centre de l'église. Contrairement à ce qui est généralement dit ou écrit, il ne semble pas que Le Vau ait imaginé d'installer dans chaque nef les différentes catégories d'enfermées. La nef du sud a toujours servi d'entrepôt, et non de lieu de culte. Celle du nord était ouverte aux Parisiens. Les escaliers donnant un accès direct aux chapelles latérales ne sont pas sur les plans anciens. Enfin, avant la construction de la Force en 1684, il n'y a guère que deux catégories d'enfermés, le groupe des mendiantes et celui des nourrices et enfants : ni prostituées ni prisonnières... Le nombre important des femmes peut justifier l'ouverture de trois nefs (deux pour les enfermées et la nef centrale pour les sœurs et officiers) et le placement de l'autel au centre, mais il ne s'agissait pas d'une disposition préméditée. Il est probable que, dans les premiers temps, la nef centrale a seule accueilli des fidèles, l'autel étant placé là où il est actuellement, face au buffet d'orgues. Enfin, Piganiol écrit en 1765, près d'un siècle après le plan de l'église par Le Vau : « Si toutes les nefs étoient finies, [l'autel] seroit placé au centre de ce dôme, & étant isolé, il seroit vu commodément de toutes ces

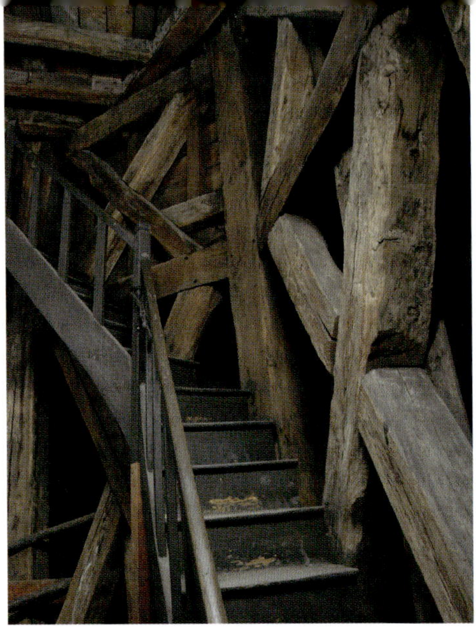

Le chemin de ronde qui ceinture la coupole découvre les impressionnantes charpentes de l'église ; un escalier de bois conduit au lanternon, 2012.

Le grand orgue de l'église Saint-Louis est l'œuvre du compagnon Bridel, de l'atelier de Pierre-François Deslandes ; il a été construit en 1709 ainsi que son buffet, vu ici depuis les charpentes de la coupole. Il est composé de 31 jeux, trois claviers de 54 notes et un pédalier de 30, et a été restauré en 1861 (Suret) et 1977 (Muller), 2012.

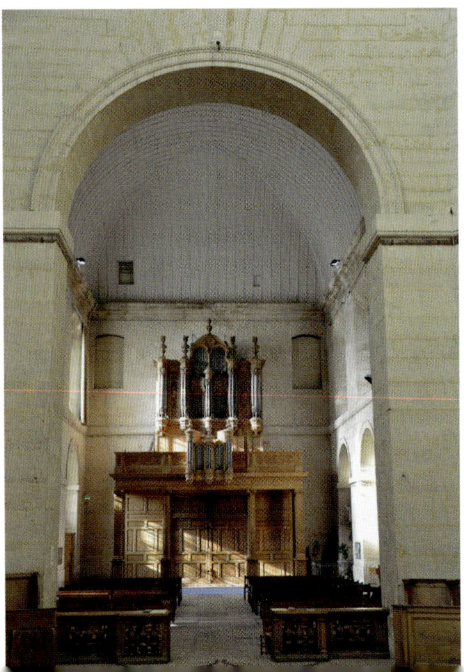

nefs destinées pour séparer les hommes d'avec les garçons, & les femmes d'avec les filles[61] » : la séparation ne visait pas des catégories d'enfermés, mais seulement celles d'âge et de sexe, comme il était commun dans les établissements religieux. L'originalité tient donc essentiellement dans la traduction architecturale du principe.

On ne sait à quelle date l'église Saint-Louis fut achevée, au moins dans son clos et couvert. Un acte passé le 19 mars 1678 devant les notaires parisiens Beaufort et Moufle signale que Louis Berrier, secrétaire du roi, a payé 20 000 livres pour financer des travaux faits à la charpente de l'église : il s'agit d'une somme assez considérable pour que l'on puisse affirmer qu'à cette date une grande partie de ces travaux de charpente est achevée. Peut-être les travaux de l'église sont-ils terminés vers 1682 ou 1683, date à laquelle Bruant n'apparaît plus dans les délibérations du bureau. Peu après, un jeune architecte de Dieppe, Pierre Barthélemy, entre au service de l'Hôpital général sur la recommandation de son confrère Herbet, qui n'a pu assumer ce poste. L'année suivante – il a 40 ans –, Barthélemy va dessiner et construire les premiers bâtiments de la Force. Quant aux finitions de l'église, il faudra attendre 1757 pour qu'un legs de la marquise de Lassay, qui a déjà donné 60 000 livres en 1755, fournisse les 14 000 livres nécessaires pour achever le plafonnement en bois de la charpente. L'abbé Eschenlauer a dressé la liste des 95 objets d'art encore présents dans l'église avant la guerre ; il indique enfin que, sur les trois cloches[62] actuellement présentes dans le dôme, une seule est d'avant la Révolution, Alexandrine-Marie, bénie en 1784.

Après l'inachèvement des projets de Duval (la série des cours) et de Le Vau (l'aile symétrique à l'aile Mazarin), ce sont probablement, comme pour l'église, des problèmes financiers qui interdisent de nouvelles constructions à la Salpêtrière. Tout au plus, en 1672, voit-on l'établissement d'une première infirmerie, dans une partie de l'ancienne grange qui s'étendait de l'église jusqu'au niveau de la rue de l'Infirmerie générale, parallèlement à l'actuelle division Jacquart. C'est à la même époque – en réalité dès 1669 – que l'on commence à prélever, dans la masse numériquement impressionnante des pauvres de la Salpêtrière, des orphelines à envoyer de force dans les colonies d'Amérique, par groupes allant généralement de 50 à quelques centaines. Contrairement à ce que prétend une légende répandue, la plupart sont des misérables, mais non des prostituées. Leur origine ? Majoritairement, il s'agit de provinciales attirées vers la capitale, depuis la Normandie ou le Centre-Ouest ; de quelques protestantes aussi, même avant la révocation de l'édit de Nantes (1685). Ces « filles du roy », selon l'expression canadienne[63], recevaient fréquemment une petite dot, destinée à faciliter leur arrivée dans la colonie. Il y en eut près de 200 pour le Québec et, à partir de 1680, au moins autant pour Saint-Domingue et la Martinique[64]. Quelques-unes sont destinées à l'île Bourbon – la Réunion – et, beaucoup plus tard (1720), quelques

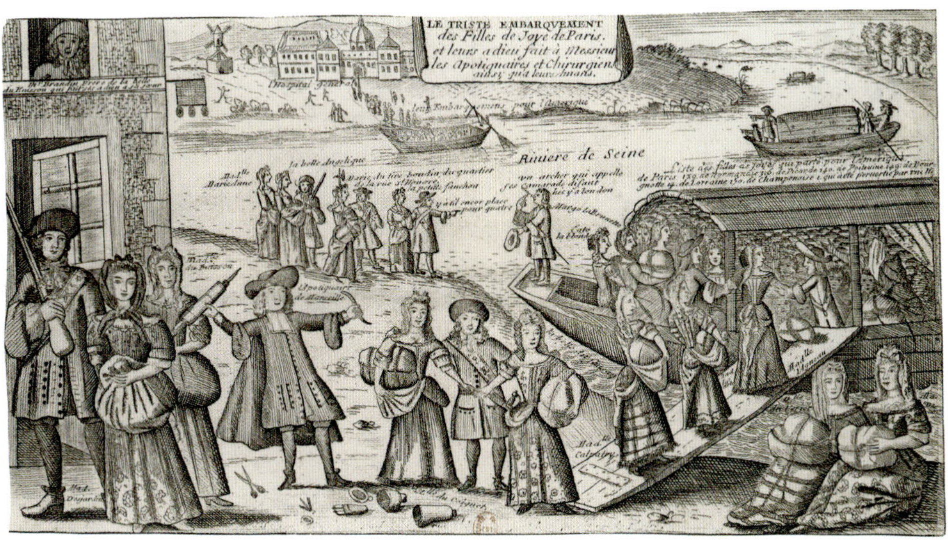

Le Triste Embarquement des « filles de joyes qui parte pour l'Amérique [au mois de décembre 1684] et leurs adieu fait a Messieur les Apothicaires et Chirugiens ainsy qu'a leurs Amans ». BnF, Est. Rés. QB20 (111) Fol.

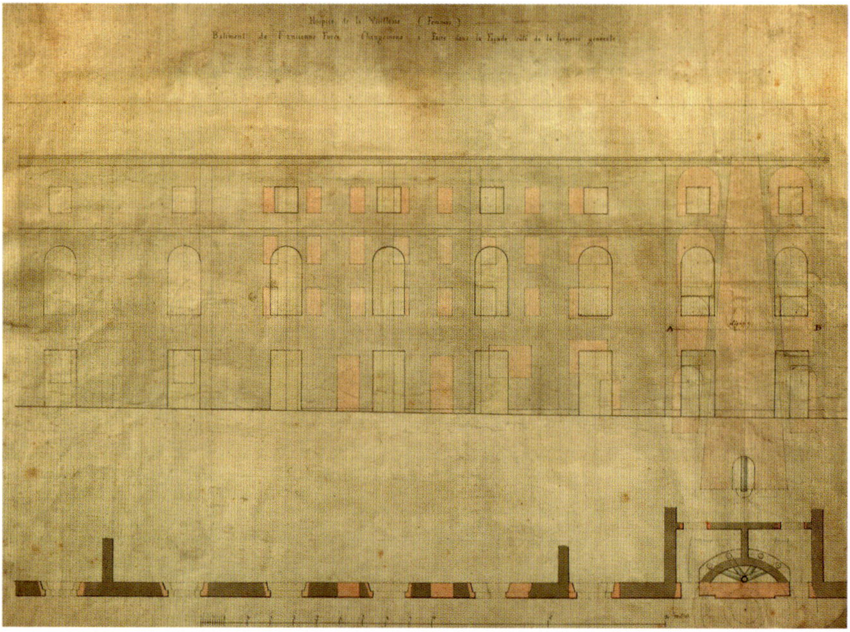

Charles-François Viel, modification de la façade sud-est de la Force, de la prison à l'hospice, en supprimant un étage, 1795. GH-PS, non coté.
Noter à droite le cône étiré des latrines tombant dans l'égout général.

dizaines à la Louisiane. Mais les filles déportées, embarquées sur la Seine dans des canots bâchés pour éviter la colère populaire, ne sont pas des filles de joie, pour la simple raison qu'il n'y en a pratiquement pas, à cette époque, à la Salpêtrière.

Les choses changent donc en 1684, lorsqu'un un édit ajoute à l'asile une prison : la maison de force. Le 20 avril, un règlement royal impose l'enfermement des femmes débauchées : il fallait, selon le *Traité de la police* (1705-1710) de Nicolas de La Mare, « délivrer le Public de cette corruption ; & il ne s'en put trouver de meilleur, de plus prompt & de plus sûr, qu'une maison de force pour les y enfermer, & les y faire vivre sous une discipline proportionnée à leur sexe, à leur âge et à leur faute[65] ». Le règlement précise qu'on les « fera travailler le plus long-temps & aux ouvrages les plus rudes que leurs forces et les lieux où ils seront le pourront permettre[66] ». En contrepartie, elles assisteront quotidiennement à l'office religieux, et le traitement sera progressivement plus doux si elles donnent des preuves de leur changement de conduite… Colbert disait en 1670 qu'on ne verrait plus de pauvres dans Paris[67] ; l'on ne veut plus désormais y voir qu'ordre et morale. En 1731, l'abbé Prévost, dans son célèbre roman *Manon Lescaut,* livre une vive et libertine critique de l'enfermement à Hôpital général et à la Force.

Le bâtiment neuf de la Force, dessiné et construit par Pierre Barthélemy, comprend alors deux petites cours et une grande cour. Il se prolonge, en travers de la cour Sainte-Claire, par une longue bâtisse allant jusqu'au bâtiment

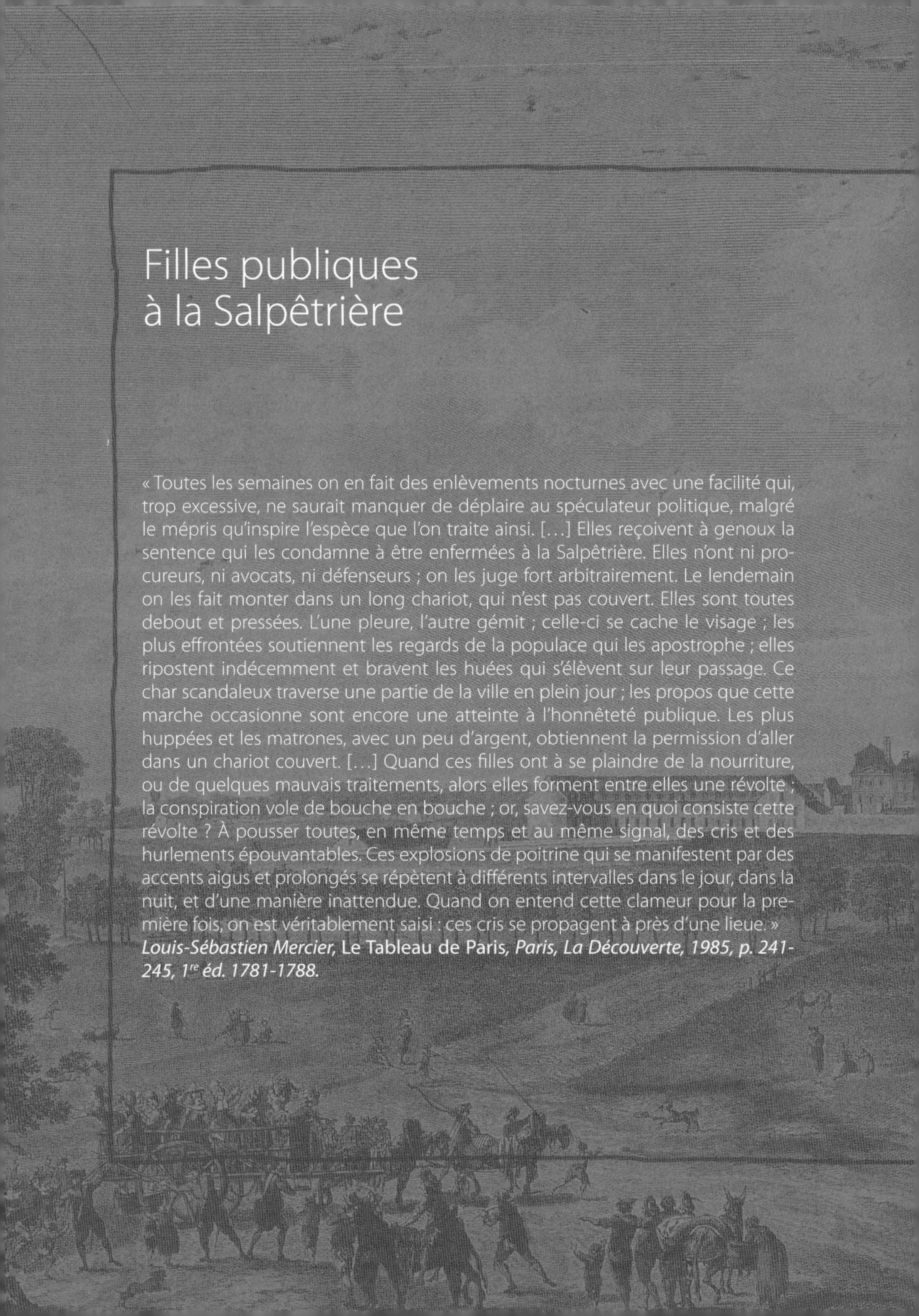

Filles publiques à la Salpêtrière

« Toutes les semaines on en fait des enlèvements nocturnes avec une facilité qui, trop excessive, ne saurait manquer de déplaire au spéculateur politique, malgré le mépris qu'inspire l'espèce que l'on traite ainsi. […] Elles reçoivent à genoux la sentence qui les condamne à être enfermées à la Salpêtrière. Elles n'ont ni procureurs, ni avocats, ni défenseurs ; on les juge fort arbitrairement. Le lendemain on les fait monter dans un long chariot, qui n'est pas couvert. Elles sont toutes debout et pressées. L'une pleure, l'autre gémit ; celle-ci se cache le visage ; les plus effrontées soutiennent les regards de la populace qui les apostrophe ; elles ripostent indécemment et bravent les huées qui s'élèvent sur leur passage. Ce char scandaleux traverse une partie de la ville en plein jour ; les propos que cette marche occasionne sont encore une atteinte à l'honnêteté publique. Les plus huppées et les matrones, avec un peu d'argent, obtiennent la permission d'aller dans un chariot couvert. […] Quand ces filles ont à se plaindre de la nourriture, ou de quelques mauvais traitements, alors elles forment entre elles une révolte ; la conspiration vole de bouche en bouche ; or, savez-vous en quoi consiste cette révolte ? À pousser toutes, en même temps et au même signal, des cris et des hurlements épouvantables. Ces explosions de poitrine qui se manifestent par des accents aigus et prolongés se répètent à différents intervalles dans le jour, dans la nuit, et d'une manière inattendue. Quand on entend cette clameur pour la première fois, on est véritablement saisi : ces cris se propagent à près d'une lieue. »

Louis-Sébastien Mercier,* Le Tableau de Paris, *Paris, La Découverte, 1985, p. 241-245, 1re éd. 1781-1788.

de Saint-Jacques (Jacquart), alors inachevé. Durant toute la fin du XVIIe et le début du XVIIIe siècle, Barthélemy est l'architecte de la Salpêtrière et de son équivalent pour les hommes, l'hôpital de Bicêtre, où il est notamment occupé à l'aqueduc. Mais, à partir de mars 1705, malade et usé, il obtient une aide en la personne du surveillant des travaux Drouet, « pour le seconder et soulager ». Cette charge de surveillant des travaux est intéressante pour ceux qui sont embauchés à l'Hôpital général : il y gagnent automatiquement la maîtrise, ce qui leur vaut le titre de conducteur des bâtiments ; ce sera le cas de Drouet jusqu'en 1713, et de son successeur Desloches, choisi par l'architecte Nicolas Delespine (1642-1728) à la demande du bureau. Delespine ? Il remplace Barthélemy, mort en octobre 1711, et qui a fait de l'Hôpital général son légataire universel.

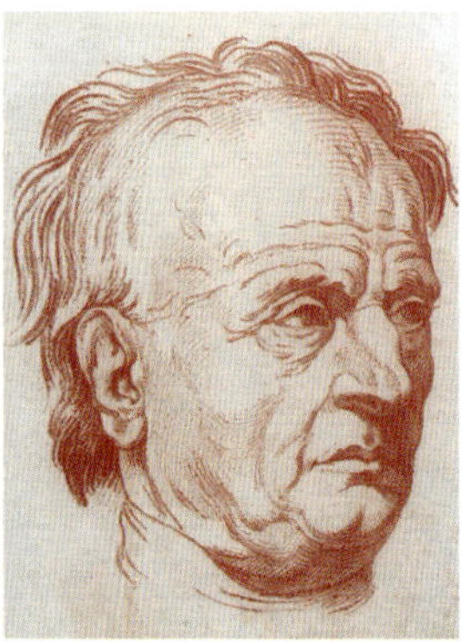

Lambert-Sigisbert Adam, *Portrait de l'architecte Germain Boffrand*, vers 1730. MAP-HP, n° 2391.

Dans les premières années du XVIIIe siècle, que ce soit en raison de l'impécuniosité de la France, engagée dans la ruineuse guerre de Succession d'Espagne, ou de la moindre nécessité de construire, l'activité architecturale se ralentit. Le 19 avril 1706, Delespine est nommé directeur au bureau des délibérations du bureau ; il sera chargé jusqu'en 1724 de toutes les constructions à la Salpêtrière, c'est-à-dire notamment des premiers travaux de la rue des Archers. En janvier 1713, des mesures d'économie sont recommandées : « Le Bureau prie M. de Lespine de faire faire les travaux des bâtiments à la tâche et non plus à la journée. » En mars 1716, peu de temps après la mort de Louis XIV et au début de la Régence, le conducteur Desloches est chargé d'examiner les bâtiments en cours de construction à la Salpêtrière et de « surveiller l'emploi des clous ». À la fin de ces travaux, en mai 1720, « Sur le rapport de Mr Delespine, le Bureau témoigne sa satisfaction au Sr Desloches pour les ouvrages qu'il a faits à la Salpêtrière. » C'est bien le moins, car Desloches n'a été payé que par tranches de travaux, et avec retard. Ainsi le 4 septembre 1724, quittant la Salpêtrière, il reçoit la forte somme de 3 300 livres. Compte tenu des 2 100 livres perçues du temps de son activité, cela ne représente guère que 600 livres par an. Desloches n'est d'ailleurs pas facile à remplacer : en 1723, un premier employé, Dhérou, est renvoyé par Delespine ; un second, Pierre Besche, n'est embauché qu'à 400 livres par an, le salaire d'un bon ouvrier…

Germain Boffrand et le nouveau plan général

Après Le Vau, un autre grand architecte entre au bureau de l'Hôpital général, en remplacement de Delespine : Germain Boffrand, âgé de 47 ans, est alors célèbre. Dans le *Cours d'architecture* (1771-1777) de Jacques-François

Depuis la rue des Archers, le pavillon Risler (vers 1830) et l'ancienne buanderie de la Salpêtrière, construite vers 1740 sur les plans de Boffrand, 2011.

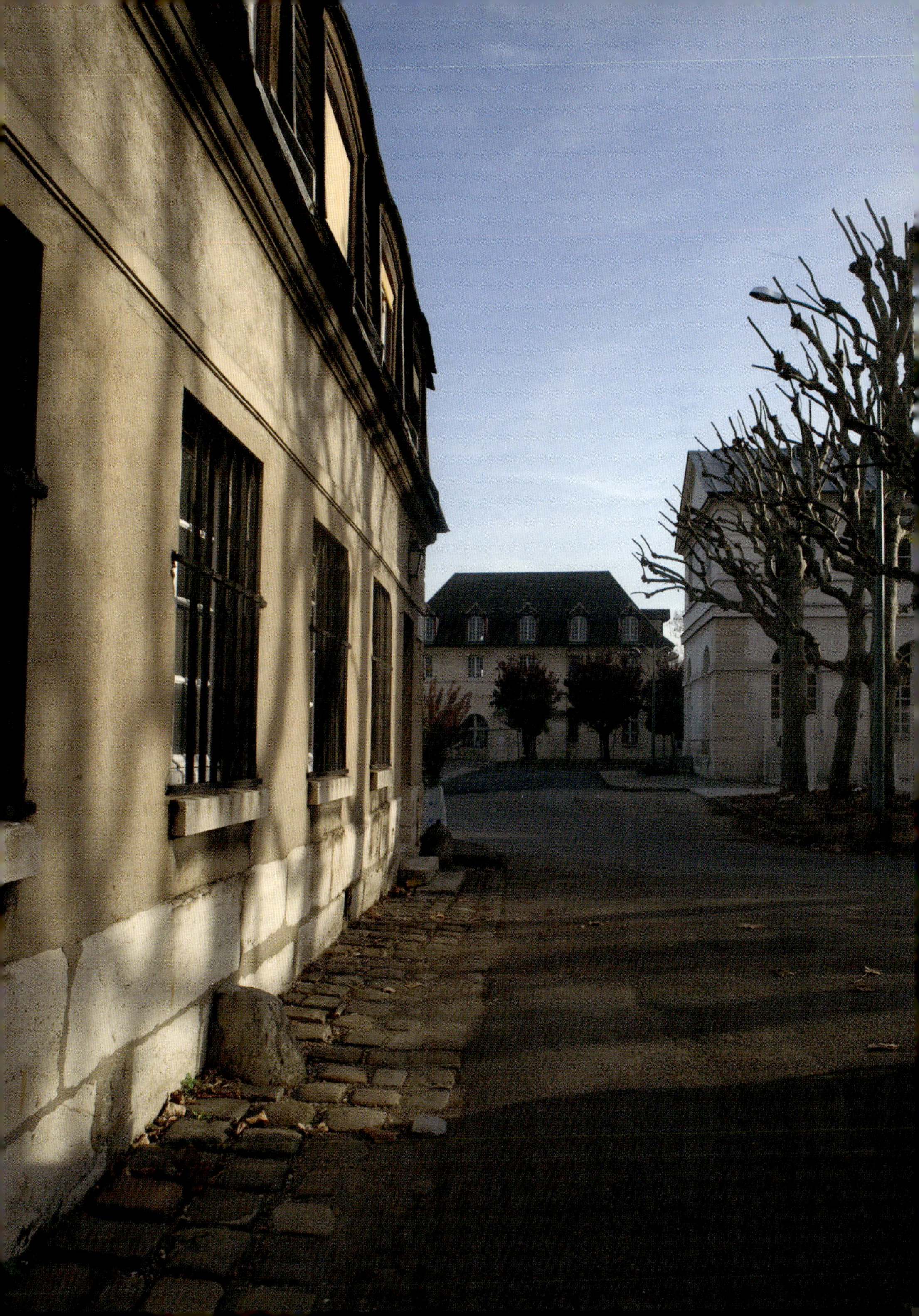

Blondel, il est mis au rang des génies, seul successeur du grand Jules Hardouin-Mansart. Conducteur des travaux de la place Vendôme, il dessine l'hôtel Le Brun, l'hôtel d'Argenton, prend la suite de Pierre-Alexis Delamair au palais de Rohan-Soubise (Archives nationales), et devient en 1711 premier architecte du duc de Lorraine, sans délaisser pour autant Paris, où il construit l'église de la Merci, l'Arsenal, les hôtels de Canillac, de Duras, de Montmorency, de Torcy, Amelot, le Petit Luxembourg. En Lorraine, il va bâtir les châteaux de Lunéville, de Commercy, de la Malgrange, de Craon (détruit en 1812) et de Haroué, plusieurs hôtels en ville et le palais ducal de Nancy. C'est donc un architecte extrêmement prestigieux qui prend les commandes de l'agence des travaux de l'Hôpital général, et cependant son œuvre est très peu documentée sur ce point. On sait qu'à la Salpêtrière il aménage un manège avec son réservoir (dès 1725-1728), quelques dortoirs, dont ce qu'il reste de la division Pinel (1751, restaurée en 1815), les premières loges de folles, des bains et une buanderie, et qu'il projette en 1737 un grenier à blé destiné à dégager les nefs de l'église Saint-Louis, et qui aurait été édifié au sud des deux moulins de l'hôpital. De nouveaux ateliers achèvent la composition de l'actuelle rue des Archers et des départements de l'axe central, portant la capacité de 80 à 142 métiers à tisser. Mais nous ne disposons d'aucun document graphique permettant d'identifier clairement les travaux de Boffrand. Il n'a guère eu plus de chance avec ses autres bâtiments d'hôpitaux : l'hôpital des Enfants trouvés, qu'il avait construit de 1744 à 1751 sur l'île de la Cité, a été détruit en 1874 ; seuls restent finalement la buanderie et le manège de la Salpêtrière, la citerne et son puits monumental à l'hospice de Bicêtre, dont il était assez fier pour l'avoir fait graver dans son *Livre d'architecture,* paru en 1745.

Boffrand étant mort en 1754, c'est-à-dire avant les travaux de l'aile Lassay et de la grande porte d'entrée,

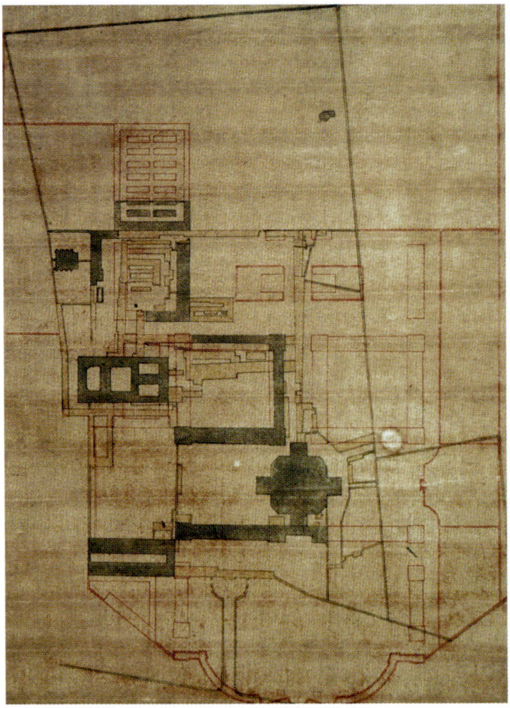

Germain Boffrand, projet d'achèvement régulier du plan de Louis Le Vau pour la Salpêtrière, vers 1750. BnF, Est. Va 300 t. 3.
En jaune, les bâtiments existants à détruire ; en gris sombre, les bâtiments existants à conserver ; en liseré rouge, les murs et bâtiments nouveaux à élever de façon à donner à l'ensemble un visage symétrique et ordonné.

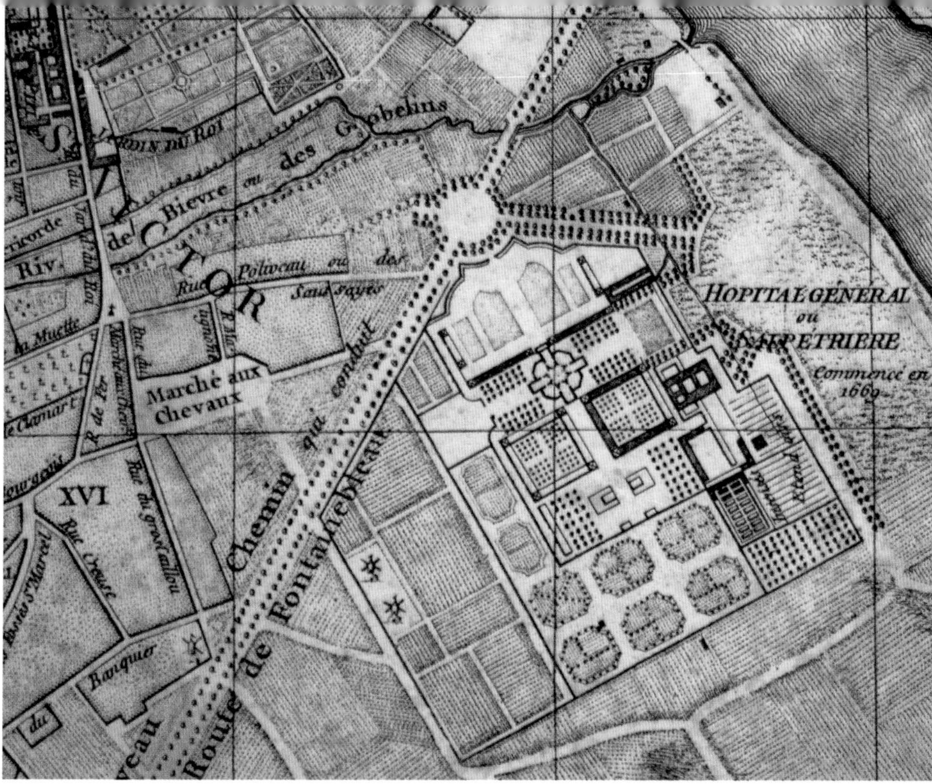

Robert de Vaugondy, plan de Paris (détail), 1760. Collection particulière.
On voit la Pitié en haut à gauche, ainsi que le report des projets de Boffrand pour la Salpêtrière.

il ne reste pour lui attribuer tout au moins le parti initial de ces bâtiments qu'un plan conservé au département des estampes et de la photographie de la Bibliothèque nationale. Sur ce document[68], en réalité le second plan directeur de la Salpêtrière après celui, avorté, d'Antoine Duval, et sans doute celui même qui est présenté au bureau de l'Hôpital général le 29 avril 1729, Boffrand se place dans la filiation des visées de Le Vau, relevant d'une esthétique classique. Le titre indique en effet qu'il s'agit d'un « plan de l'Hôpital Saint-Louis de la Salpêtrière dressé par ordre du roi le 11 décembre 1669 par M^r Le Vau son premier architecte, et augmenté par Mr Boffrand, architecte du roi et administrateur de l'Hôpital Général ». Il représente non la Salpêtrière telle qu'elle est du temps de Le Vau ou de Boffrand, mais telle que les deux architectes souhaitent la voir dans un avenir idéal, adoptant un plan régulier de constructions symétriques qui obéissent à deux axes majeurs, l'un (hérité du schéma de Duval) faisant face à la Seine, l'autre à la ville. Deux quadrilatères symétriques se développeraient alors en arrière de l'église, l'un pour achever la fermeture de la cour Sainte-Claire, l'autre à bâtir sur la cour de Lassay. L'ensemble de la composition s'ordonne ainsi sur un axe central, à partir d'une entrée monumentale sur le tout neuf boulevard de l'Hôpital (une double allée d'arbres plantée de 1760 à 1768), et sur un axe latéral porté vers

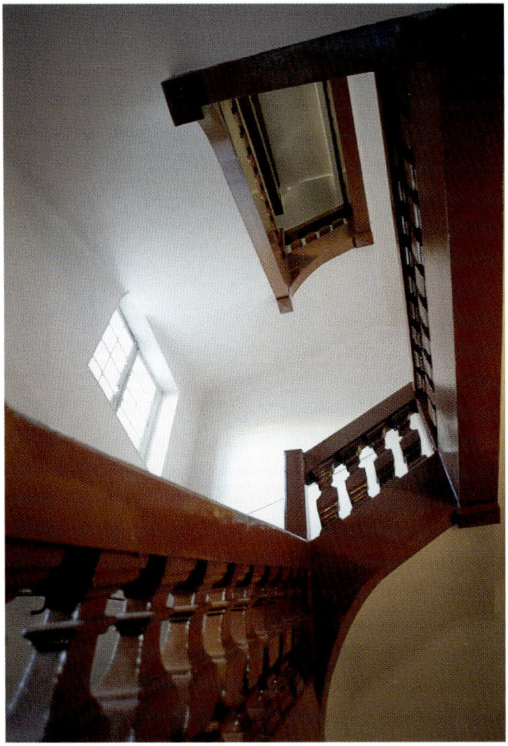

Grand escalier du XVIIe siècle, division Jacquart, 2011.

les berges de la Seine, offrant au regard l'église Saint-Louis. Une place circulaire s'ouvre sur le boulevard, et une demi-lune plus large sur les chantiers de bois longeant la Seine. La Force est prolongée d'une cour supplémentaire, qui s'étend sur les anciens terrains du premier cimetière.

Le parti est assez puissant et assez convaincant pour que deux éminents cartographes de Paris le reproduisent à sa suite comme s'il s'agissait de réalisations avérées ! En effet, bien qu'aucun historien ne l'ait jusqu'ici remarqué, les célèbres plans imprimés de Paris de Robert de Vaugondy (1760) et de Louis-François Deharme (1763) donnent à voir cette Salpêtrière que Boffrand invente : telle est la force de la vision créatrice qui s'imposera à ses successeurs Antoine-Jacques Payen (?-1784) et Viel. Vaugondy reproduit si fidèlement le parti de Le Vau et de Boffrand qu'il va jusqu'à montrer les bâtiments édifiés et ceux qui sont projetés (hachurés noir pour le bâti, blanc pour le projet). On y voit de ce fait les loges des insensées commencées par Boffrand en 1728, et reconstruites en 1750 (deux séries sur deux rangs, pour un projet à réaliser quatre fois plus important) ; Vaugondy va jusqu'à montrer, autour de la nouvelle buanderie, un vaste espace piqué de pieux et de fils pour servir d'étendoirs. Le plan de Deharme privilégie l'imaginaire symétrie, donnant à croire par une représentation uniforme que tout est construit. En revanche, il fournit une image exacte de l'égout en plein air qui longe la propriété parallèlement à la Seine et vient se jeter dans la Bièvre. Enfin, les deux plans figurent l'extension du domaine, désormais composé de terrains suffisants pour permettre la construction de l'aile Lassay : dans ces superficies importantes, il est difficile de distinguer avec précision les espaces plantés (jardins, plantations, vergers) des espaces architecturés (cours et bâtiments). Tout au plus peut-on affirmer qu'au terme du parti supposé achevé de Boffrand la moitié de l'espace reviendrait encore aux plantations diverses, ce qui souligne la nécessité vitale d'un approvisionnement domanial.

En vérité, Boffrand ne nous a laissé de son vivant que peu de bâtiments. Seuls subsistent le manège couvert et son réservoir (pavillon de la Grille), et surtout la buanderie, puis lingerie,

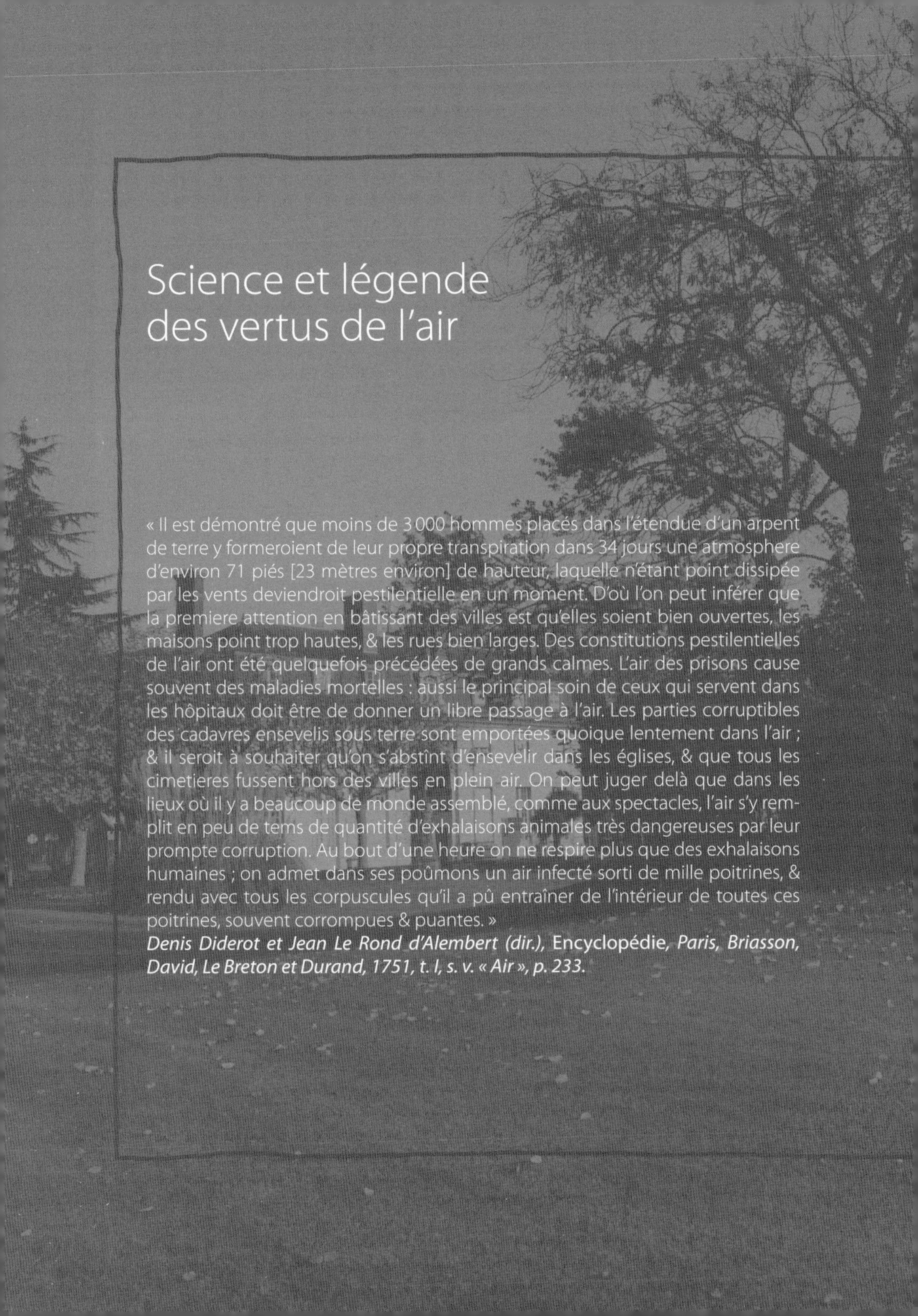

Science et légende des vertus de l'air

« Il est démontré que moins de 3 000 hommes placés dans l'étendue d'un arpent de terre y formeroient de leur propre transpiration dans 34 jours une atmosphere d'environ 71 piés [23 mètres environ] de hauteur, laquelle n'étant point dissipée par les vents deviendroit pestilentielle en un moment. D'où l'on peut inférer que la premiere attention en bâtissant des villes est qu'elles soient bien ouvertes, les maisons point trop hautes, & les rues bien larges. Des constitutions pestilentielles de l'air ont été quelquefois précédées de grands calmes. L'air des prisons cause souvent des maladies mortelles : aussi le principal soin de ceux qui servent dans les hôpitaux doit être de donner un libre passage à l'air. Les parties corruptibles des cadavres ensevelis sous terre sont emportées quoique lentement dans l'air ; & il seroit à souhaiter qu'on s'abstînt d'ensevelir dans les églises, & que tous les cimetieres fussent hors des villes en plein air. On peut juger delà que dans les lieux où il y a beaucoup de monde assemblé, comme aux spectacles, l'air s'y remplit en peu de tems de quantité d'exhalaisons animales très dangereuses par leur prompte corruption. Au bout d'une heure on ne respire plus que des exhalaisons humaines ; on admet dans ses poûmons un air infecté sorti de mille poitrines, & rendu avec tous les corpuscules qu'il a pû entraîner de l'intérieur de toutes ces poitrines, souvent corrompues & puantes. »

Denis Diderot et Jean Le Rond d'Alembert (dir.),* Encyclopédie*, Paris, Briasson, David, Le Breton et Durand, 1751, t. I, s. v. « Air », p. 233.

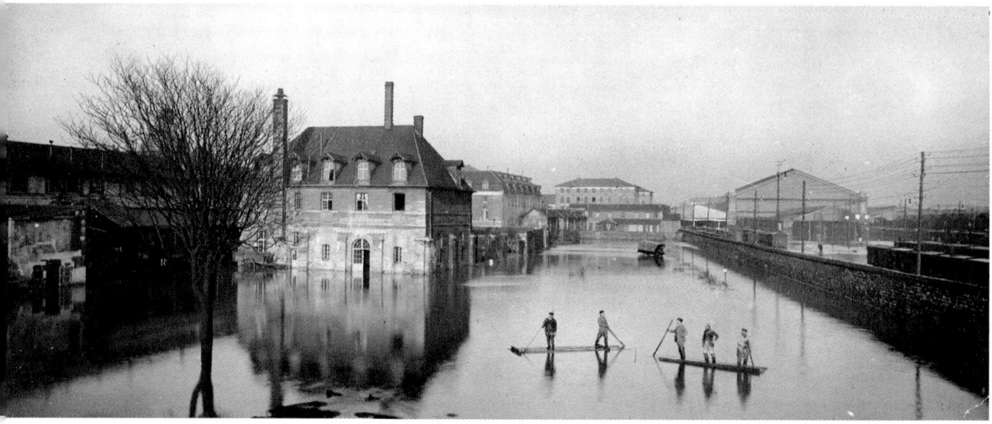

L'ancienne buanderie, ou lingerie, « État-Major » et parfois même « église », construite par Boffrand, au moment de l'inondation du 29 janvier 1910. AAP-HP, 3Fi3 34 Salpêtrière 075.

parfois appelée « État-Major » par les historiens qui la tiennent, comme on l'a vu, à tort pour un monument de l'ancien Arsenal. Quoique cette buanderie ne puisse être comparée au chef-d'œuvre qu'est l'église Saint-Louis, sans doute vient-elle en seconde place parmi les anciens bâtiments de l'enclos : c'est un bel édifice, dont la savante et robuste stéréotomie des voûtes et de leur puits zénithal fait inévitablement penser au dispositif constructif de la citerne de Bicêtre, également due à Boffrand. Le maître, souvent absent des réunions du bureau, était secondé par l'inspecteur des bâtiments Cauchois, qui sera révoqué en 1733 et remplacé par l'architecte Bourgeois. Celui-ci laissera sa place à son confrère Dauphin dix ans plus tard. Enfin, quelques mois après la mort de Boffrand, le 10 juillet 1754, Dauphin démissionne. Il est remplacé par l'architecte Antoine-Jacques Payen, qui vient d'être chargé de la reconstruction du prieuré de bénédictins de Conflans-Sainte-Honorine. Payen restera en poste durant trente ans, et réalisera plusieurs des bâtiments rêvés par Boffrand…

Durant ces années 1730-1750, où Boffrand apparaît à la fois tutélaire et discret, le nombre des pauvres a augmenté d'un tiers à Paris. Par suite des rigueurs de l'hiver 1747-1748, l'hôpital, dit un rapport daté de 1748, « éprouve depuis 20 ans que les différentes cherté de bled ont été la cause de sa ruine. Il a été obligé d'emprunter en différents temps 1 500 000 livres par contrats de constitution au denier 20[69], et cette somme dont l'hôpital paye 75 000 livres de rente a été uniquement consommée en bled, et cette partie de sa dépense augmente cette année 1748 de plus de 200 000 livres ». Aucun grenier à blé n'a été construit à la Salpêtrière, alors que le stockage du blé acheté en temps de cours favorable aurait pu amortir la fatalité récurrente d'une envolée des cours. On sait qu'un projet et un devis ont été établis par Boffrand en 1737 (de 10000 à 12000 muids, soit environ 20000 mètres cubes), qui n'ont pas reçu d'exécution faute de fonds. Outre le blé, l'hôpital est endetté auprès de ses fournisseurs de diverses denrées, à la hauteur de 1200000 livres. Or, souligne ce rapport, « l'hôpital général n'a pour ainsi dire aucun bien en terre, une ferme [d'un rendement de] 1000 livres à Ognes en Multien, une de 400 livres à Villeparisis, sont tous ses revenus en terre. Il y a des maisons dans Paris dont plusieurs sont abattues et sans produit, d'autres seront abandonnées faute de ne pouvoir les rebâtir et les faire reconstruire. Il y a des rentes sur la Ville, sur les Estats et sur le Clergé. Le principal revenu consiste en droits qui luy ont été accordés par le Roy sur les entrées de Paris et les spectacles. Le Roy en a fait la concession et le public en fournit le produit. C'est ce qui fait toujours craindre l'augmentation du revenu de l'hôpital par une augmentation de droit pour ne le pas rendre odieux au public de qui il attend du secours par les charités et les aumones[70] ».

La situation de la Salpêtrière est donc critique. Un événement heureux, mais dont la conséquence sera de gonfler encore le nombre des enfermées, se produit en 1750 : sous la pression des émeutes, et peut-être aussi devant l'inutilité de cette barbarie, le roi décide, le 3 août, de cesser les convois forcés de femmes vers

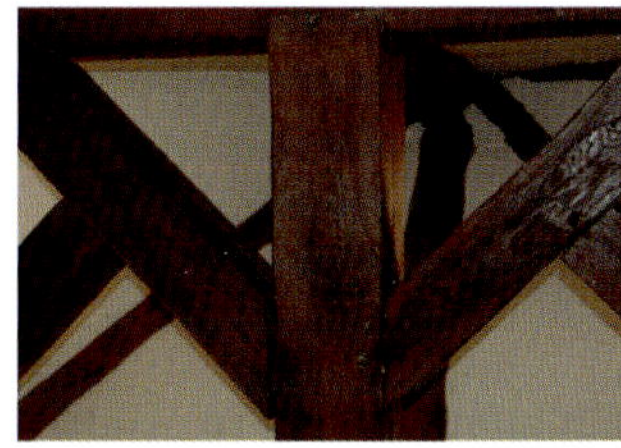

Le pavillon de la Grille abritait au XVIIIe siècle un manège à cheval destiné à pomper l'eau pour un réservoir ; sa charpente, imposante pour un petit édifice, est justifiée par la tenue de l'axe du manège, 2012.

Le pavillon de la Grille construit par Boffrand, vu en 1942. AAP-HP, 3Fi3 35 Salpêtrière 187.
À droite le pavillon du manège, au centre l'ancien réservoir, à gauche le pilier d'ancrage de la grille de l'Infirmerie générale (le pilier est le seul élément subsistant de cette infirmerie).

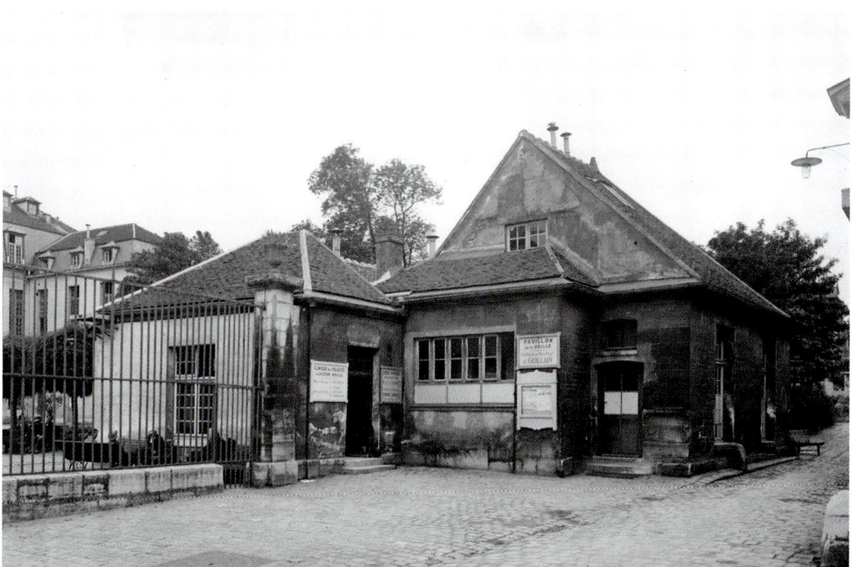

les colonies… Les malheureuses vont continuer d'être entassées, alors même que « les bâtimens des maisons hospitalières tombent et l'hôpital n'est pas en état de les réparer […] Impossibilité de rebâtir la maison de force de la Salpetrière dont une grande partie est abattue et dont le rétablissement seroit très nécessaire[71] ». À la grave crise économique et financière s'ajoute à partir de 1749 une grave crise institutionnelle. Le Haut Conseil de l'Hôpital général choisit en effet, le 12 juillet 1749, de remplacer la Supérieure de la Salpêtrière. Or deux rivales se proposent, l'une « étant la candidate du cardinal de Beaumont, l'autre celle de l'un des 16 administrateurs de l'Hôpital général » ; or, bien que la majorité des voix soit allée à cette dernière, c'est la candidate du cardinal, Louise Urbine Robin de Moysan, qui est imposée. Aussitôt, les administrateurs bafoués font grève, portent leur plainte devant le procureur général, puis le premier président du parlement de Paris. Le roi confirme la nomination de Mme de Moysan, mais présente un nouveau règlement de l'Hôpital général en mars 1751, qui stipule que la gestion de l'hôpital sera confiée à des femmes nommées par l'archevêque. Le parlement riposte – acte de résistance à l'autorité royale – par de nouvelles propositions, que Louis XV déchire en public ! Le parlement de Paris se met en grève… et ne cédera finalement au roi, à contrecœur, qu'en décembre 1751[72]. Mais la rivalité entre le parlement et le clergé va durer encore plusieurs années, jusqu'en 1758, révélatrice de tensions et de conflits entre les ordres, entre les pouvoirs institués. Et à quel propos ? Celui de la misère, de la folie, de la prison, et de ce souci de charité qui s'est évidemment depuis un siècle transformé en souci de sécurité publique. Vouloir donner au clergé toute surveillance et toute

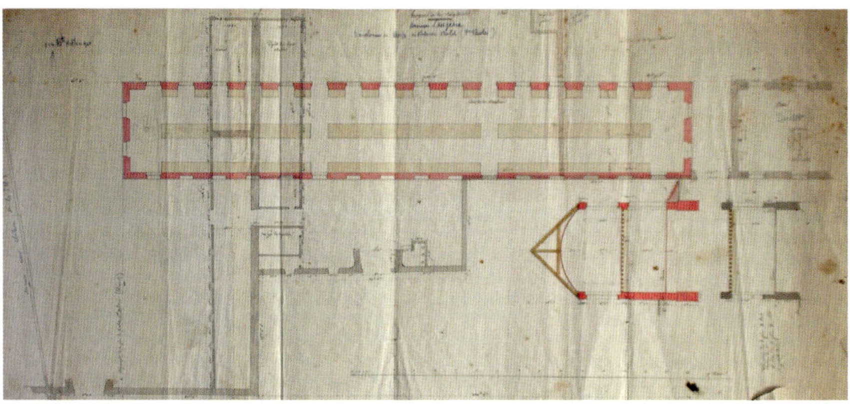

Jean-Jacques-Marie Huvé ou Martin-Pierre Gauthier, plan d'une nouvelle lingerie (actuelle division Risler), à la suite de démolition partielle d'édifices plus anciens situés entre la Force et la buanderie ; après la Restauration, de nombreux architectes adoptent l'ancien usage des mesures en toises et pieds, vers 1835. GH-PS, non coté.

gestion de ces lieux féroces du grand renfermement, Bicêtre et la Salpêtrière, au mépris du vote des administrateurs en place, constituait une manœuvre autoritaire significative d'un État en perte de puissance.

Enfin, une dernière crise, celle-ci plus intime, secoue Paris et l'hôpital[73], c'est le fameux scandale de l'enlèvement des enfants. Voici ce que rapporte l'avocat Barbier, dans son journal, à la date du 16 mai 1750 : « Depuis huit jours, on dit que des exempts de la police, déguisés, rôdent dans différents quartiers de Paris et enlèvent les enfants, filles et garçons, depuis cinq ou six ans jusqu'à dix ans et plus, et les mettent dans des carrosses de fiacres qu'ils ont toujours prêts. Ce sont des petits enfants d'artisans et autres, qu'on laisse aller dans le voisinage, qu'on envoie à l'église ou chercher quelque chose[74]. » Il n'en faut pas plus pour activer rumeurs et terreurs. Une semaine plus tard, dans plusieurs quartiers de Paris, éclatent des révoltes fondées sur des « incidents minuscules : un enfant qui se croit suivi, un espion de police reconnu, un passage du guet[75] ». Le bruit s'est répandu qu'il y avait un prince « pour la guérison duquel il fallait un bain ou des bains de sang humain, et que, n'y ayant point de plus pur que celui des enfants, on en prenait pour les saigner des quatre membres et pour les sacrifier, ce qui révolte encore plus le peuple. On ne sait sur quoi sont fondés de pareils contes[76] », nouvelle et atroce version de l'ogre et des enfants narrée par Charles Perrault dans *Le Petit Poucet* (1697). À partir de cet instant, il suffit d'une remarque un peu vive d'un archer à un enfant de rue, d'un adolescent arrêté par un exempt pour quelque motif, pour que les réactions violentes se multiplient dans Paris. Le 23 mai, dit l'avocat Barbier, on aurait voulu prendre une petite fille près de la butte Saint-Roch, ce qui met rapidement le feu aux poudres : « À coups de pierre, ils ont brisé et enfoncé une grande porte cochère du commissariat ; ils ont cassé toutes les vitres de la maison ; ils ont même, dit-on, été chercher des armes », puis ils ont traîné le policier, présumé voleur d'enfant, jusqu'à la porte du lieutenant général de la police, où ils ont tenté de le clouer. Devant la crainte qu'inspire l'impossibilité de calmer la foule, et devant l'extension des troubles en province, un procès s'ouvre en août au parlement de Paris. Sont accusés tant des policiers suspectés d'enlèvements que des émeutiers. Si les premiers sont simplement mis à l'amende, trois révoltés seront pendus, et chacun espère, en dépit de l'injustice ressentie, que cela mettra un terme à l'affaire : « On plaignait ces malheureux, quoiqu'on sentît bien la nécessité d'un exemple, parce que tout le monde est convaincu que dans le fait on a pris grand nombre d'enfants, et que les gens de la police avaient des ordres pour le faire[77]. » Le lien avec l'Hôpital général et les déportations aux colonies a été établi par de nombreux historiens : tous ces enfants, ces jeunes femmes et hommes enfermés ne pouvaient-ils pas constituer une rente pour qui les aurait vendus ? La réalité – les exactions policières et les déportations massives –, transcendée par cette terreur fantasmatique bientôt appliquée à tous les enfants et adolescents, ne pouvait manquer de traverser les lieux du « grand renfermement ».

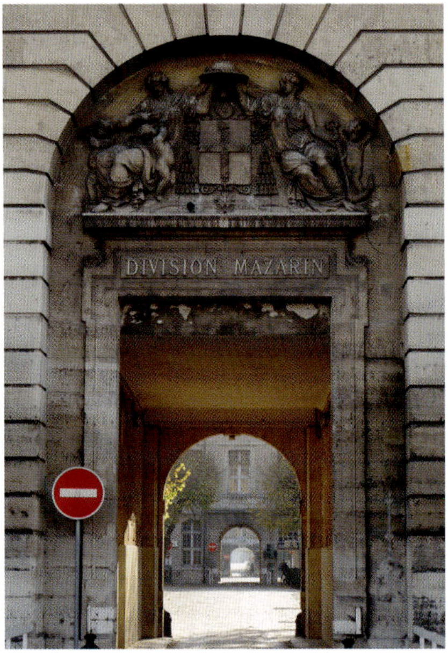

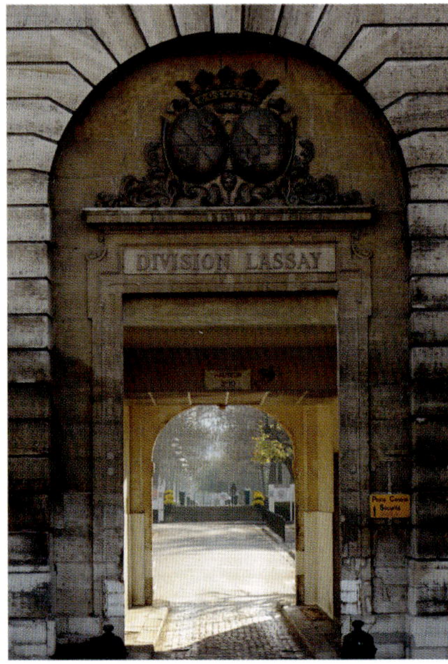

Entrée de la division Mazarin (1668) et entrée de la division Lassay (1756), de part et d'autre de la cour d'honneur, 2011.

Le 30 juin 1755, au milieu de cette crise entre clergé et parlement, et au lendemain de la mort de Boffrand, la veuve du marquis de Lassay fait don de 60 000 livres à l'Hôpital général, pour servir à « commencer la bâtisse et construction en la maison de la Salpêtrière [d'un] bâtiment parallèle à celui des ménages ». Dans l'esprit de la donatrice, une aile neuve doit être réservée aux insensées, qu'elle estime mal logées au voisinage des prostituées, débauchées et criminelles. La marquise fait un nouveau don deux ans plus tard, le 17 septembre 1757. Il s'agit à nouveau de 60 000 livres, dont un quart environ (14 000 livres) doit servir à « plafonner les trois nefs de l'eglise de la Salpêtrière[78] ». Les travaux seront immédiatement engagés, et c'est finalement avec un siècle de retard que la symétrique de l'aile construite par Duval viendra achever la façade de l'hôpital. Respectueux dans le moindre détail des vœux de Le Vau… et de ceux de Mme de Lassay, Payen va édifier une copie exacte de l'aile Mazarin. Mais on s'en tiendra là, et la symétrie restera de façade : aucun des autres édifices prévus par Boffrand dans les quadrilatères des cours Lassay et Montyon ne sera jamais élevé. On ne peut tout à fait le regretter puisque cela nous a laissé le beau jardin dit « de la Hauteur », et cette vue remarquable sur le flanc sud-ouest de l'église. Enfin, la construction de l'aile Lassay va entraîner une modification de l'emprise du cimetière de la

Salpêtrière. Établi sans doute dès les premiers temps, le cimetière était situé au-delà des murs du côté de la Seine, sur des terrains inondables à l'est de la Force ; en 1725, on renvoie le fossoyeur, qui faisait commerce de cadavres[79], sans doute à l'usage du médecin de l'hôpital. Ce cimetière est déplacé en 1737 à l'opposé, entre les jardins et les moulins. La poursuite des constructions vers le sud va le repousser en 1767 jusqu'au cimetière de Clamart, face à l'emprise de l'ancien marché aux porcs, devenu le marché aux chevaux, dans un vaste quadrilatère qui serait aujourd'hui coupé en deux par l'axe central de la Pitié, où l'on inhumera des patientes jusqu'en 1841[80].

Antoine-Jacques Payen ne se limite pas à cette construction : choisi pour dessiner le portail de l'hôtel de Castries, rue de Varenne, il va bâtir également ceux de Bicêtre et de la Salpêtrière, dans les années 1770-1780. Il a déjà édifié la cour est (celle qui est curieusement dite « de Manon » alors qu'elle a été construite vers 1755, soit vingt-cinq ans après la parution du roman) à l'ancien bâtiment de la Force de Barthélemy. Nous connaissons une partie des entrepreneurs de ces bâtiments : la Commission des bâtiments de l'Hôpital général (mise en place dès 1733 pour codifier de façon plus précise les travaux) admettra par exemple que le charpentier Bruslé soit remplacé, le 4 août 1777, par Jean-Baptiste et Pierre-René Bellanger, à sa propre demande. Payen construira aussi deux pavillons plus modestes, l'un, au sud de

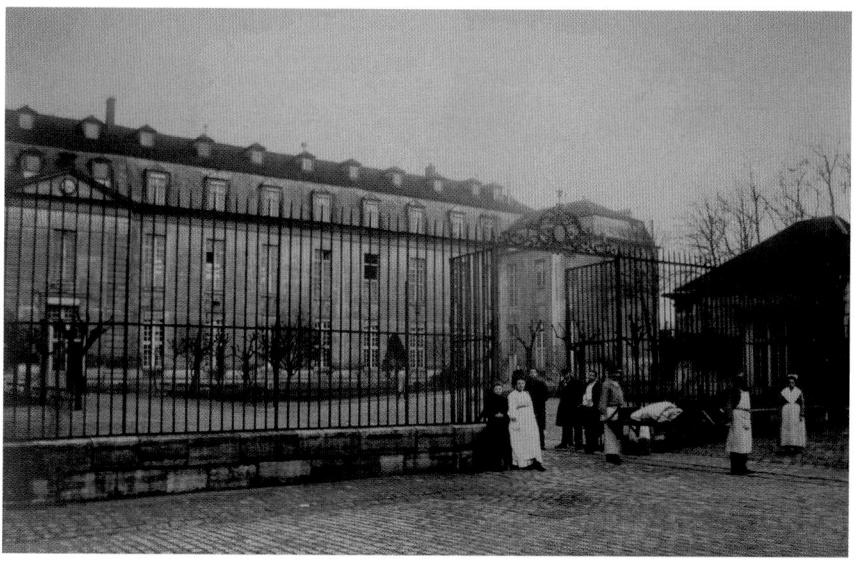

L'Infirmerie générale construite sur les plans d'Antoine-Jacques Payen de 1780 à 1787 (à droite, le pavillon de la Grille, édifié vers 1740), vers 1906. AAP-HP, D817-013.

Jeanne de Valois, punie dans l'affaire du collier de la reine

« Le concierge Hubert entra dans sa chambre et la pria de se lever. Madame faisait des difficultés, elle se sentait envie de dormir ; son docteur lui avait conseillé le repos. Ayant insisté, elle a passé un jupon et, en déshabillé, est descendue au greffe de la Conciergerie, où l'attendait le greffier Lebreton avec six bourreaux. La vue l'a glacée. Aux mots À genoux, pour entendre votre arrêt, elle est entrée en fureur, et n'a jamais voulu se soumettre à cette humiliante position. Lacoste l'y a forcée. À une heure moins le quart, on l'a traînée hors de la Conciergerie une corde au cou… L'exécuteur des hautes œuvres a imprimé deux fleurs de lys sur les épaules et l'omoplate de Henri Second. Elle hurlait comme un homme, faisait frémir cinq ou six cents spectateurs. Il n'a pas fallu moins que Samson et ses aides pour contenir cette mégère. On l'a portée de suite dans un fiacre, et fouette cocher à la Salpêtrière. Elle n'y resta que deux mois ; au bout de ce temps on apprit qu'elle s'était évadée ; elle gagna l'Angleterre où elle mourut le 23 octobre 1791. »

En réalité, la comtesse de Valois entre à la Salpêtrière à 29 ans, le 20 juin 1786, et s'en évade près d'un an plus tard seulement, le 7 juin 1787.

La Gazette de Cologne, *citée dans Louis Boucher,* La Salpêtrière, son histoire de 1656 à 1790 […], *Paris, Delahaye & Lecrosnier, 1883, p. 124-125.*

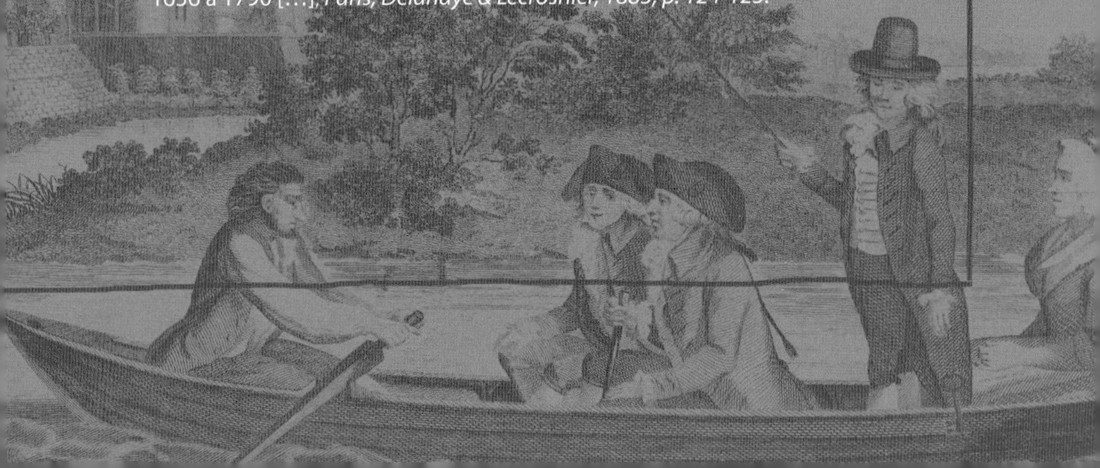

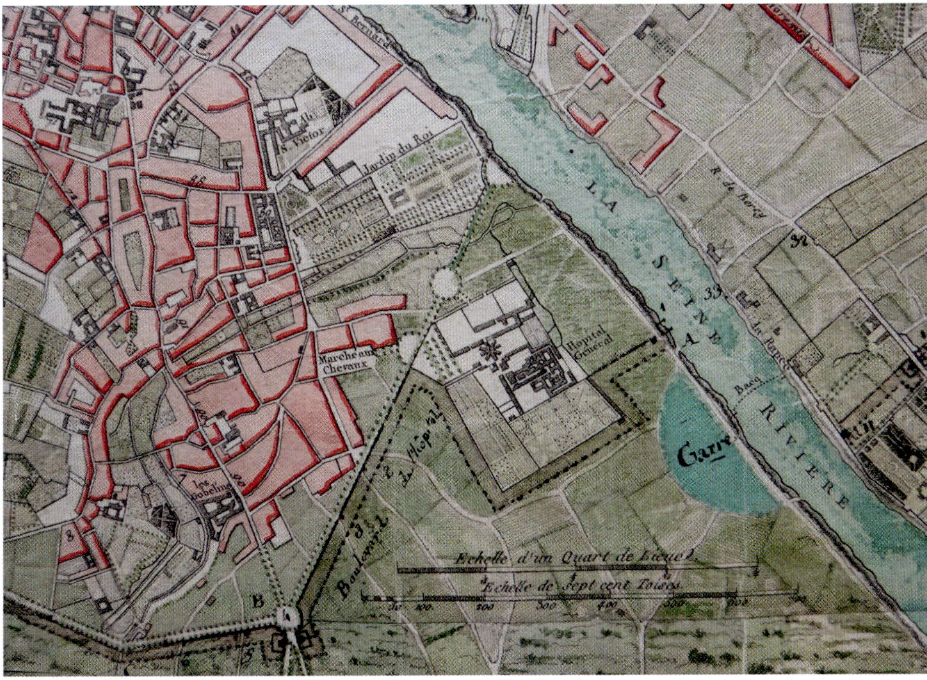

Plan de Paris (détail) montrant les emplacements de la Pitié et de la Salpêtrière, séparées par le nouveau boulevard de l'Hôpital ; le mur des Fermiers-Généraux enclôt la Salpêtrière dans Paris depuis 1784, 1788. AN, CP N III Seine 874.

la promenade dite « de la Hauteur », faisant office d'apothicairerie, de pharmacie et de logement (achevé par Viel en 1787), et l'autre de sacristie accolée à l'église, dans la cour de Lassay (1776); ils sont toujours en place. En 1781, l'architecte Charles-François Viel entre au service de Payen pour le seconder, mais sans honoraires. C'est un bon calcul, puisque après la mort de l'architecte Viel lui succédera; le 25 juillet 1785, il est appointé à hauteur de 6 000 livres, et chargé d'achever la construction de l'Infirmerie générale sur les plans de Payen.

Pourquoi une infirmerie générale ? Est-ce à dire que la Salpêtrière, établissement d'enfermement, va se doter d'une unité de soins ? En réalité, c'est fait depuis quelques années, plusieurs bâtiments et dortoirs ont déjà une infirmerie (on a vu que la première datait de 1672), servant de local d'attente avant l'envoi des malades à l'Hôtel-Dieu, voire des infirmeries spécialisées, comme le bâtiment aujourd'hui connu sous le nom de Pinel, qui a été construit en 1751 pour servir d'infirmerie aux femmes épileptiques… Cependant, un arrêt de juin

Goldar, *The Countess de Valois de La Motte* : caricature anglaise décrivant l'évasion de la comtesse Jeanne de Valois en 1787. BnF, Est. Rés. Qb 201 (168) fol.
Significativement, c'est la Bastille qui est en arrière-plan…

1754 du parlement de Paris décrète que les malades des maisons de force de l'Hôpital général ne seront plus reçues à l'Hôtel-Dieu. L'Hôtel-Dieu brûle le 29 décembre 1772, voyant une partie de ses malades – et de leurs salles – disparaître dans l'incendie. Les emplois subsistants sont saturés et, le 22 juillet 1780, des lettres patentes interdisent l'admission des malades de la Salpêtrière à l'Hôtel-Dieu. Ces lettres portent obligation de construire des infirmeries dans toutes les maisons de l'Hôpital général. La Salpêtrière, le plus considérable des établissements, sera le premier à élever son Infirmerie générale : « Les bâtiments en ont été très-coûteux. L'ameublement seul revient à plus de 130 000 livres, & l'entretien annuel est un objet de 160 000 livres. Elles sont en activité depuis le 20 juin 1787 [81]. »

Payen a pris l'initiative de disposer ce vaste bâtiment dans l'axe de l'église, parallèle à la façade monumentale que l'infirmerie viendrait en quelque sorte fermer au sud, de la même façon que le portail d'entrée la fermait au nord. À la veille de la Révolution, alors que depuis 1784 les terrains de l'hôpital ont été annexés à Paris par la clôture des Fermiers-Généraux, nous sommes toujours dans l'expression du plan-masse et dans la régularité classique de l'ordonnance des espaces. Il s'agit cette fois encore d'un édifice de grande taille, aussi vaste que l'aile Lassay, et pour lequel nous disposons d'une documentation précise et photographique. Il a été bien malencontreusement détruit en 1965, alors que la conservation de sa façade avait été projetée [82].

La lente révolution : de l'infirmerie à l'École d'infirmières (1780-1903)

L'architecture de la science

Les années 1780 et 1790 marquent un tournant décisif pour l'architecture hospitalière. L'influence des idées de la philosophie des Lumières sur la conception même de l'hôpital s'inscrit dans le cours d'événements de nature et d'importance incomparables : il s'agit de l'incendie de l'Hôtel-Dieu, le 29 décembre 1772, et de la Révolution française. Le premier – troisième incendie en un siècle – va brutalement illustrer l'état de déshérence

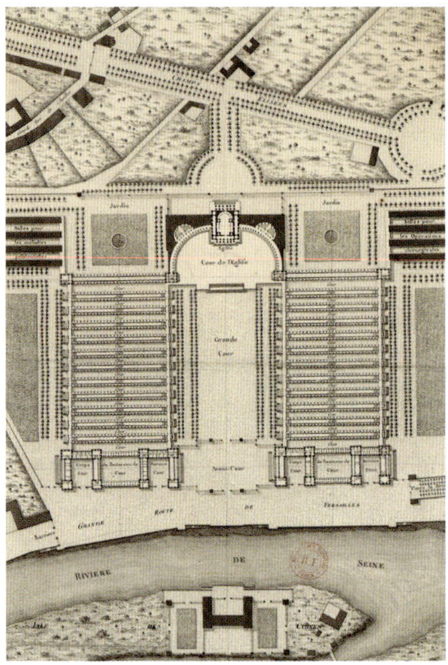

Jean-Baptiste Le Roy et Charles-François Viel, projet d'Hôtel-Dieu divisé en pavillons, que Tenon appellera « îles dans l'air » et qu'il comparera au plan de Marly, 1780.
BnF, CP, GeD 5486.

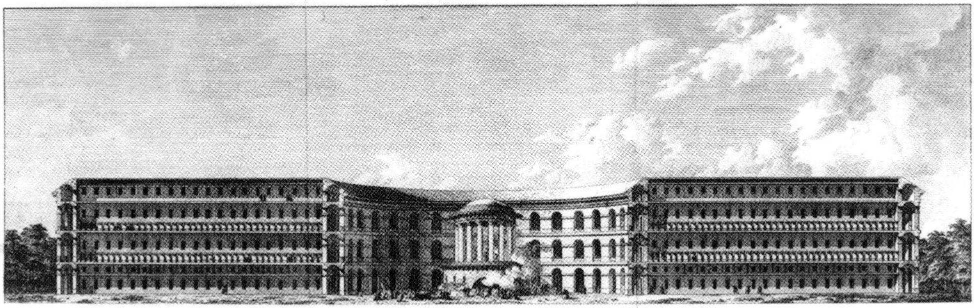
Coupe en perspective de la Cour, du centre et des Salles du nouvel Hôtel Dieu

Bernard Poyet, projet d'Hôtel-Dieu en forme de Colisée, sur la Seine au niveau du Champ-de-Mars (alors marais de l'île des Cygnes), 1785. AAP-HP, 3Fi4-Hôtel Dieu-366.

des bâtiments hospitaliers, leur inadaptation et l'incohérence tout à la fois de leur dessin et de leur distribution. Le second événement va poser la question fondamentale du rôle social de l'institution hospitalière, de ses moyens et de ses fins, dans le cadre d'un renouvellement des connaissances scientifiques et des objectifs politiques. À quoi sert l'hôpital ? Qui doit y entrer ? Comment le financer ? Comment le bâtir et l'organiser ? La force de cette période, c'est qu'elle a stimulé et produit, pour discuter de ces questions essentielles, des personnages d'une intelligence et d'une compétence exceptionnelles, et qu'elle s'est attachée à leur faire confiance. Ce sont en premier lieu le chirurgien Jacques Tenon (1724-1816), puis dans une moindre mesure trois hommes de la génération suivante, le député François de La Rochefoucauld-Liancourt (1747-1827), le médecin Philippe Pinel (1745-1826) et l'architecte de la Salpêtrière, déjà nommé, Charles-François Viel; ils émergeront finalement de ce débat, et fourniront des solutions pour près d'un siècle.

Trop important pour être détaillé ici, indiquons seulement que le débat conduisait avant tout, dans le cadre d'une nécessaire reconstruction de l'Hôtel-Dieu de Paris, qui avait brûlé en 1772, à choisir entre les partisans d'un hôpital en un seul édifice monumental et ceux d'un hôpital composé de multiples pavillons. Le physicien Jean-Baptiste Leroy avait présenté dès 1777 à l'Académie des sciences un projet pavillonnaire que Tenon salue ainsi : « Nous croyons que la disposition la plus salubre pour les hôpitaux seroit celle où chaque salle, si cela étoit possible, formeroit un Hôtel particulier et isolé. » Il se range donc à l'avis de l'Académie des sciences, qui préconise « une distribution d'Hôpital par pavillons ou bâtimens parallèles ». Ce n'est pas l'avis de l'Académie d'architecture, et Bernard Poyet, élève de Charles de Wailly, présente en 1785 un parti d'hôpital « romain » : l'édifice circulaire est inspiré du Colisée de Rome; les catégories de malades sont divisées par 16 rayons de ce cercle. Ce débat, tout théorique qu'il puisse paraître, agite les milieux de la science médicale et les artistes de l'architecture de passions contraires, mais bien obligées de composer les unes avec les autres. Il intéresse d'ailleurs

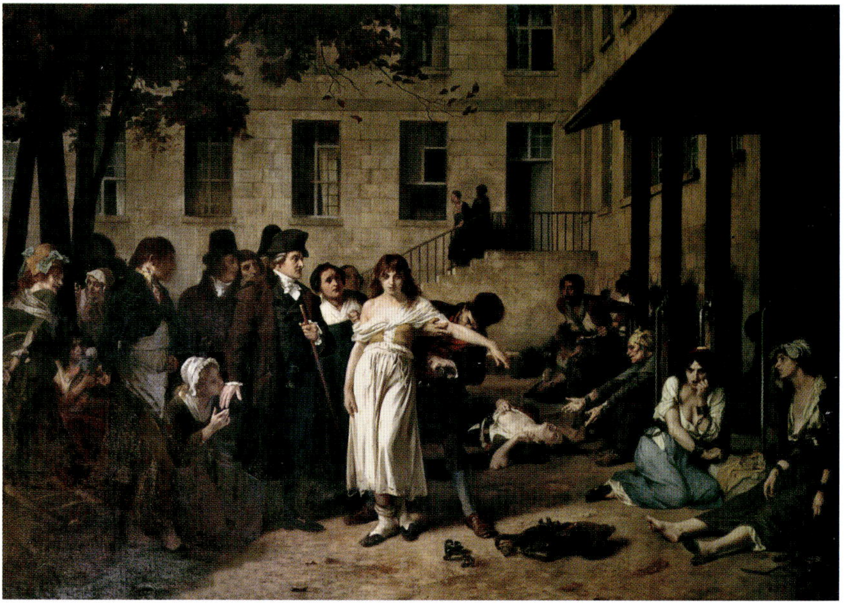

Tony Robert-Fleury, 1878 : tableau du déchaînement des folles par Philippe Pinel à la Salpêtrière. AAP-HP, B0697.
Cette allégorie de la Libération (acte en réalité initié par le gouverneur des fous de Bicêtre, Jean-Baptiste Pussin) consacre la gloire posthume du médecin, et conforte l'idée révolutionnaire assimilant les aliénées aux prisonnières d'Ancien Régime.

en premier lieu les enfermés et les malades…, et nous allons voir qu'à la Salpêtrière l'architecte Viel fournira un projet qui témoigne de la victoire du pavillonnaire.

L'Hôpital général dans la Révolution

Pendant que se développe le débat fondamental de la conception de l'hôpital moderne, la Salpêtrière et l'Hôpital général lui-même sont évalués, que ce soit dans leur architecture ou dans leur fonctionnement. Jeune chirurgien, Jacques Tenon avait fréquenté la Salpêtrière des années 1750. Quel regard porte-t-il trente ans plus tard sur l'Hôpital général ? Tout d'abord celui d'une occupation des lieux très dense : au début de 1786, 6700 personnes à la Salpêtrière et 1300 à la Pitié, mais, précise-t-il, « J'ai vu à la Salpêtrière jusqu'à huit mille personnes[83]. » Il s'attache particulièrement aux infirmeries, parmi lesquelles il distingue dix anciennes et six nouvelles (Tenon compte en nombre de salles), dans « l'Hôpital neuf », c'est-à-dire en réalité, l'Infirmerie générale construite par Payen et Viel. Sur le rapport du cubage d'air par malade, cette dernière est la pire : 4 toises cubes seulement, contre 6,5 et 7,5 dans les infirmeries des sœurs et des filles de service. Résultat de salles beaucoup trop grandes et chargées, plus de 200 mètres carrés et une hauteur sous plafond de plus de 5 mètres, pour 48 lits. Tenon est très sévère sur ce bâtiment neuf, pourtant souvent louangé : « On a négligé de l'appuyer sur des voûtes, & comme elle est peu élevée au-dessus du sol, comme elle se trouve au bas d'une côte qui conduit ses eaux à la rivière, elle ne sauroit manquer d'être humide : Ajoutez qu'on lui a donné trente-quatre pieds six pouces [11 mètres] de large, & qu'on y a placé quatre rangs de lits. Voilà le premier hôpital où je trouve des salles de cette largeur & à quatre rangs de lits [...]. » Le chirurgien note enfin que cette nouvelle infirmerie est au voisinage du bassin en demi-lune de la gare d'eau dont la construction a été abandonnée en 1768, et dont les « eaux croupies méritent attention ». Quel tableau peu flatteur ! Combien serait-il amélioré si les architectes acceptaient d'obéir à la nature et à ses serviteurs, les savants : « On n'a pas encore donné aux architectes les principes d'après lesquels il faut construire [les infirmeries] ; et enfin les dimensions des salles ne sont pas arbitraires, elles sont dans la nature, comme tout ce qui a rapport aux Hôpitaux ; elles se déduisent essentiellement de la stature de l'homme, de la nature de ses maux, du climat qu'il habite, & d'une certaine économie dans le service[84]. »

Quelques mois après la publication des *Mémoires* de Tenon, la Bastille est prise, et naturellement toutes les données de la question hospitalière vont être éclairées d'un autre jour, une nouvelle politique étant à inventer. Résumons : deux thèses principales, représentant deux courants de pensée, vont s'affronter

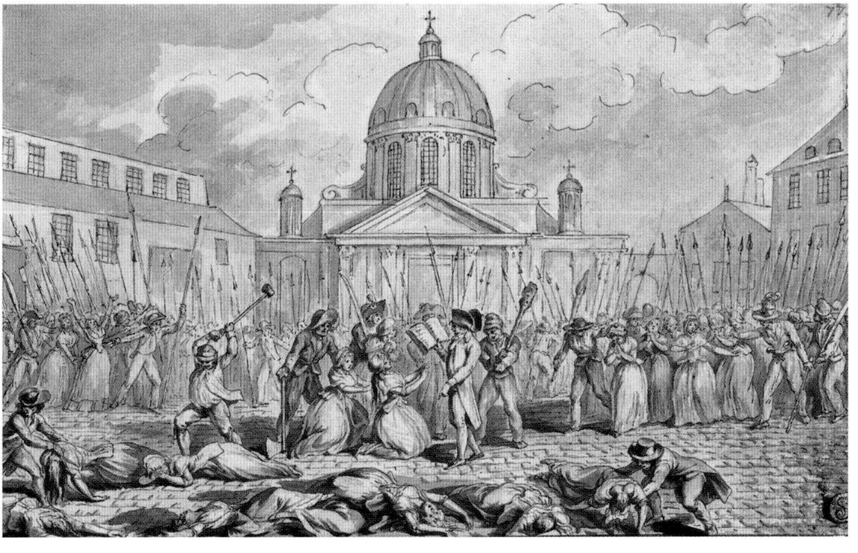

Dessin anonyme des massacres de septembre 1792 à la Salpêtrière : l'artiste ignorait les lieux et a travaillé sur la base de récits, car les bâtiments évoquent le Val-de-Grâce ou la Sorbonne... Musée du Louvre, dép. des Arts graphiques, RF 12311 r°.

pendant une dizaine d'années, celle des médecins, qui préconisent des hôpitaux organisés autour du malade et de la maladie, et celles des nouveaux philanthropes, pour qui l'État doit assurer l'assistance des pauvres. Pour les médecins, inspirés par le grand anatomiste Félix Vicq d'Azyr, l'hôpital doit devenir le lieu privilégié de l'observation des patients : leur nombre, les résultats de la mise en évidence des symptômes feront avancer la connaissance et le classement des maladies, bien mieux que ne le fait une observation parcellisée en médecine à domicile. Cette idée sous-entend que l'hôpital n'est pas fait pour les pauvres, mais pour les souffrants, et qu'il doit être dissocié de l'hospice. Un Comité de salubrité de dix-sept médecins est nommé en septembre 1790, pour réfléchir à l'organisation de l'enseignement de la médecine et des hôpitaux; il élit à sa tête le fameux docteur Joseph-Ignace Guillotin, et invite Lavoisier à ses séances. Ce comité va défendre l'idée que l'État doit créer des hôpitaux rationnels, tels ceux que recommande Tenon, et que la question de la mendicité doit être traitée à part : en filigrane s'invente ici la création de la clinique. Le comité préconise la fusion de la médecine et de la chirurgie, propose de mettre en place un système de santé à l'échelle des nouveaux départements : ces réformes ne seront engagées que beaucoup plus tard.

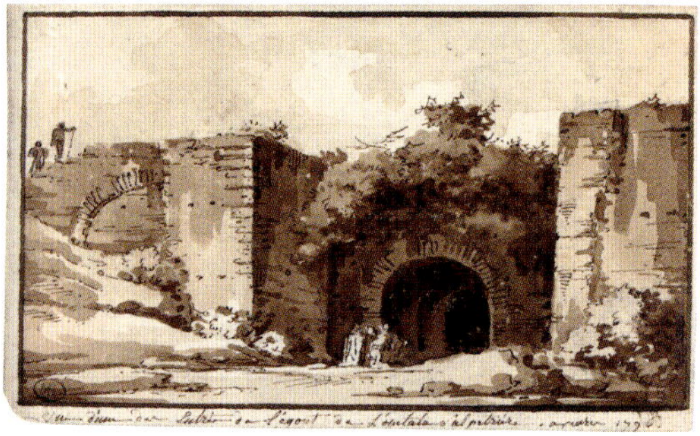

Anonyme, l'entrée de l'égout de la Salpêtrière sur la Seine, traitée comme une ruine pittoresque à la romaine, 1796. Musée du Louvre, dép. des Arts graphiques, RF 12311r°. Il s'agit en réalité de la décharge de la rivière de Bièvre, dans laquelle se déversait 100 mètres en amont le collecteur de l'hôpital.

Par ailleurs un Comité de mendicité, chargé de réfléchir à une nouvelle législation pour les hôpitaux, maisons et hospices, a été installé en janvier 1790. Guillotin en fait également partie, mais il est le seul médecin... Son organisateur, le libéral François de La Rochefoucauld-Liancourt, reprend fondamentalement la distinction sans nuances qui était à l'origine de la création de la Pitié, celle du bon et du mauvais pauvre. Les bons pauvres sont ceux qui n'ont ni ressources ni propriétés, qui peuvent être trop jeunes ou trop âgés, mais qui veulent « acquérir leur subsistance par le travail ». Les mauvais pauvres, mendiants ou vagabonds, se refusent au travail, « troublent l'ordre public, sont un fléau dans la société et appellent sa juste sévérité[85] ». Les réformes exposées ne connaîtront pas le succès. Le comité considère par exemple que, dans le soulagement de la misère ou de la souffrance, l'hôpital doit être l'exception : cette sorte de prison ne détruit-elle pas la famille, n'est-elle pas reconnue insalubre et trop coûteuse ? Le Comité de mendicité est donc hostile aux hôpitaux, lieu de toutes les misères affectives et sociales, de tous les abus d'autorité et de cruauté, repaires de la religion, véritable boulet financier : le symbole même

La nuit
du 4 septembre 1792

« On se fit ouvrir la porte de la Force des femmes : toutes tressaillirent de joie (comme on avait d'abord fait aux prisons), croyant qu'on venait pour les délivrer. Ici on suivit le registre. On les appelait par rang d'ancienneté. On lisait la cause de la détention, on les faisait sortir de leur cour, et elles étaient tuées dans une autre. La Desrues fut la quatre ou cinquième, et celle qui annonça leur sort à toutes les autres, par ses cris horribles, parce que les brigands s'amusèrent à lui faire des indignités. Son corps n'en fut pas exempt après sa mort. Était-ce l'horreur du crime de son mari ? Non ! non ! de pareilles gens n'ont pas horreur du crime : mais ils avaient ouï dire qu'elle avait été belle… Ha ! si la fameuse Lamothe s'était encore trouvée là, comme elle aurait été traitée !… Quarante femmes furent tuées.
Mais pendant que cette scène sanglante se passait dans une partie de la Force, toutes les autres étaient parcourues par les libertins, les sacripants de la France et de toute l'Europe [qui] avaient pénétré dans l'asile des filles de la maison, c'est-à-dire, de celles qu'on y a élevées. Ces infortunées mènent là une triste vie ! Toujours à l'école, toujours sous la verge d'une maîtresse, condamnées à un célibat éternel, à une mauvaise et dégoûtante nourriture, elles n'attendent d'autre bonheur, que celui d'être demandée par quelqu'un, pour être servante ou apprentie de quelque profession dure. Et alors même, quelle vie ! À la moindre plainte d'un maître ou d'une maîtresse injuste, on les reprend, pour les punir à la maison… Il est aisé de sentir, combien ces êtres sont flétris et malheureux !… C'est donc auprès de ces êtres dégradés, qui jetés par hasard dans la société, y sont toujours vils, qu'est entré tout ce que l'Europe a de plus immoral et de plus scélérat. »

Nicolas Restif de La Bretonne, **Les Nuits révolutionnaires,** ***« 13e nuit », Paris, Le Livre de poche, 1978, p. 270-271, 1re éd. 1788-1794.***

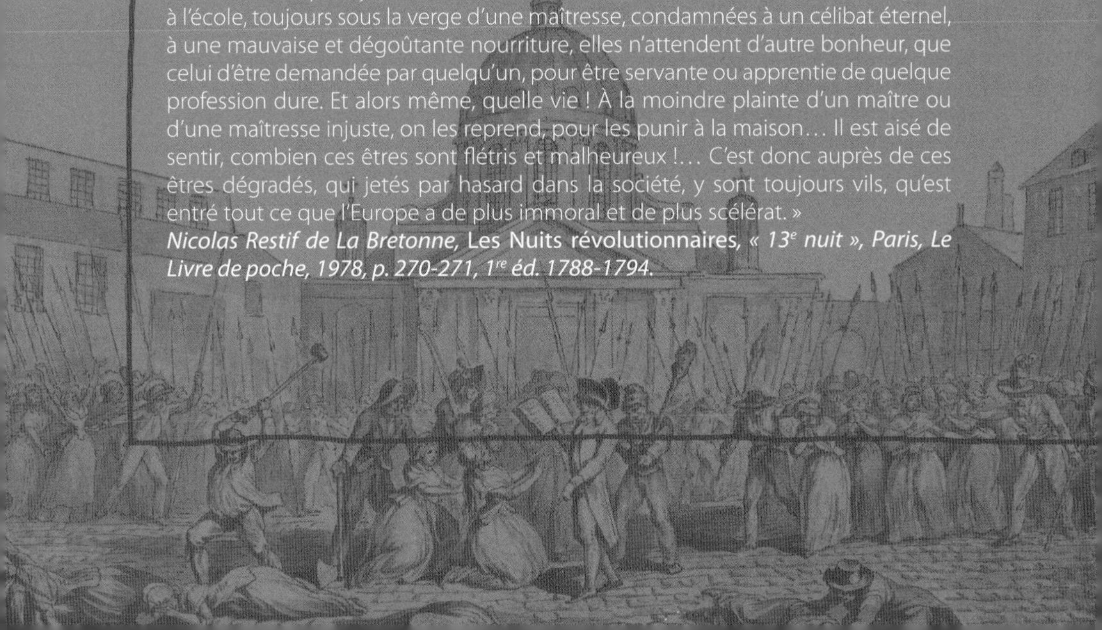

de ce que l'Ancien Régime propose de pire. Vive les soins à domicile : un médecin par canton, payé par l'État, donnera des soins gratuits. Naturellement, dans la tourmente révolutionnaire, aucun consensus ne pourra se dégager à l'Assemblée, si ce n'est, on va le voir, sur la question de la nationalisation des établissements. Et finalement, plus généreuse que celle de 1789, qui n'en parle pas, ou que le Comité de mendicité qui oppose des catégories de pauvres, la Déclaration des droits de l'homme et du citoyen de la Ire République, en 1793, stipule à l'article 21 : « Les secours publics sont une dette sacrée. La société doit la subsistance aux citoyens malheureux, soit en leur procurant du travail, soit en assurant les moyens d'exister à ceux qui sont hors d'état de travailler. »

Déjà Louis XVI et Necker avaient décidé en 1780 (sans effet immédiat) que l'ensemble des droits et privilèges des hôpitaux devaient rentrer dans le droit commun : une somme globale serait remplacée par une dotation annuelle du Trésor royal, ou prise sur les revenus des villes. Les actifs de l'Hôpital général s'élevaient cette année-là à 4,2 millions de livres, presque entièrement dépensées. Le vote de la nuit du 4 août 1789 abolissant tous les privilèges, de la noblesse, du clergé, des corporations, des généralités, des communes entérine la banqueroute de principe de l'Hôpital général. Cela pendant que la distribution de nourriture est octroyée à un nombre grandissant de Parisiens précaires ou totalement ruinés, jusqu'à 600 000 en 1795, pour une population de 700 000 ! Le comité et La Rochefoucauld-Liancourt réussissent mieux sur le plan des principes, suggérant le remplacement de la charité privée par l'assistance républicaine, ce qui suppose de considérer préalablement les hôpitaux comme des biens nationaux : simple traduction dans les faits de la volonté royale de 1780. L'Assemblée vote et approuve, le roi signe, mais la décision d'aliéner les biens hospitaliers n'intervient qu'en 1793, et ne sera effective qu'en 1794 – d'où l'étranglement financier, puisque les privilèges, et avec eux les ressources patrimoniales, sont abolis sans mesure compensatoire. À la Salpêtrière, les pertes ont été sensibles dès 1789 : extinction des ressources de l'octroi aux barrières de Paris, des privilèges, des secours du clergé, des taxes sur les spectacles. Les revenus immobiliers de l'Hôpital général, le Mont-de-Piété, la halle aux vins, et surtout les moulins de Corbeil, construits en 1773 pour remplacer les deux moulins d'Ivry, ne suffisent pas à pourvoir aux besoins de l'hôpital. Et pourtant, dit un rapport, « il devient en ce moment indispensable premièrement de monter les nouvelles loges & de meubler les bâtiments des Paralytiques dans l'hôpital de la Salpêtrière [...][86] ».

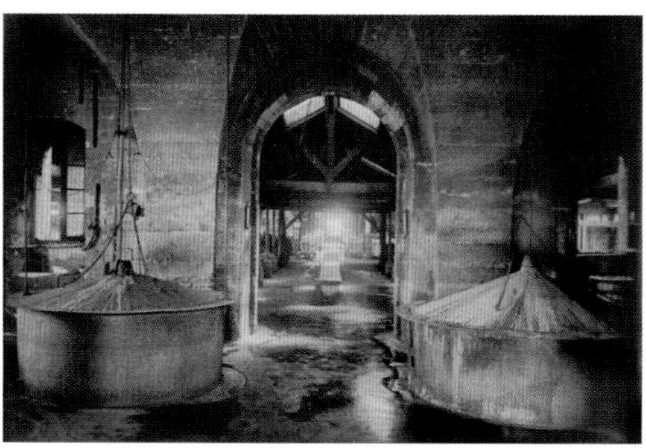

L'ancienne buanderie ou lingerie était encore en activité de coulerie au début du XXe siècle. AAP-HP, D877-035.

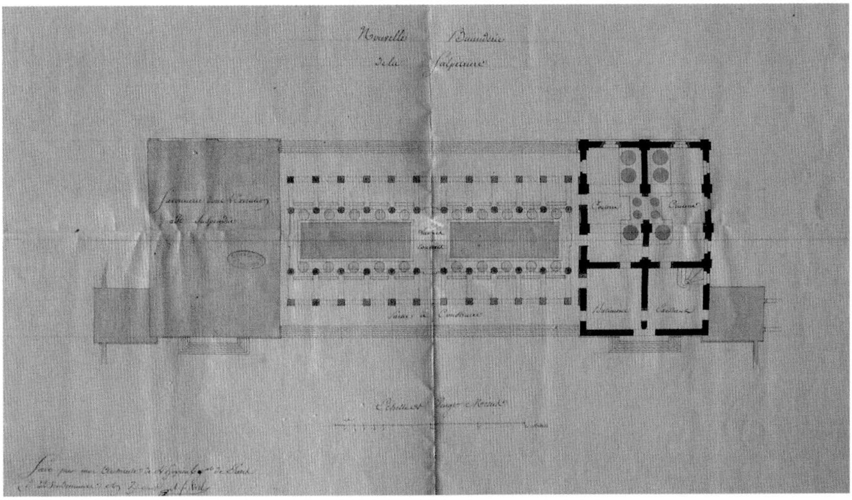

Charles-François Viel, plan de l'extension de l'ancienne buanderie de Boffrand (en noir à droite), septembre 1798. AN, F13 1170/3-1.

Cependant, le nombre des hôpitaux parisiens passe de 48 en 1789 à 22 dix ans plus tard ; le nombre des malades et enfermés, de 20 000 à 15 000 dans la même période. La vente des hôpitaux ne rapportera guère, tant la monnaie est dévaluée ; ni les maigres subventions de substitution ni la charité abolie ne couvrent, loin de là, les dépenses. Encore la situation est-elle bien pire en province. Il faudra attendre la chute de Robespierre en thermidor an II (juillet 1794) pour qu'une réflexion plus sereine soit progressivement entamée, qui aboutira en vendémiaire an V (octobre 1796) à la création fondamentale des hospices municipaux, financés par le rétablissement de l'octroi parisien, étendu plus tard aux grandes villes : la protection publique, c'est évidemment le juste impôt… Chaque commune possédant un établissement de soins en assurera le financement et la gestion, confiée à une commission des hospices de cinq membres bénévoles présidée par le maire, et un secrétaire-employé qui en exécute les décisions. À Paris, un Conseil général des hospices est fondé en 1801, qui gère les établissements de l'ancien Hôpital général jusqu'en 1848. L'internat des Hôpitaux de Paris, destiné à former les élèves en médecine à la dure et exigeante discipline morale du métier[87], est fondé en 1802 (les femmes attendront 1885). Ainsi, passé l'éphémère victoire des nouveaux philanthropes et du Comité de mendicité, ce sont les médecins et les thèses du Comité de salubrité qui semblent l'emporter. Dans le domaine de l'architecture, puissamment soutenue par une nouvelle institution créée en 1795, le Conseil des bâtiments civils, ces thèses seront rapidement mises en œuvre.

La Salpêtrière, « demeure de gens libres »

Tenon l'avait énoncé : « Les hôpitaux sont des outils, ou si l'on aime mieux, de ces manufactures pour traiter les

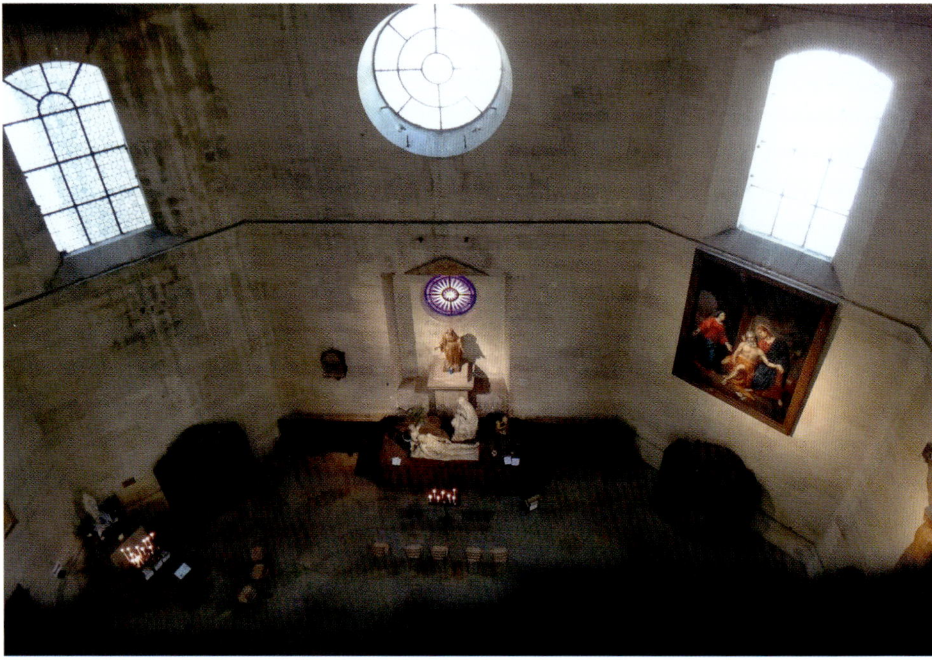

La chapelle Saint-Vincent-de-Paul, vue depuis la coupole, 2012.

malades, je dirais volontiers en masse et par économie[88] »; il avait également créé le terme clé : les hôpitaux de Paris « fournissent à une assistance publique [...][89] ». À la Salpêtrière, deux questions vont ainsi se poser après que le traumatisme des massacres de septembre 1792 s'est progressivement atténué. Ces questions sont celle de sa nouvelle destination et celle de la nouvelle architecture qui devait en résulter.

Nous avons vu que Viel était devenu architecte de l'Hôpital général en 1785, après la mort de Payen. Il a fait lui-même l'historique des locaux autour de 1789[90] : « La Salpêtrière a éprouvé le sort de trop d'établissements publics; les premiers plans ont été, dans ses accroissements successifs, totalement perdus de vue. En effet, dans cet hôpital, des constructions considérables ont été faites jusqu'en 1780, qui n'ont aucune correspondance, aucune liaison, avec le beau plan de Leveau [Le Vau]. Les bâtiments des loges, au nombre de ces bâtisses hétérogènes, étoient en 1784 dans une dégradation totale. [...] Les constructions [des nouvelles loges], commencées en 1786, ont été terminées en 1789. La révolution a mis obstacle à l'exécution des bâtiments des épileptiques et de ceux des sujets difformes. [...] Les bâtiments de la prison de la Salpêtrière ont été évacués en 1796, et les détenues transférées dans les maisons de Saint-Lazare, faubourg Saint-Denis au nord de la ville, et dans celle des Madelonnettes, rue du Temple. À dater de cette époque, l'hôpital devint uniquement la demeure de gens libres.

Les bâtiments les plus importants de la prison furent convertis et disposés à l'usage des Incurables ou grandes infirmes, les bâtiments accessoires de mauvaise construction et inutiles furent démolis. Ces divers travaux ont été faits dans les années 1799 et 1800. » Ajoutons à ce rapide tableau que l'architecte constate la médiocrité de la construction du seul bâtiment subsistant de l'ancien Arsenal, la division Hémey : « [L'édifice] d'une grande étendue, dit emploi de la Vierge, à l'exposition nord et sud, est de plus foible construction. »

C'est l'œuvre de Viel que d'avoir, par une inlassable activité auprès du bureau de l'hôpital, puis du Comité de salubrité et du Conseil des bâtiments civils, transformé la Salpêtrière, et fait prendre à cet effroyable lieu d'enfermement le visage d'un hospice rénové et adouci. En ce sens, et s'il ne laisse pas de partis audacieux, de bâtiments exceptionnels, s'il n'est pas en un mot un grand artiste, il s'est tout de même significativement placé dans la lignée de Le Vau et de Boffrand, pour fournir des architectures ordonnées et adaptées. Peut-être a-t-il même plus fait pour la Salpêtrière que ces deux maîtres, qui ont donné plus de projets et d'intentions qu'ils n'ont bâti. Car Viel construit ! En vingt ans, il achève les travaux de l'Infirmerie générale, et construit les nouvelles loges (dont il reste une rangée, ainsi que les trois pavillons Lhermitte, récemment restaurés), la nouvelle buanderie, les bâtiments pour 200 épileptiques et 150 difformes (division Pinel, 1815), le manège à chevaux actionnant la pompe à eau (1794, plus tard la salle Érasme) ; en 1808, une porcherie et un nouvel égout se jetant dans le lit de la Bièvre, aligné de la rue Poliveau à la Seine au droit de l'hôpital. La nouvelle buanderie projetée en 1797 ne sera réalisée qu'en 1802. Viel parviendra même à poursuivre une partie du plan de Boffrand, en achevant de régulariser et de construire la division Jacquart (1800) , devant le marché qui s'y tenait alors – et qui subsistera jusqu'à la fin du XIXe siècle.

Aux nouvelles loges, Viel construit un remblai – toujours sensible aujourd'hui, de 5000 toises carrées (2 hectares), de façon à rattraper la pente est-ouest. Ce plateau nécessite la réalisation d'un terre-plein de 5 mètres de hauteur du côté est, de 2 mètres du côté ouest, drainé par 11 égouts déversant dans un collecteur central[91]. Il conserve « un corps de bâtiment et quelques loges qui y avoient

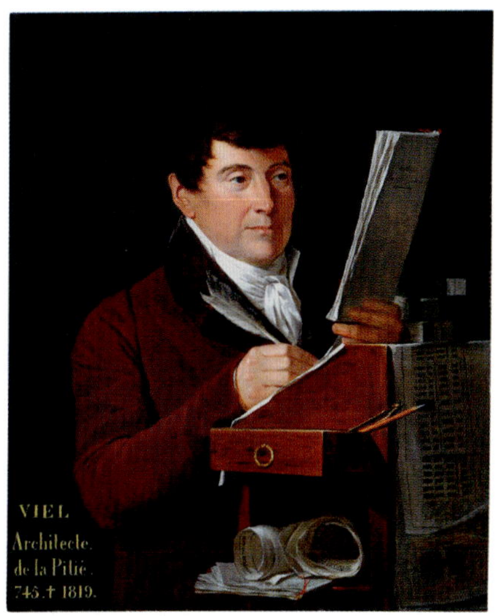

François Dumont, *Portrait de l'architecte Charles-François Viel,* 1811. MAP-HP, n° 227.

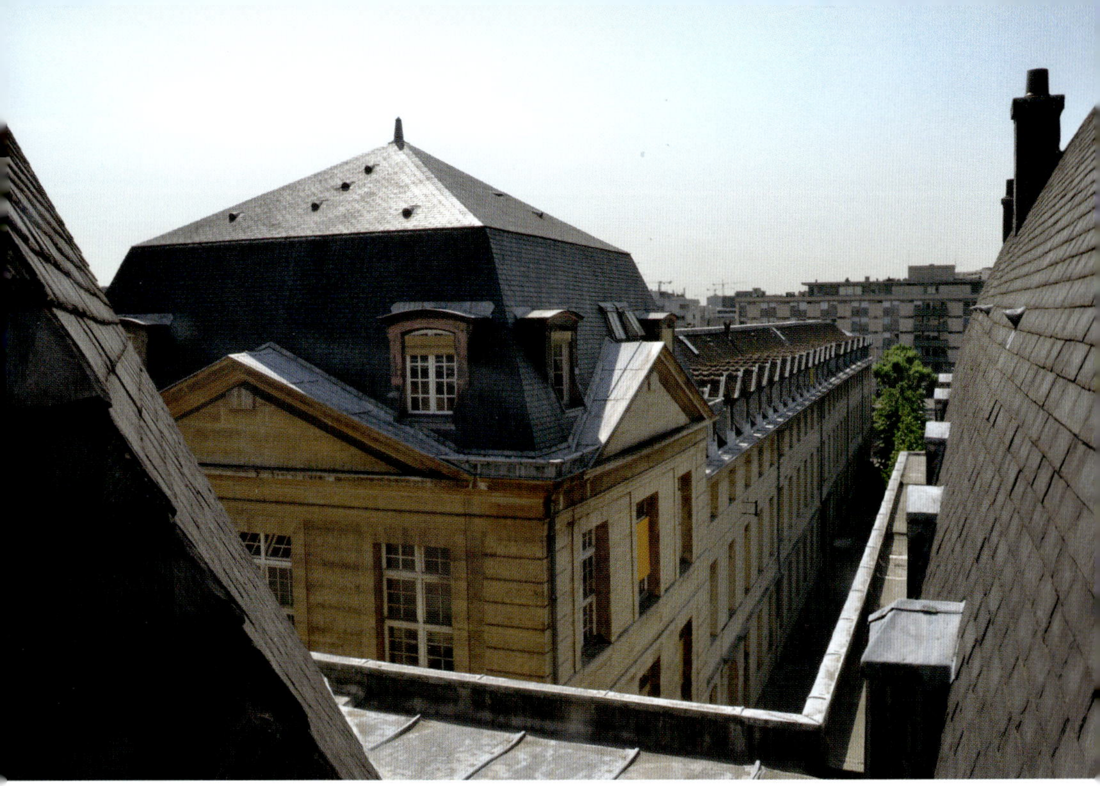

La division Jacquart, achevée par Viel en 1800, vue depuis les toits de l'église Saint-Louis, 2012.

été érigés en 1760 » par Payen, situés au centre nord-ouest du quadrilatère, et qu'on estime solides. Puis il dessine 24 masses de bâtiments, dont des loges pour 600 folles. Les cuisines des loges (anciennement Chaslin, actuels bâtiments Lhermitte) sont à l'ouest. Le plan adopté est tout à fait conforme aux préconisations de Tenon ; il constitue, avec les hôpitaux de Rochefort et Cochin, le premier exemple français d'une isolation rationnelle des bâtiments selon les affections des malades : « La première [disposition] que je saisis, étoit l'isolement de toutes les masses de bâtiments et de leurs accessoires ; idée prise dans les dispositions du plan de l'hôpital près Plimouth, en Angleterre[92]. » La situation surbaissée des édifices anciens conservés est reprise par quatre grands perrons (ces basses loges seront finalement détruites en 1818), et l'architecte imagine une cuvette pour recueillir les eaux des égouts, ouvrage couvert de façon à contenir les exhalaisons : n'oublions pas que c'est l'air que l'on tient alors pour responsable des infections et des contagions.

« L'administration qui gouvernoit les hôpitaux en 1797, me chargea de composer les plans d'une buanderie qui réunît toutes les branches particulières qui appartiennent à un grand établissement de ce genre, selon le programme que composèrent MM. Thouret et Cousin, deux de ses membres, à cette époque. [...] Le terrain sur lequel existoit l'ancienne buanderie fut maintenu pour la nouvelle ; et de toutes les constructions premières, un seul corps de bâtiment d'une grande dimension, très-solidement construit, dut être conservé dans le nouveau plan et contenir la coulerie. [...] Les bons plans commandent et appellent les bonnes constructions[93]. » Il s'agit de la lingerie, édifice construit comme on l'a vu par Boffrand vers 1750... Le rapport de Camus sur les hospices, en 1803, rend grâce aux travaux de Viel : « Les rues, les places, les cours, sont libres; les baraques ont été démolies, les marchands renvoyés, les plantations remises en état. Les deux tiers des dortoirs et des escaliers ont été grattés et recouverts de deux couches de blanc. La buanderie a été considérablement agrandie [...][94]. »

Nous retrouvons la trace de ces initiatives de Viel dans de nombreux dossiers du Conseil des bâtiments civils, de 1795 à 1807. Le 11 décembre 1795, il soumet un projet de modification de la Force, rendue nécessaire par son changement d'affectation. Une prison ne peut devenir un hôpital sans quelques transformations[95]... Jean Rondelet demande un examen approfondi, et ajourne l'étude du projet. Le 21 décembre, Viel viendra s'expliquer lui-même devant le conseil, qui formulera ces observations : « étant donnée l'insalubrité qui résulterait du peu d'élévation des planchers, ne faire que 2 planchers au lieu de 4, ne former que 2 étages au-dessus du rez-de-chaussée afin d'aérer ce local, et d'assurer la salubrité que réclame la situation pénible des infortunées auxquelles [ce local]

Des loges de Viel, il ne subsiste que les cuisines (division Lhermitte) et cette allée de trois édifices alignés, 2012. Chaque aliéné disposait d'un petit banc sous l'allée couverte.

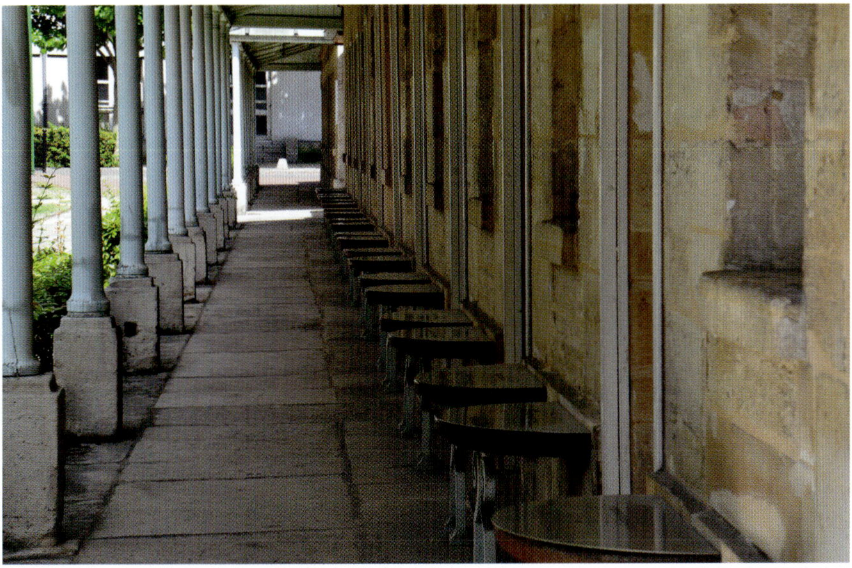

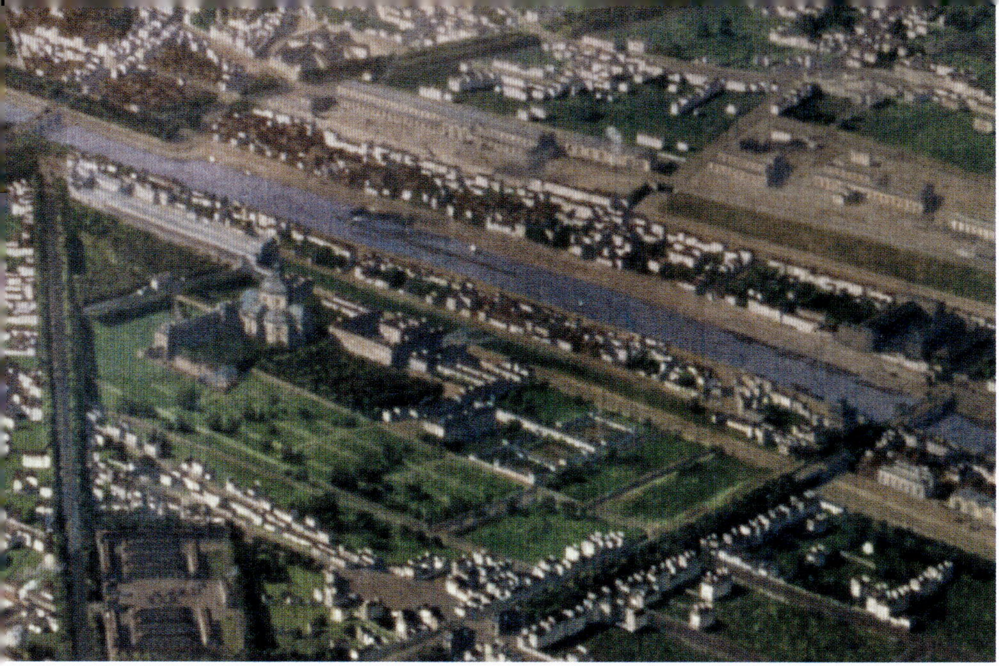

Victor Navlet, *Vue générale de Paris, prise de l'Observatoire, en ballon* (détail) : la Salpêtrière et le chemin de fer, 1855. Musée d'Orsay, inv. 20094.

est destiné[96] ». C'est un dialogue professionnel qui s'instaure au sein de la nouvelle institution de gestion des bâtiments de la nation : Viel adresse-t-il un devis pour les lucarnes de la nouvelle Force ? Rondelet est chargé du dossier[97]. Le 16 avril 1796, un autre architecte de l'Hôpital général, Antoine-François Peyre, formule des propositions pour le même bâtiment, qui seront adoptées[98]; elles visent à lier l'aération des locaux à la santé des malades, supprimant les latrines adossées au mur de face dans la cour du grand commun, ainsi que le plancher du premier au deuxième étage « dans tout le pourtour de la maison pour aérer convenablement ce local destiné à faire des salles pour les malades et pour lui procurer toute la salubrité nécessaire ». Toujours la salubrité : Viel fait approuver la construction d'un nouvel aqueduc pour les latrines[99]. Onze années plus tard, la question s'avère plus sérieuse et plus coûteuse. Il ne s'agit de rien moins que refaire entièrement l'égout de l'hôpital[100], et c'est l'architecte Louis-François Petit-Radel qui livre des notes brèves sur le projet demandé par Viel à Pierre-Simon Girard, l'ingénieur du canal de l'Ourcq[101] : « Cet égout empoisonne l'atmosphère et corrompt les eaux de la Bièvre dans laquelle il se jette; il avait été décidé par le précédent ministre de conduire à ciel ouvert l'égout de l'hôpital à la Seine. Il traverserait les chantiers d'approvisionnement des bois de charpente de Paris; gêne liée au talus de l'égout et aux indemnités à verser avec nécessité à terme de le couvrir. Projet couvert en pierre de taille dispendieux (120 000 F). L'ingénieur propose un troisième projet : voûtement avec chaînes en briques, murs en meulière. L'ingénieur reconnaît que les chaînes de pierre sont préférables à la brique, encore inusitée dans ce domaine, et que le caniveau pourrait être seulement pavé ; ces modifications entraîneraient un surcoût de 5 000 F. » Ce dernier projet à chaînes de pierre de taille et murs de pierre meulière est adopté. Beaucoup plus tard, c'est la question de l'adduction d'eau qui est enfin résolue : un grand réservoir de près de 2 millions de litres alimenté par les eaux de l'Ourcq est creusé en 1845, sur l'emplacement de l'ancien cimetière du sud-ouest ; un puits artésien, creusé près de la buanderie, fournit 300 000 litres par jour pour l'entretien du linge.

Quelquefois, c'est l'esprit charitable – mais d'une charité laïque ! – qui transparaît dans ces rapports. Par exemple en 1796, quelques années seulement après la fin des travaux des loges, Viel signale des réparations à y faire, et aussi des améliorations : pavage des cours, disposition de 60 bancs avec support en fer sous les appentis situés au long des loges. Le conseil, soucieux des deniers et du bien publics, vote la très républicaine réponse : « Suspendre le pavage jusqu'à la belle saison, mais pose immédiate d'une partie des bancs pour des motifs d'humanité[102]. » En 1819, de nouveaux pavillons remplacent la majorité des basses loges édifiées à même le sol du temps de Boffrand et Payen, et ainsi décrites *a posteriori* dans le rapport de Benjamin Desportes au Conseil des hospices, le 13 novembre 1822 : « Adossées les unes aux autres, elles ne recevaient également de jour et d'air que par la porte ; mais ce qui en rendait encore l'habitation plus funeste, et souvent mortelle, c'est qu'en hiver, lors de la crue des eaux de la Seine, ces loges situées au niveau des égouts devenaient non-seulement bien plus insalubres, mais de plus un lieu de refuge pour une foule de très-gros rats, qui se jetaient la nuit sur les malheureuses qu'on y renfermait, et les rongeaient partout où ils pouvaient les atteindre[103]. » L'année suivante, en 1823, pour marquer de façon plus éclatante le changement produit, la Salpêtrière prend le nom d'hospice de la Vieillesse-Femmes. Sans doute est-ce dans ces années 1820-1825 que l'on bâtit la lingerie de l'ancienne division Risler dont il reste un beau plan manuscrit et une aile raccordée au bâtiment Georges-Heuyer.

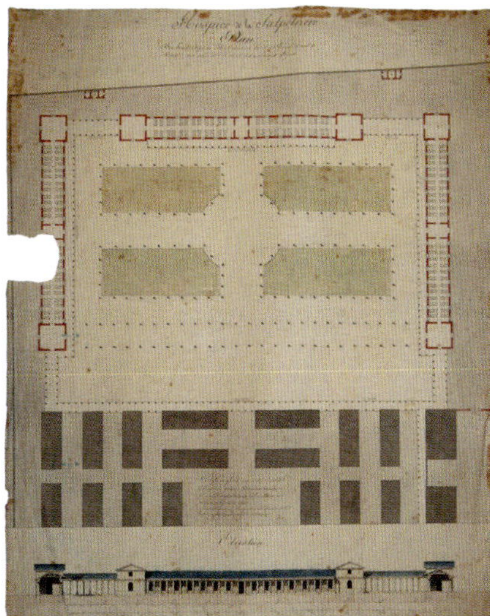

Plan et élévation des bâtiments du jardin des aliénées de la Salpêtrière, dessiné par Viel sur un mode pavillonnaire en 1819. GH-PS, non coté. Le dispositif est moins innovant qu'on ne le dit : les portiques couverts permettent une circulation à l'abri, évidemment inspirée des cloîtres ; les salles de 24 lits ne favorisent pas l'intimité.

Les édifices construits à la Salpêtrière au temps des Hospices civils seront tous issus d'un parti architectural modeste, mais adapté à un programme privilégiant la séparation des pathologies et la bonne circulation des fluides. L'attention portée ira jusque dans des détails de bonne économie : Husson signale par exemple que « à la peinture à la détrempe, d'abord exclusivement en usage, a été substituée la peinture à l'huile, et depuis 1845, l'administration a employé le stuc, dont les surfaces polies retiennent moitié moins encore qu'une bonne peinture la poussière et les particules plus ou moins infectées en mouvement dans les salles. C'est à l'Hôpital de la Pitié [contenant alors 600 lits] que le stuc a été employé pour la première fois[104] ». La majorité des édifices sont bâtis pour les aliénées, dont la Salpêtrière se fait une spécialité grâce aux travaux de ses médecins Pinel, Jean-Étienne Esquirol, Étienne Pariset ou Ulysse Trélat. Ainsi des deux pavillons de la division Esquirol au nord des loges de Viel (1821), puis de la campagne de travaux de 1836 : les 14 chalets derrière l'Infirmerie générale (1836), et les quatre pavillons de la division Rambuteau pour les « malades agitées », sur les potagers au sud-est (1836). Enfin, en 1848, les jeunes idiotes sont séparées des emplois des adultes.

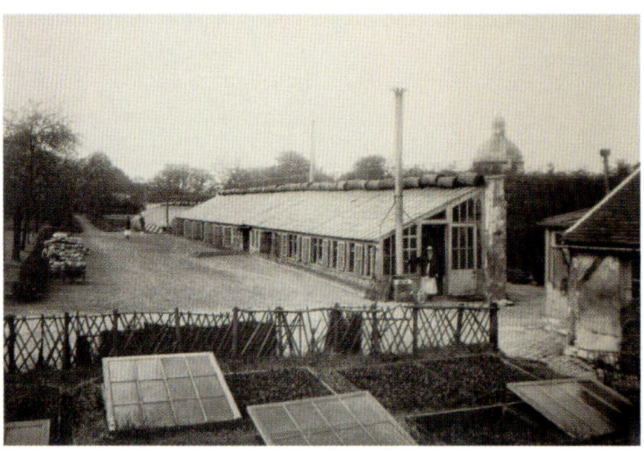

Les serres de la Salpêtrière, dans les jardins maraîchers situés à l'emplacement de la nouvelle Pitié, vers 1906. AAP-HP, D877-016.

Après Viel, plusieurs architectes des Hospices de Paris, puis de l'Assistance publique, vont œuvrer à la Salpêtrière[105]. Aucun n'y laissera de trace significative, qu'il s'agisse d'artistes aussi connus que Jean-Jacques-Marie Huvé, élève de Charles Percier qui a consacré sa vie à l'architecture hospitalière, entre autres à l'ancienne Pitié, ou, mieux encore, de Théodore Labrouste, élève d'Antoine Vaudoyer, architecte en chef des Hospices civils puis de l'Assistance publique de Paris de 1845 à 1876, qui construit le marché (1850) et les nouvelles cuisines de la Salpêtrière (1865), mais qui est plus connu pour son hospice des Incurables à Ivry (1870), à l'origine de l'hôpital Charles-Foix. Moins célèbres sont Jacques-Louis-Ferdinand Ponthieu (1823-1879), architecte de Sainte-Périne à Auteuil, qui inaugure en 1867 son immense magasin central sur le boulevard de l'Hôpital, mitoyen de l'hôpital au sud, à la limite du grand réservoir de 1845, ou Paul-Louis Renaud, qui s'illustre dans la construction de l'École d'infirmières de la Pitié... ; mais nous sommes déjà en 1903, année du lancement d'un programme de grands travaux dont il sera question plus loin.

Des Hospices civils à l'Assistance publique et Charcot

En 1862, au moment où les travaux d'Haussmann font que « la forme d'une ville change plus vite, hélas ! que le cœur d'un mortel[106] », au moment où Jean-Martin Charcot, âgé de 37 ans, arrive à la Salpêtrière, Husson fixe à environ 4200 le nombre des personnes à demeure dans l'établissement, dont 2600 « indigentes et épileptiques non aliénées » et 1500 aliénées. L'hôpital contient environ 4400 lits (dont un peu moins de 300 à l'Infirmerie générale). Chacune des patientes ou indigentes a donc son lit, à l'exception de quelques aliénées en attente de translation vers d'autres lieux : le souhait de Louis XVI et Necker, formulé en 1781, est enfin exaucé ! 800 personnes forment le personnel employé. En 1900, lorsque Gustave Mesureur prépare la brochure de l'Assistance publique pour l'Exposition universelle de Paris, les chiffres sont un peu plus faibles : 3800 personnes, dont 2400 vieillards et infirmes, 720 aliénées, 270 malades et 160 épileptiques. Le personnel est toujours d'environ 800 personnes, dont seulement 52 médecins (mais parmi eux, 17 internes et 24 externes). C'est pourtant là que se situe la période la plus fameuse de la Salpêtrière, celle qui voit Charcot fonder en 1882 une chaire de clinique des maladies du système nerveux, mondialement célèbre.

La renommée et l'entregent du grand médecin n'attireront curieusement que peu de crédits financiers à l'hôpital, qui reste fondamentalement un hospice de vieillards. Si l'on va élever à sa demande un certain nombre de nouveaux édifices, ce seront généralement des bâtiments construits à l'économie, dont les subventions sont obtenues grâce à l'énergie du conseiller, puis député de Paris Désiré-Magloire Bourneville[107]. Il s'agit du laboratoire d'anatomie et de physiologie pathologique (1877), du service d'électrothérapie (1880), du cabinet d'ophtalmologie (1881), de la consultation externe (polyclinique ouverte en 1881 à gauche du grand portail), du nouveau service des bains et de l'hydrothérapie (1884) et surtout, en 1880, de l'amphithéâtre d'enseignement… dû au soutien d'un autre allié politique de Charcot, Léon Gambetta[108]. L'hôpital de Charcot, celui des malades du système nerveux, est situé dans une partie de la division Pariset, vestige des constructions de Duval à la fin du XVIIe siècle[109], passablement restauré ; un musée anatomo-pathologique et un laboratoire photographique y ont été installés, qui disparaîtront malheureusement avec le bâtiment lui-même en 1975[110].

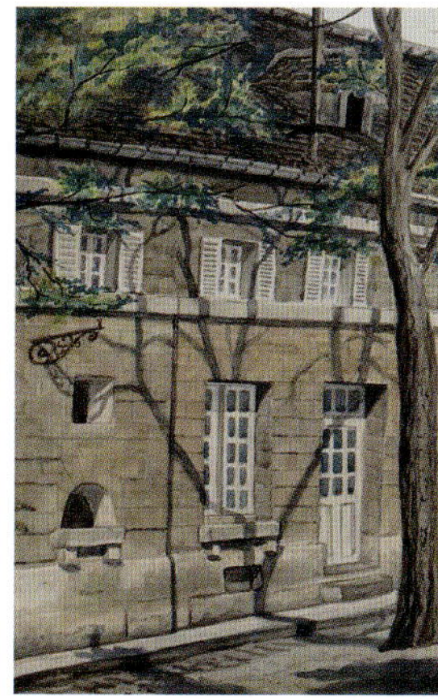

Pierre Poliakoff, *La Salpêtrière, division Pinel*, 1938. MAP-HP, non coté.

On pourrait s'étonner du peu de travaux entrepris dans le vieil hôpital dans cette seconde moitié du XIXe siècle ; et à la Pitié de la rue Lacépède, la situation est pire. Il faut cependant avoir présent à l'esprit que toute l'attention de la Ville est alors portée sur la construction de nouveaux hôpitaux, fondés sur les bases de l'architecture pneumatique et pavillonnaire : Lariboisière (Gauthier architecte, 1854), Tenon (Billon architecte, 1878), puis Boucicaut (Legros architectes, 1897) en sont de remarquables exemples. Il ne faut pas

La légende de Manon Lescaut

« Ils allèrent ensemble, je dis les deux pères, chez M. le lieutenant général de police, auquel ils demandèrent deux grâces : l'une de me faire sortir sur le champ du Châtelet ; l'autre, d'enfermer Manon pour le reste de ses jours ou de l'envoyer en Amérique. On commençait dans le même temps à embarquer quantité de gens sans aveu pour le Mississippi. M. le lieutenant général de police leur donna sa parole de faire partir Manon par le premier vaisseau. […] L'ordre cruel était venu en même temps que celui de ma délivrance. Cette fille infortunée fut conduite une heure après à l'Hôpital pour y être associée à quelques malheureuses qui étaient condamnées à subir le même sort. »
Antoine-François Prévost (abbé Prévost),* Manon Lescaut*, Paris, Tallandier, 1925, p. 128, 1re éd. 1731.

« Ils entrèrent brusquement, après avoir franchi un couloir étroit, dans cette cour de Manon Lescaut d'un caractère si particulier, avec ses trois étages aux murs de plâtre gris, ses mansardes sous les toits de vieilles tuiles, ses rideaux blancs apparaissant aux fenêtres blanches qui l'entourent, son puits au milieu de la cour où des fleurettes quasi-sauvages poussent avec l'herbe entre les pavés.
– C'est là, dit Pedro.
Olga s'arrêta, regardant des vieilles femmes qui lavaient leur linge et buvant en quelque sorte l'impression de tristesse de cette cour qui sent la prison et où, dirait-on, par les escaliers de pierre, quelque fille va descendre, blême et larmoyante, pour monter dans l'espèce de tombereau des filles en route vers le vaisseau de la Louisiane.
– Comme c'est lugubre, cette cour ! murmurait Olga. »
Jules Claretie,* Les Amours d'un interne*, Paris, Dentu, 1882, p. 241, 1re éd. 1881.

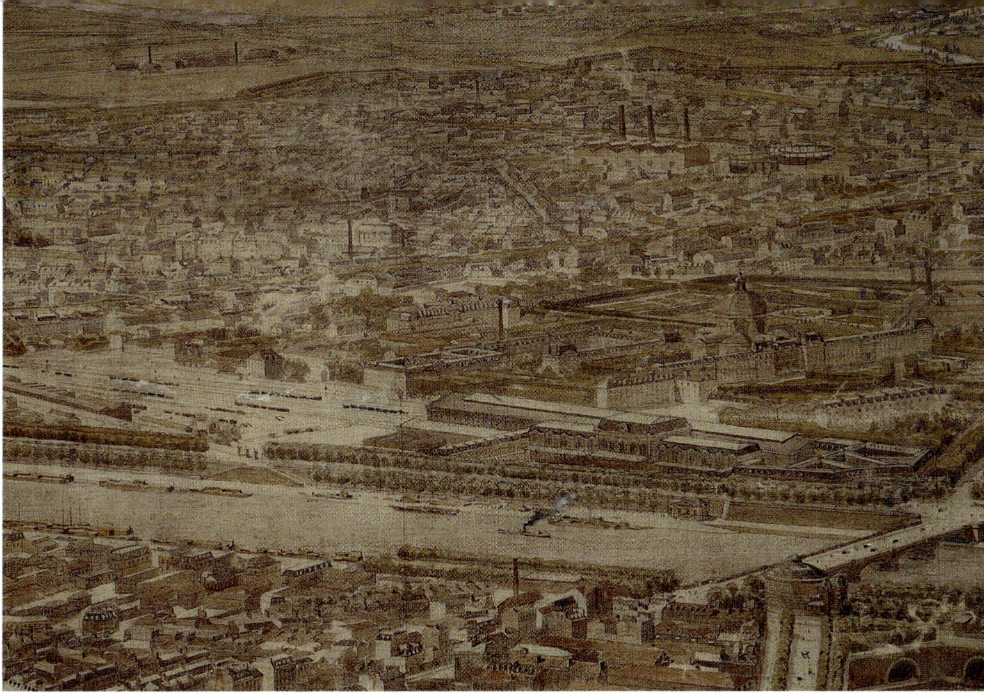

Anonyme, *Vue de Paris depuis la colonne de Juillet* (détail) : l'environnement industriel du 13e arrondissement autour de la Salpêtrière, au temps de Jean-Martin Charcot, 1888. BHVP, non coté.

oublier non plus que l'hôpital d'avant la loi de 1941 est réservé au soulagement de la misère et de la souffrance des patients pauvres, qui ne peuvent recourir à la médecine libérale payante et non remboursée. La loi du 15 juillet 1893 sur l'assistance médicale gratuite le réaffirme : « Tout Français malade, privé de ressources, toute femme en couches dans les mêmes conditions, reçoit gratuitement de la commune, du département ou de l'État, suivant son domicile de secours, l'assistance médicale à domicile ou dans un établissement hospitalier [111]. » Les premiers architectes en chef des Hospices civils de Paris, Nicolas-Marie Clavareau et François-Chrétien Gau (qui eut pour élève l'illustre Gottfried Semper), ont fait porter tous leurs efforts sur l'amélioration de l'existant et sur la récurrente question de la reconstruction de l'Hôtel-Dieu, dans un contexte que la terrible épidémie de choléra [112] de 1832 a rendu plus favorable aux dépenses de santé publique. Faute de crédit et de volonté politique affirmée, c'est de façon autoritaire que Napoléon III et Haussmann finissent par confier à Émile-Jacques Gilbert et à son gendre, Arthur-Stanislas Diet, le soin de dresser les plans du nouvel Hôtel-Dieu, qui ne sera achevé qu'en 1877. Husson a fait le calcul général des dépenses des Hospices civils de Paris de 1803 à 1861 : on ne peut manquer de remarquer le faible montant des dépenses de bâtiment, qui ne représentent que 7,6 % du total, loin derrière les frais de comestibles et viandes (29,2 %), de boulangerie (18,1 %), de personnel (16,9 %)... et de vin (10,5 %) ! et juste devant les frais de médicaments, drogues et pansements (5,9 %).

Dernier élément mais non des moindres, qui engendre une toute nouvelle réflexion sur l'architecture hospitalière, la doctrine aériste, credo absolu depuis la synthèse de Tenon, apparaît, au moment même où elle triomphe, au moins fragilisée par plusieurs découvertes. La première est celle de l'antisepsie (destruction des germes). Plusieurs de ses confrères préconisaient déjà de se laver les mains avant l'opération, d'avoir des habits et des instruments propres ; le chirurgien anglais Joseph Lister a l'idée, en 1865, de nettoyer les plaies de ses opérés avec du phénol. Le résultat extraordinaire de cette désinfection incite bientôt Lister à vaporiser du phénol dans les salles d'opération, à laver ses mains et ses instruments au phénol, à tremper les pansements, boyaux de ligature et drains dans le phénol... Les résultats sont si spectaculaires que les hôpitaux du monde entier adoptent cette méthode dans les années 1880. Cependant, elle n'est pas totalement efficace. Puisque les « microbes » – selon le mot inventé par Charles-Emmanuel Sédillot – ou « germes » – selon le terme adopté par Louis Pasteur – se répandent au contact de la plaie opératoire, il faut tout stériliser, y compris les aires de circulation, les sols et les plafonds. De l'antisepsie vient l'idée de l'asepsie, obtenue au moyen de la vapeur sous pression. Pasteur en conseille la pratique dans une conférence à l'Académie de médecine, le 29 avril 1878 : « Si j'avais l'honneur d'être chirurgien [...] je n'emploierais que de la charpie, des bandelettes, des éponges, préalablement exposées dans un air porté à la température de 130 à 150°. Je n'emploierais jamais qu'une eau qui aurait subi la température de 110 à 120°. De cette manière je n'aurais à craindre que les germes en suspension dans l'air autour du lit du malade. » À Lyon, Antonin Poncet crée une salle d'opération aseptisée en 1888. Cette stérilisation du milieu opératoire, pourquoi ne pas l'appliquer à l'hôpital entier, par exemple en généralisant l'usage des blouses, calots, masques, gants et chaussures stériles des chirurgiens de 1900, en imposant des surfaces lisses pour les murs et les sols, et en contrôlant la circulation : non pas celle de l'air, mais bien celle des patients infectés ? C'est une nouvelle révolution de l'architecture hospitalière qui se dessine là, formant la clinique autour d'un espace technique et non plus d'un lit. Le premier pavillon moderne de chirurgie, Osiris, est élevé à la Salpêtrière pour Paul Segond dans les dernières années du siècle (Pierre Humbert architecte). Inauguré en 1901, il est dû à la générosité d'un célèbre mécène, Daniel Iffla-Osiris, qui léguera sa fortune à l'Institut Pasteur.

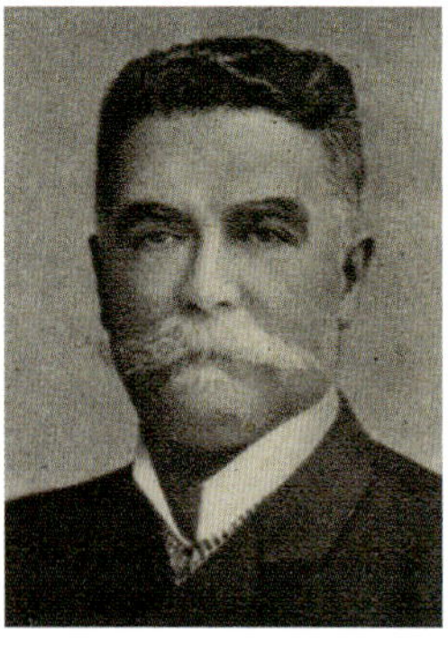

Paul Segond. *Cent ans d'Assistance publique à Paris, 1849-1949*, Paris, Administration générale de l'Assistance publique à Paris, 1949.

Dans cette fin du XIXe siècle, les travaux de Pasteur sur les vaccins, ou ceux de Robert Koch (découverte en 1882 du bacille de la tuberculose), en dépit de nombreux déboires et de polémiques scientifiques animées, mettent en évidence les avancées scientifiques dans la découverte des mécanismes

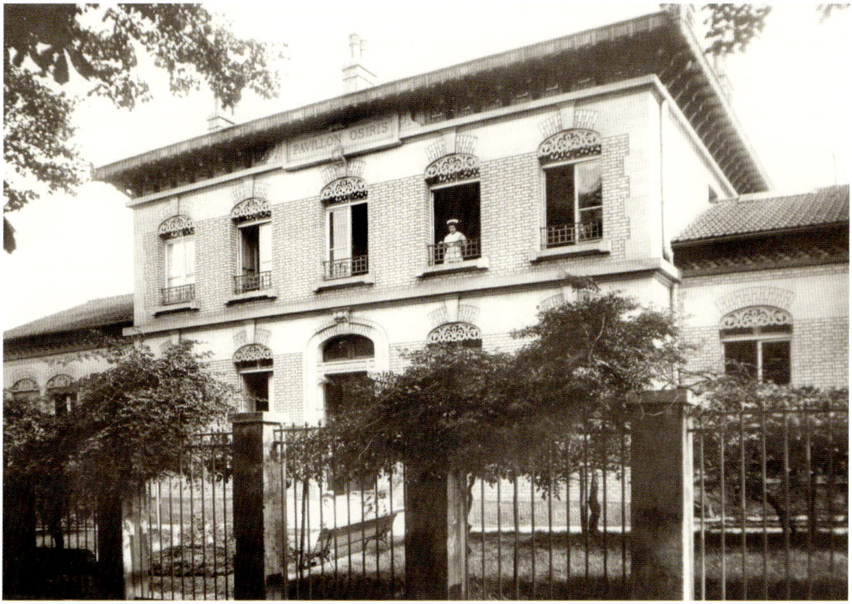

La façade du pavillon Osiris, vers 1910. AAP-HP, D877-023.

épidémiques. Dans ce contexte, le postulat que l'air doit circuler pour chasser les miasmes apparaît singulièrement archaïque, au regard de celui qui veut isoler le malade. L'idée s'impose ainsi de désaffecter ou de reconstruire les établissements vétustes. La Pitié, qui était devenue un hospice d'orphelins pendant la Révolution, puis une annexe de l'Hôtel-Dieu en 1809, un hôpital généraliste en 1813, s'était dotée d'une clinique chirurgicale, d'une pharmacie et d'une maternité... et ce sur la même parcelle de terrain et sans modification fondamentale des bâtiments. En 1896, un rapport estime ces locaux tellement délabrés qu'il n'est plus possible de les restaurer : la Pitié doit être déplacée, et l'architecte Justin Rochet est chargé de dresser les plans d'un nouvel hôpital à implanter sur les terrains libres au sud-ouest de la Salpêtrière. Ces deux entités, réunies administrativement par l'ancien Hôpital général, allaient bientôt se trouver voisines, et former ainsi le plus grand établissement hospitalier français.

La modernité : de la nouvelle Pitié au groupe hospitalier universitaire Pitié-Salpêtrière-Charles-Foix (1903-2012)

Art nouveau de la Pitié ?

Au début du XXe siècle, médecins et chirurgiens se plaignent depuis longtemps déjà de ne pas disposer d'auxiliaires efficaces, formés aux disciplines de l'hygiène et de l'asepsie. C'est pourquoi, dans le cadre d'un grand programme de constructions nouvelles établi en 1903, l'Assistance publique prévoit la création d'une école d'infirmières laïque, qui se situera au sein

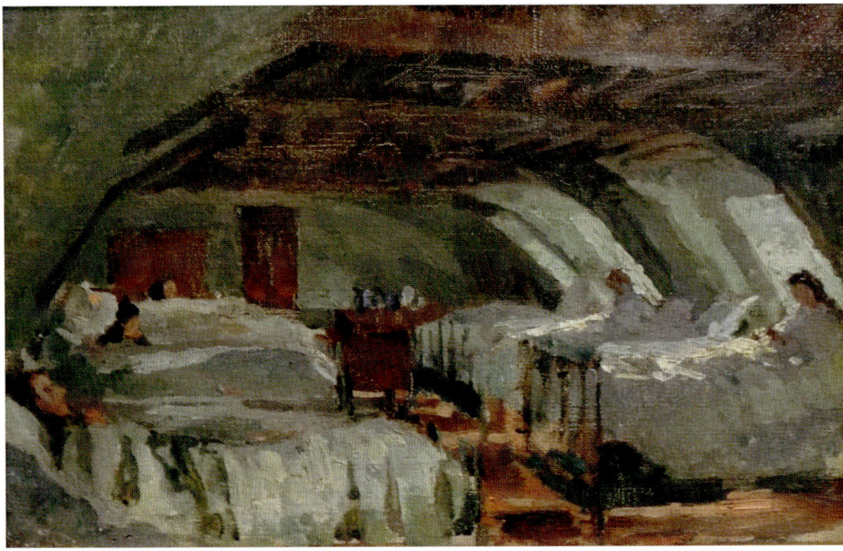

Marie May, salle de malades sous les combles de la division Parmentier, première moitié du xxe siècle. MAP-HP, n° 2408.

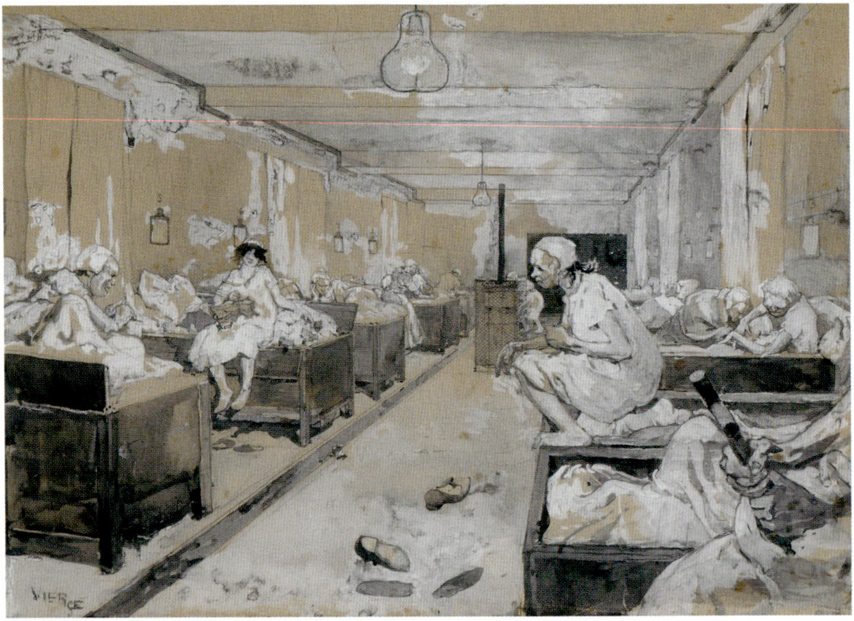

Daniel Vierge, salle de folles à la Salpêtrière, 1882. MAP-HP, n° 1142.

du plus vaste de ses établissements, la Salpêtrière. Paul-Louis Renaud (1856-1918), architecte de l'Assistance publique, est choisi pour réaliser ce programme. Il est le fils de Pierre-Louis Renaud, qui a construit la gare d'Austerlitz voisine, en 1867. Renaud a travaillé pour l'hôpital Cochin[113], où il a bâti des écuries, une buanderie, des cuisines et une pharmacie (1907), puis des pavillons pour les internes (1912). Mais si son œuvre la plus connue est cette École d'infirmières de la Salpêtrière, ce n'est pas tant en raison de sa qualité architecturale que du symbole de laïcité et de service public qu'elle représente. L'accent est mis sur la formation des personnels : tout est à faire dans ce domaine, les connaissances scientifiques ne dépassant guère la sphère des médecins et chirurgiens, et les traditions de charité et de féminité restant le pivot du métier. Ainsi, dans le contexte de la loi de séparation de l'Église et de l'État (1905), chacun trouvera à la sortie de cette école des professionnelles chargées non plus d'accompagner les patients vers une forme de résignation chrétienne, mais de seconder les médecins dans le traitement des maux. Dans la cour Sainte-Claire, située entre les divisions Mazarin et Montyon, face à la chapelle, et dans le même temps que Rochet bâtit la nouvelle Pitié, Renaud dessine un bâtiment central abritant les bureaux ; les deux ailes contiennent les salles de cours et les chambres des élèves infirmières. Vaste, bien organisé, cet efficace outil délivre dès son ouverture en octobre 1907 (l'inauguration officielle aura lieu le 4 novembre 1908) des cours d'anatomie, de physiologie et d'hygiène ; les

Pendant la grande inondation de Paris, des « sinistrées » sont installées provisoirement dans les nefs de l'église Saint-Louis, février 1910. AAP-HP, C660-6-Page-129-001.

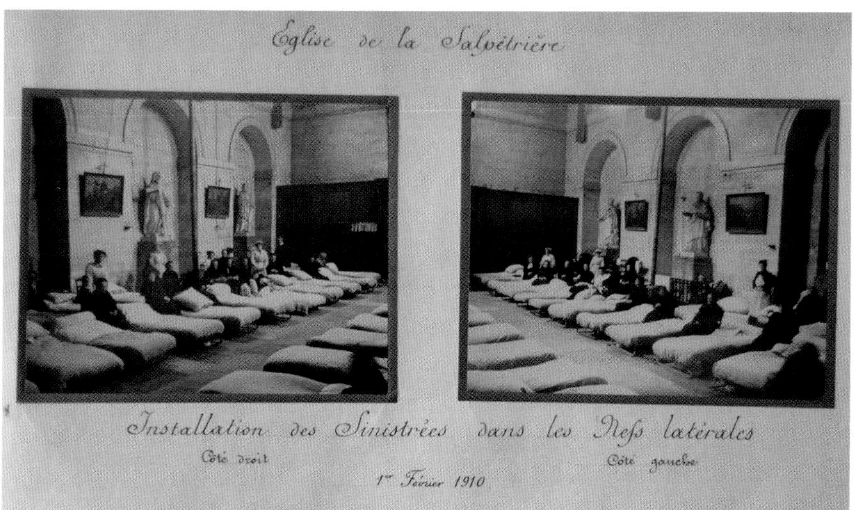

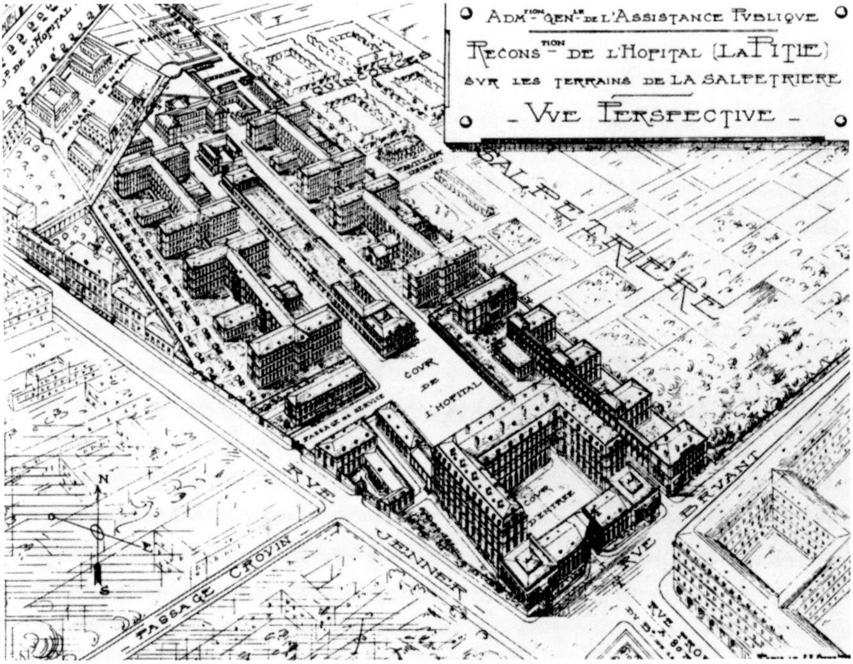

Justin Rochet, premier projet de la nouvelle Pitié, 1903. AAP-HP, non coté.
L'entrée se fait sur le boulevard de l'Hôpital, ouvrant sur une grande cour de consultation ; les plans de masse des pavillons, en peigne ou en H, sont directement inspirés des exemples pavillonnaires de la fin du XIXe siècle ; l'architecture de l'ensemble est plus symétrique, homogène et banale ; en haut de cette vue, à gauche le magasin central, à droite le marché.

études de deux ans seront plus tard sanctionnées par un diplôme national (1922), référence de la profession.

Le nouvel hôpital de la Pitié, dessiné et réalisé par Justin Rochet (1842-1911), a un statut architectural plus ambigu. Dans la mesure où, comme toute l'architecture hospitalière du XIXe siècle, dont il est l'héritier, il ne s'affranchit ni de l'échelle, ni de la composition, ni – au moins dans l'apparence – des matériaux traditionnels, on ne peut le considérer comme un ensemble d'exception. Cependant, ses espaces de circulation souterraine, son allure de cité-jardin avant l'heure, ses décors relevant discrètement de l'Art nouveau lui donnent un visage singulier. Justin Rochet entre aux Beaux-Arts dans l'atelier de Charles Questel ; il travaille en même temps comme dessinateur au service des Promenades et Plantations de la Ville de Paris. Rapidement remarqué, nommé inspecteur d'architecture à l'Exposition de 1867, il entre dix ans plus tard au Conseil des bâtiments civils. En 1883, après plusieurs postes d'architecte diocésain en province (Montauban, Cahors, Saint-Dié), il devient architecte de l'Assistance publique, poste qu'il occupera jusqu'à sa mort.

Concourant en 1888 pour l'avant-projet de l'hôpital Debrousse à Paris,

Rochet obtient le troisième prix[114]. Enfin il entre à l'Académie d'architecture en 1897 : c'est donc un praticien reconnu. Lorsqu'il est chargé de reconstruire la Pitié, il vient de réaliser (1902) le siège de l'Académie de médecine, rue Bonaparte, et son œuvre dans le domaine de l'architecture hospitalière est déjà importante : travaux pour les hôpitaux Broca, Cochin, Lariboisière, construction de la maternité Baudelocque. Avec le chirurgien Édouard Quénu, il aménage en 1893 la première salle d'opération parisienne répondant aux conditions de l'asepsie[115] : preuve qu'il suit de très près l'évolution des besoins des cliniques.

La Construction moderne, dans son hommage à Rochet en 1911 – l'architecte meurt alors que la construction s'achève[116] –, qualifie le plan de la Pitié « d'ingénieux et pratique » : est-ce un grand compliment ? À la fin du siècle, en revanche (1988), l'exposition du musée d'Orsay consacrée à l'architecture hospitalière estime que la nouvelle Pitié « s'interprète en définitive comme la tentative réussie (et bien méconnue) d'un dépassement du fonctionnalisme[117] ». Il s'agit donc d'un ensemble diversement apprécié… Son projet s'inscrit dans le constat de la déshérence de l'ancienne Pitié, de la libéralité d'un très grand terrain appartenant à la Salpêtrière, jusque-là occupé par des vergers, des potagers et un cimetière, et

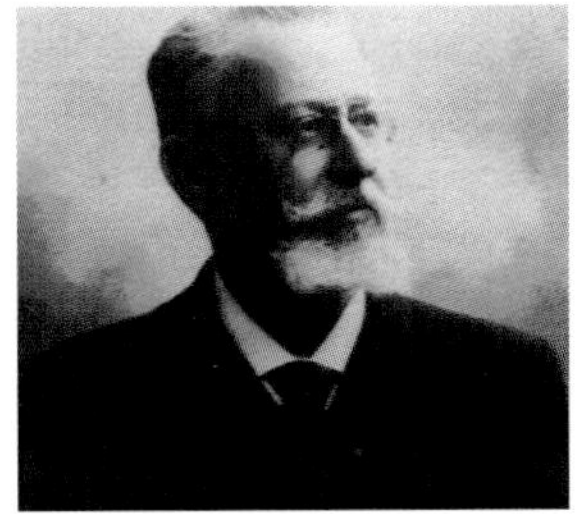
L'architecte de la nouvelle Pitié, Justin Rochet, en 1910. Collection particulière.

Justin Rochet, projet final de la nouvelle Pitié, 1904. AAP-HP, C660-1-Page-038-001.
L'entrée se fait sur le boulevard de l'Hôpital, l'allée principale contourne l'emprise du magasin central, ouvrant la possibilité d'un futur alignement ; l'architecture des cliniques et des bâtiments de service devient plus éclectique.

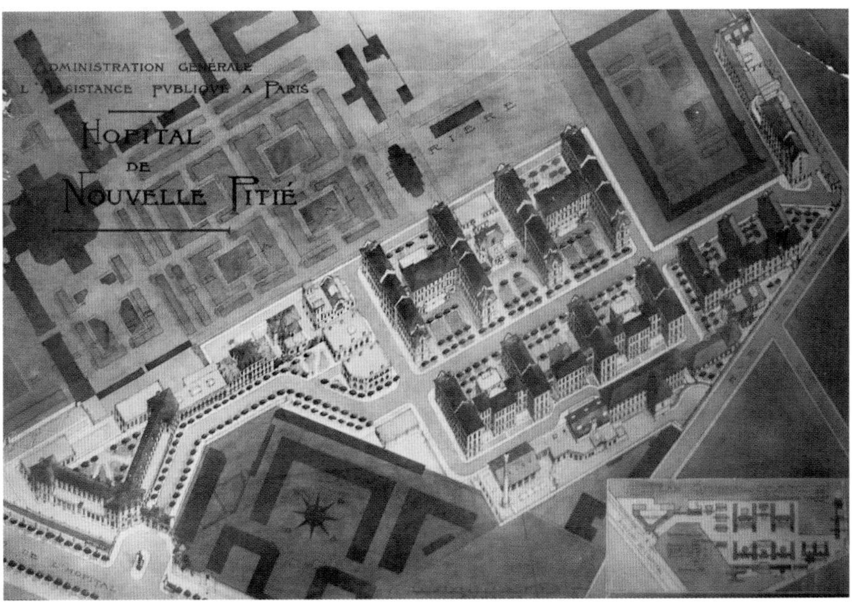

dans l'idée du directeur de l'Assistance publique, Gustave Mesureur, qu'il était temps de doter la rive gauche de Paris d'un nouvel hôpital, alors que tous les efforts portaient depuis cinquante ans sur la rive droite. Mesureur présente en 1903 un vaste programme de travaux, dressant en préambule le tableau de la vétusté et de la surcharge des établissements dont il a la gestion, et proposant une révision de la carte hospitalière de Paris. L'éventualité d'une modernisation de la Pitié ayant été rapidement écartée par une commission présidée par l'éminent pastorien Émile Roux, le programme s'oriente vers la création d'un hôpital de soins et de chirurgie moderne, incluant ses propres moyens en énergie, l'adduction et l'évacuation des eaux, l'activité d'ateliers et de magasins et une circulation aisée des véhicules. Sur le plan médical, l'accent est mis sur la séparation des unités : d'une part la consultation et les services techniques, de l'autre des pavillons aseptisés de médecine, de clinique chirurgicale, de maternité et, enfin, un « pavillon des morts ». Les bâtiments d'administration se situent à l'entrée.

Quelle latitude reste-t-il à l'expression de l'homme de l'art, à l'architecte ? À ces contraintes de programme extrêmement précises, à cette typologie quasi obligatoire de l'ensemble de pavillons isolés s'ajoute une pression budgétaire évidente. Les finances ne sont pas florissantes, quels que soient les besoins estimés pour la modernisation de la « manufacture » hospitalière, quelle que soit – argument plus politique – l'avance prise dans ce domaine par une Allemagne suscitant alors méfiance et jalousie. Le système hérité des hospices communaux, qui ne reçoit et ne traite que les pauvres, et laisse la médecine ordinaire aux soins du libéral, ne favorise pas les dépenses d'équipement.

Série de photographies du chantier de la nouvelle Pitié, 1905-1910 : l'allée centrale depuis le boulevard de l'Hôpital ; la nouvelle entrée, Salpêtrière à gauche et magasin central à droite.
De gauche à droite : AAP-HP, D877 (020, 028, 027) et C660-1-Page39-001.

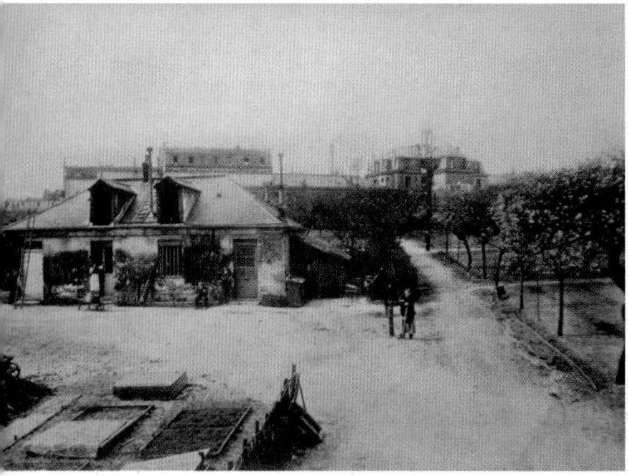

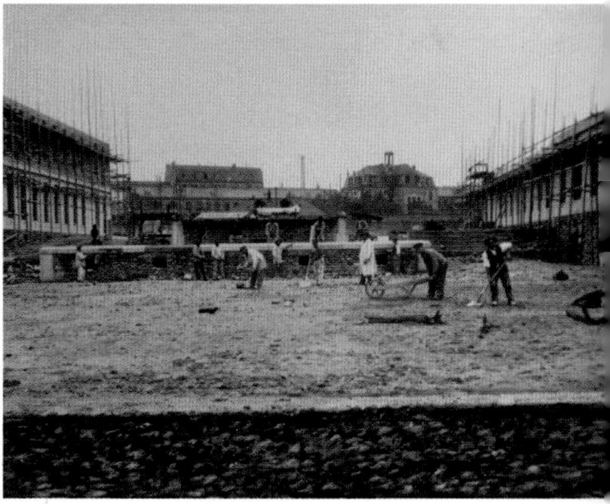

Mais ces pesanteurs et contraintes ne distraient pas l'Assistance publique : la science a besoin de nouveaux hôpitaux, de façon à développer ses recherches et à valider ses hypothèses par des observations cliniques et statistiques. Au cours du XIXᵉ siècle, l'attention portée au classement des maladies a conduit à analyser les causes de la mort grâce à l'anatomie des lésions : la mort n'est pas la fin de la science.

Rochet présente donc en 1903 un avant-projet tout rationnel, éloignant symboliquement l'hôpital vers les périphéries d'un Paris qui s'est étendu en 1860 jusqu'aux fortifications de Thiers (la Salpêtrière avait, elle, été annexée à la capitale dès 1784). L'entrée de la Pitié se fait près du boulevard de la Gare (Vincent-Auriol), au niveau de la grande raffinerie de sucre Say, sur la petite rue Bruant. Deux cours se succèdent, l'une formée de bâtiments d'administration, la seconde en suite, qui est celle de l'hôpital, sur laquelle donne au centre le pavillon de direction. De l'autre côté de ce rectangle oblong, Rochet installe les logements du personnel, et, de part et d'autre d'une double allée, les pavillons des services de médecine et de chirurgie, reliés par des couloirs souterrains. Quoique approuvé par la commission médicale, ce projet sera critiqué par le Conseil de l'Assistance publique. Frileux et économe, celui-ci ne comprend pas l'enjeu financier du déménagement de l'ancienne Pitié, qu'il voit si bien située face au Jardin des Plantes, à proximité immédiate du Quartier latin ; par surcroît, l'idée de placer l'entrée majestueuse du nouvel hôpital en quasi-banlieue, au fond de ce 13ᵉ arrondissement peu flatteur, « celui qui a le triste privilège d'être le plus pauvre [118] », révulse les administrateurs parisiens. L'architecte objecte que l'entrée du côté du boulevard de l'Hôpital est très délicate à aménager en raison de l'emprise du magasin central, qui l'obstrue presque totalement, mais il devra s'y résoudre.

En effet, Gustave Mesureur a évité le pire en faisant voter la reconstruction, arguant de l'augmentation en

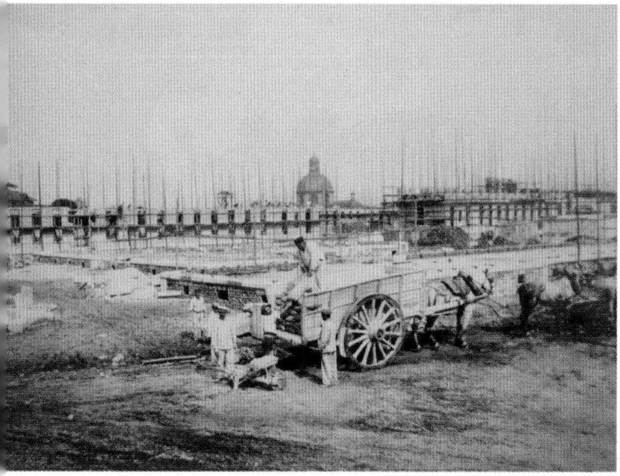

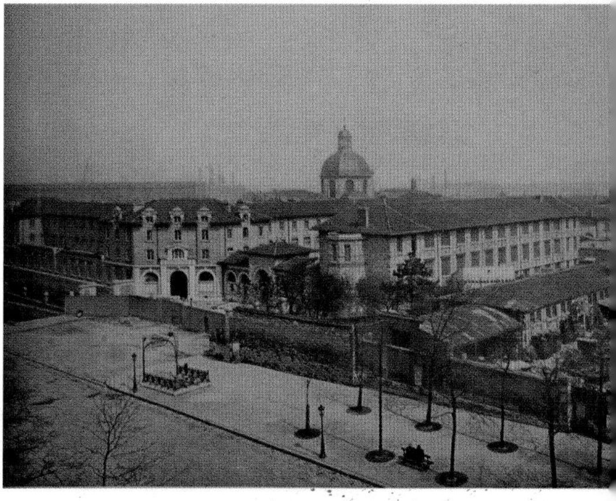

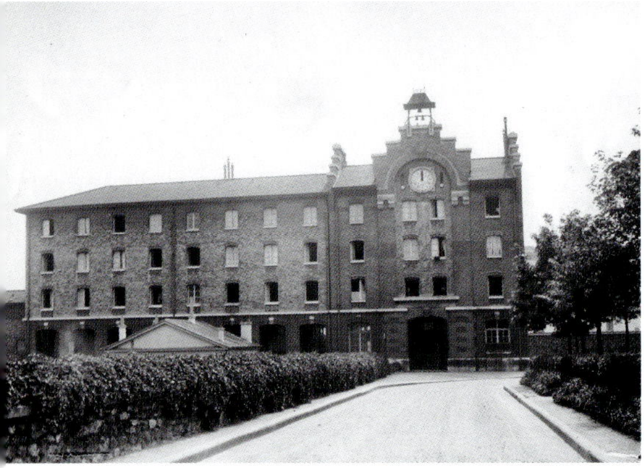

Le bâtiment du personnel et son beffroi de style flamand, dans l'axe central de la nouvelle Pitié : le régionalisme à l'hôpital (Justin Rochet architecte), vers 1910. AAP-HP, 3Fi3-27-Pitié-052.

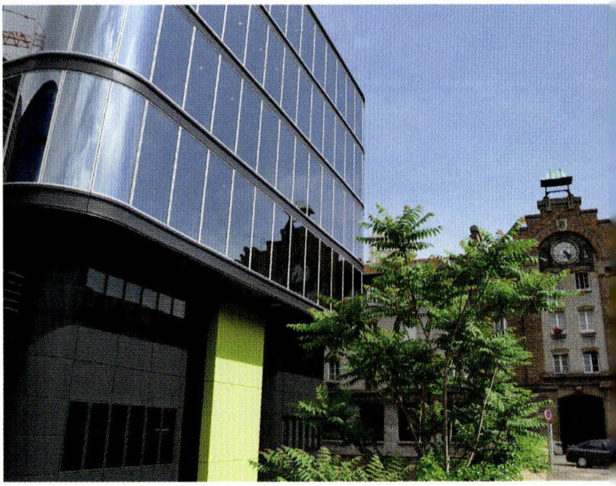

Le beffroi du bâtiment du personnel se reflétant sur la façade vitrée de l'ICM, 2012.

nombre de lits, de la valeur foncière élevée du site initial et de la gratuité du nouveau : l'édification de la Pitié moderne valait bien ce retournement radical. Dès 1904, le projet est établi *a reverso*. Pour utiliser au mieux l'espace en triangle qui se situe à gauche de la nouvelle entrée, Rochet y place un bâtiment administratif qui en épouse les contours. La grande allée conduit à un édifice de consultation externe, avant de bifurquer à droite pour prendre le chemin orthogonal de l'avant-projet. Les bâtiments des services de l'hôpital sont massés dans cette partie centrale, chacun formant au sol un plan-masse en H (tout comme l'École d'infirmières de Renaud) : la division en deux ailes est alors impérative en raison de la séparation des sexes. En chirurgie, les chambres de malades ont un, deux ou trois lits, les salles communes 18 lits. En médecine, il y a huit chambres individuelles, et deux salles de 20 lits. À la maternité, quatre salles de 16 lits, une salle de travail de cinq lits, trois chambres de deux lits, et 30 chambres individuelles. Cette maternité, en forme de peigne à trois branches, se situe au fond de la parcelle, proche de la rue Jenner; enfin rue Bruant se trouvent les logements du personnel, dont un clocheton porte le cartel, face à la grande allée. L'hôpital moderne, comme la gare, n'est-il pas le lieu par excellence de l'exactitude chronologique ?

La brique et la tuile mécanique choisies par économie, mais à plusieurs tons, les matériaux modernes (béton, fer) discrètement mis en œuvre pour les planchers et escaliers, les détails d'architecture précisément dessinés et d'une fabrication soignée (orifices d'aération, encorbellements, modénatures), les garde-corps Art nouveau de la clinique de chirurgie permettent d'individualiser les pavillons; les galeries souterraines s'avèrent novatrices et fonctionnelles. Sans adhérer à l'indifférence ni à l'enthousiasme des récepteurs de cet hôpital, nous sommes tenté de dire avec Jacques-Louis Binet que Rochet fait une œuvre d'urbaniste, qu'il adapte très adroitement son projet à toutes les rigueurs du programme, même s'il ne parvient peut-être pas à s'en affranchir : « toujours la même structure de base, toujours le même pavillon à double exposition ; toujours les mêmes matériaux alors que les gares, les magasins, les pavillons d'exposition, utilisent le fer, la fonte ; toujours la même charte de Tenon [119] ».

La construction va s'échelonner sur plus de six ans. Tout d'abord elle a commencé en retard, en raison des multiples modifications de programme : « L'hôpital de la Pitié représente un effort considérable pour concilier les exigences de l'hygiène moderne avec la plus sévère doctrine administrative de simplicité et d'économie. [...] On avait prévu tout d'abord un hôpital de 760 lits devant coûter 6 400 000 francs, puis un établissement de 1 053 lits dont la dépense s'élèverait à 9 515 000 francs. On a construit en définitive un hôpital de 994 lits dont le coût sera approximativement de 10 millions [120]. » Les fonds ont été réunis grâce à la vente du terrain de l'ancienne Pitié (2,5 millions), une dotation exceptionnelle sur le programme de 1903... et la gratuité des terrains maraîchers de la Salpêtrière a fourni un argument de poids. Par ailleurs, et en dépit des protestations de la Commission du Vieux Paris, une ligne de métro aérien est créée de 1903 à 1905 devant l'entrée de l'hôpital, joignant la station Saint-Marcel à celle de la Rapée en enjambant la Seine [121]. Les travaux de la Pitié sont donc engagés le 1er février 1905, après la construction du viaduc métallique. De nouvelles péripéties s'emploient à les retarder : intempéries durant l'hiver 1906-1907, crues de la Seine en janvier et février 1910, six grèves partielles et une grève générale des ouvriers du chantier. Une première ouverture aura tout de même lieu, le 9 juin 1911.

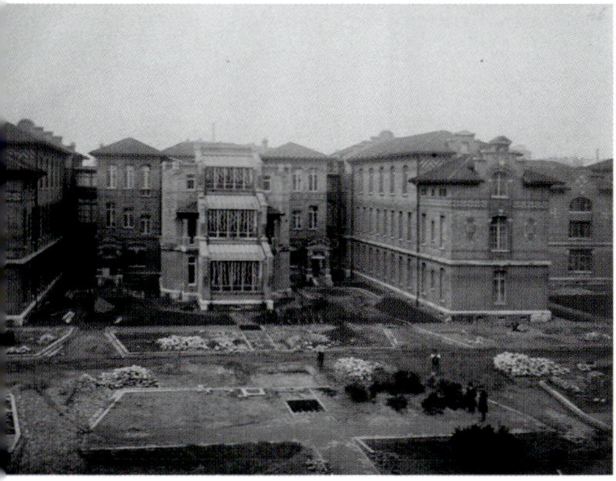

Un pavillon de chirurgie de la nouvelle Pitié : l'Art nouveau à l'hôpital (Justin Rochet architecte), vers 1910. AAP-HP, C660-1-Page-046-001.

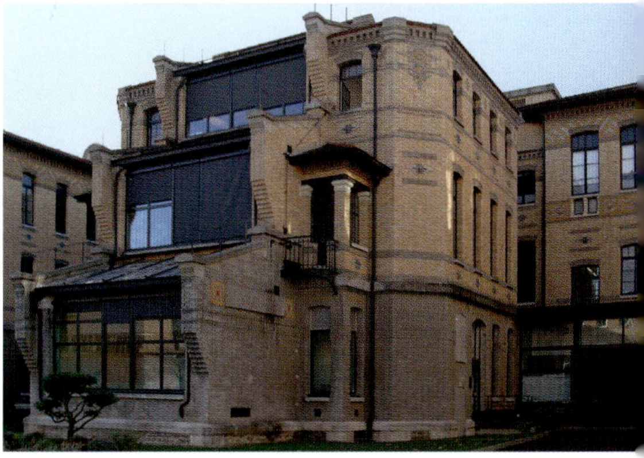

Le même édifice (Husson-Mourier) récemment transformé, 2011.
On notera les balcons d'angle dessinés par Rochet.

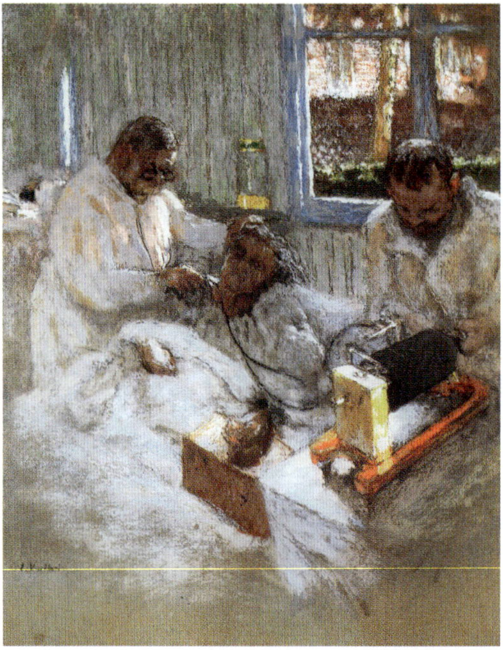

Édouard Vuillard, le docteur Henri Vaquez et le docteur Parvu, son assistant, emploient vers 1918 un électrocardiographe à la nouvelle Pitié : tranquillité et efficacité de l'hôpital moderne. MAP-HP, AP 2069.

Contrairement à ce qui a pu être dit, la nouvelle Pitié n'est pas étrangère à l'emploi des matériaux modernes. Tout au plus ne met-elle pas ces éléments en évidence. Les planchers sont en béton armé, de même que la voûte de la cuisine. La très grande majorité des charpentes et tous les escaliers sont en fer, les terrasses en ciment. Les toits sont couverts de tuiles mécaniques, les chéneaux sont en fonte et les descentes en fer. Les sols des logements sont parquetés de bois, ceux des lieux médicalisés couverts de grès cérame, et ceux des locaux techniques laissés en ciment lisse. À l'évidence, Rochet ne procède pas seulement par économie : il emploie fer et béton sans audace ostentatoire, comme si l'architecture hospitalière devait afficher un conservatisme modeste et rassurant, réservant la fantaisie à quelques éléments de décor. Les aspects pratiques et techniques sont tout aussi modernes et discrets. Ainsi les couloirs des sous-sols reliant les bâtiments sont-ils de taille confortable, 2,5 mètres de hauteur et 2,7 mètres de largeur. Ils aboutissent aux ascenseurs et monte-charge « pour servir au transport des vivres, du linge, des médicaments pour la pharmacie et à l'évacuation des morts dans le plus bref délai [122] ». L'éclairage est électrique ; le chauffage est produit par une usine sur place, qui distribue dans tout l'hôpital de la vapeur en basse pression ; les ventilations sont assurées par des entrées d'air munies de filtres, et l'évacuation par de simples vasistas. Tout concourt à cette neutralité des espaces et à cette invisibilité assumée de l'architecture, qui revêt ici le costume hygiénique du médecin, dans le même temps qu'elle revendique sa destination publique. Pour prendre un exemple connu, les œuvres parisiennes de Louis Bonnier, que ce soit en matière de logement (habitations à bon marché [HBM] de Ménilmontant, 1925), d'enseignement (groupe scolaire de la rue Rouelle, 1911), de sport (piscine de la Butte-aux-Cailles, 1923), de santé (dispensaire Jouye-Rouve-Taniès, 1902), relèvent du même vocabulaire architectural marqué par l'Art nouveau, et de l'emploi des mêmes matériaux et techniques de construction.

Un an après l'inauguration officielle de la nouvelle Pitié en 1913, la guerre est déclarée. Paris évite le siège et l'occupation de justesse ; cependant, en dépit des dizaines de milliers de blessés revenus du front après l'armistice de 1918, ce que John Maynard Keynes appelle « les conséquences économiques de la paix » n'entraîne guère la France à dépenser en priorité pour l'Assistance publique. Vaincu, le complexe d'infériorité devant la science allemande ? Chacun se plaît à le croire.

En 1921, les aliénées quittent l'hôpital pour des établissements spécialisés : après la fin de la Vieillesse-Femmes, c'est un signe de la nouvelle vocation médicale de l'hospice. Dans l'enceinte de la Salpêtrière sont fondées des cliniques de spécialité, formant des hôpitaux autonomes et dirigés par d'éminents médecins parfois égocentriques, que le public ne tarde pas à assimiler aux « mandarins » de l'ancienne Chine ! L'Assemblée nationale, à majorité conservatrice, qui freine l'essor du logement social et des transports publics, incite à des pratiques éloignées de l'idéal républicain de l'assistance, et l'individualisme veut que chacun soit le patron d'un service, identifié par un édifice isolé. Cette tendance sera illustrée à la Salpêtrière par la création de la clinique chirurgicale Antonin-Gosset, construite par l'architecte Henri Prudhomme en 1933. Sa façade principale affiche un style Art déco mineur, continuant la longue liste des médiocrités architecturales qui s'accumulent depuis un siècle dans un enclos où l'église de Le Vau et Bruant fait de plus en plus figure de totem indépassable. Mais on ne sait pas encore que le pire sera pour les décennies suivantes ! Et la composition interne du pavillon

Blessés militaires à l'hôpital de la Salpêtrière pendant la guerre 1914-1918. *Cent Ans d'Assistance publique à Paris, 1849-1949*, Paris, Administration générale de l'Assistance publique à Paris, 1949.

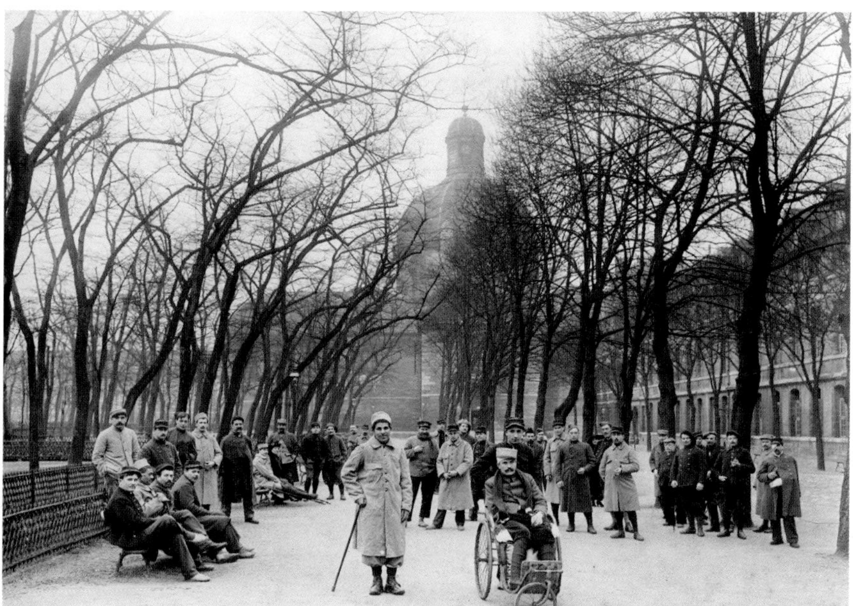

Gosset s'avère plus intéressante et plus travaillée que son plan-masse ou ses façades. L'homme de l'art s'évertue, pour complaire à l'homme de science, à faire coïncider, dans la séparation des fonctions comme dans la circulation des malades, l'efficacité acquise grâce aux nouvelles machines à diagnostic et à l'intervention du geste chirurgical.

L'invisibilité architecturale triomphe ainsi une fois de plus, alors qu'à la même époque on voit à Paris une impressionnante nouveauté inspirée par le principe américain de la tour monobloc, l'hôpital Beaujon de Jean Walter (1935). Rien de tel à la Pitié-Salpêtrière, qui dispose d'un espace suffisamment généreux pour ne pas avoir à infléchir son économie, là où d'autres doivent rogner sur le foncier pour se doter d'appareils coûteux et vite obsolètes, pour recruter des spécialistes réputés, pour rester au voisinage de la grande voierie et ainsi bénéficier d'un accès commode. Tout au plus, de 1928 à 1933, voit-on le lancement d'une importante campagne de travaux de modernisation, marquée par la réfection en béton de tous les planchers des bâtiments Mazarin, Montyon, Jacquart et Hémey[123].

On voit qu'une nouvelle variable s'invite dans le débat sur l'hôpital, celle de la rentabilité des soins et des lits. Cette vision libérale est combattue par les initiatives du Front populaire et du ministre de la Santé publique Henri Sellier, qui crée des centres de santé et souhaite en juin 1936 « développer le service social : du berceau à la mort, il assurera à l'individu et à sa famille, la solidarité matérielle et morale de la Nation[124] ». Curieusement, le besoin de nouveaux financements et la volonté d'une politique publique d'assurance sociale vont aboutir sous l'Occupation et le régime de Pétain à la charte

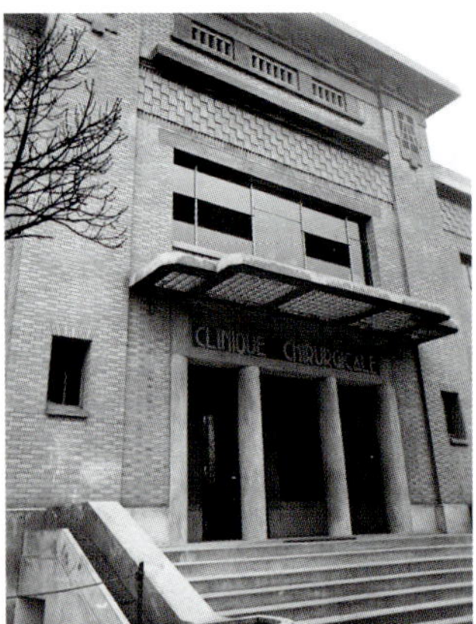

Entrée du pavillon Gosset en 1933. AAP-HP, 3Fi38 Salpêtrière.

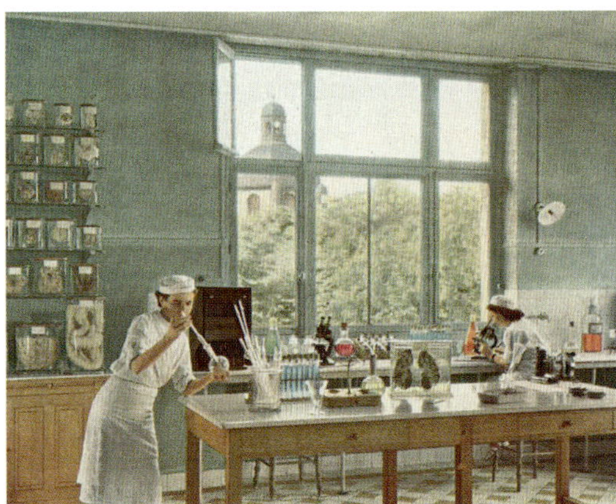
Un laboratoire de la clinique chirurgicale de la Salpêtrière. *Cent Ans d'Assistance publique à Paris, 1849-1949*, Paris, Administration générale de l'Assistance publique à Paris, 1949.

hospitalière du 21 décembre 1941, affirmant l'autorité de l'État sur la santé publique et ouvrant l'accès des hôpitaux publics à tous les malades [125]. La médecine hospitalière devient payante, à des taux variables selon les revenus ; le directeur est désormais salarié par l'État, les médecins restant nommés par le ministère de tutelle – mais les praticiens peuvent recevoir une clientèle privée au sein de l'hôpital public.

Absence et renaissance de l'architecture hospitalière

Dès la Libération, la décision avait été prise de financer les hôpitaux selon le nombre des nuitées d'hospitalisation. Les ordonnances de décembre 1958, inspirées par la réflexion de Robert Debré, auront un effet plus décisif, puisqu'elle vont entraîner, le 13 mars 1964, la fusion de la Pitié et de la Salpêtrière en un nouveau centre hospitalier universitaire : désormais, hôpital, recherche et enseignement médical doivent aller de pair. Dans le contexte économiquement favorable de la dernière décennie des « Trente Glorieuses », la Pitié-Salpêtrière va bénéficier de ressources accrues et de plusieurs programmes de modernisation, portant à la fois sur l'évolution des plateaux techniques, l'organisation de la recherche et de l'université Paris VI, et le confort des malades.

Depuis la construction du nouvel hôpital Beaujon, un débat oppose les tenants de l'hôpital pavillonnaire et ceux de l'hôpital monobloc. Certes, l'architecture pneumatique est morte, mais les grands médecins souhaitent-ils abandonner le pavillon autonome, symbole de leur service ? Après la guerre, la préparation des programmes architecturaux par un collège d'administrateurs, de médecins et de techniciens, la volonté de construire les hôpitaux en périphérie des villes et à proximité d'une desserte routière ne prédisposent pas à la création d'un urbanisme hospitalier. En attendant de nouveaux projets, les anciennes salles communes sont divisées par des cloisons, et le débat s'organise autour des salles et des lits : deux ou trois unités de soins ? 30 ou 60 lits ? Ne faut-il pas imaginer des départements médicaux multispécialités, réduits à 150 lits [126] ? Cette tentative de planification des

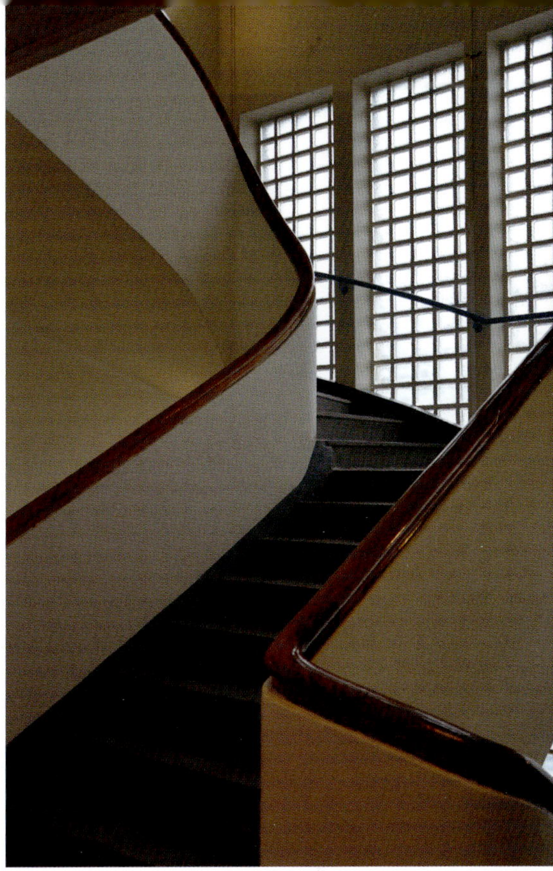

Le grand escalier du pavillon Antonin-Gosset, 2012.

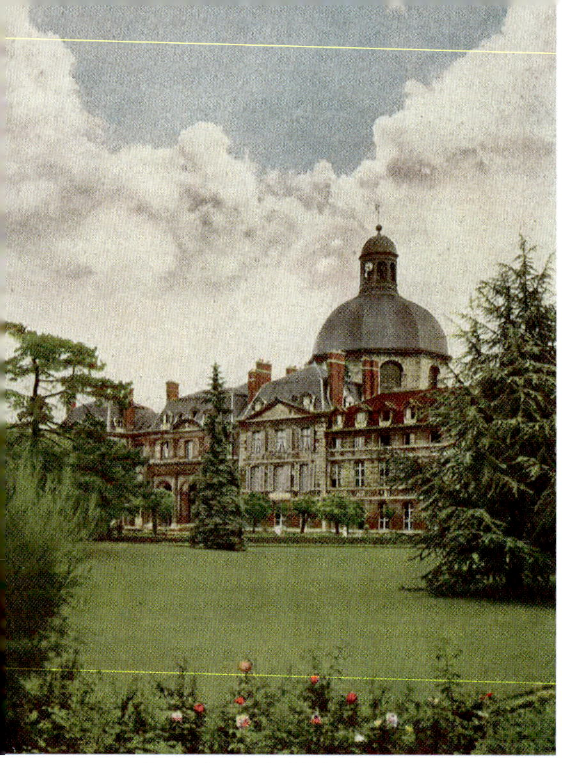

Les jardins de la Salpêtrière. *Cent Ans d'Assistance publique à Paris, 1849-1949*, Paris, Administration générale de l'Assistance publique à Paris, 1949.

soins culmine avec la création de la carte sanitaire (1970). Du point de vue architectural, il apparaît difficile d'exercer un art assujetti à de telles contraintes. Longtemps, le parti se limite à un choix entre verticalité et horizontalité, arbitré par la réalité foncière. Cependant, il se dégage peu à peu une charte novatrice, dans une rupture enfin déclarée avec les anciens principes hygiénistes de Tenon. Cette nouvelle conception repose sur l'idée du maintien de l'hôpital généraliste, divisé en pôles de spécialité, chacun contenant sur un plateau des services généraux et des services médicaux et techniques, l'hébergement des malades se faisant dans les étages. Hygiène, technicité, confort : l'accent est mis sur la gestion des flux de matières (propres et sales) et des flux de personnes (visiteurs, consultants, malades, personnels). À l'hôpital divisé des affections succède l'hôpital multifonctionnel des réseaux ; et s'y ajoutent, après 1958, l'enseignement et la recherche.

Le projet du centre universitaire de la Pitié-Salpêtrière, initié en application de l'ordonnance de 1958, est confié à l'architecte en chef des bâtiments civils et palais nationaux Jacques-Henri Riedberger. En effet, cette ordonnance ne visait pas seulement à organiser les stages des étudiants dans les hôpitaux, mais à créer en leur sein des unités de recherche et d'enseignement, ou, lorsque aucune opportunité foncière ne le permettait, à les établir à proximité. En 1961, Riedberger fournit un projet, qui va profiter du déménagement en banlieue et de la démolition du magasin central de l'Assistance publique édifié par Renaud. Son terrain de plus de 1 hectare, mitoyen de l'hôpital de la Pitié (nous avons vu les problèmes que cela avait posés à Justin Rochet), puis un autre un peu plus au sud sont acquis par l'Éducation nationale en 1962. Le bâtiment est achevé en octobre 1966. Plus connu par la suite pour avoir réalisé avec Jean-Maurice Lafon l'hôpital Henri-Mondor de Créteil, Riedberger livre ici un édifice adéquat dans ses proportions et convenant aux pratiques de l'époque ; il est en partie fait de matériaux condamnés, il a mal vieilli, et son caractère apparaît aujourd'hui bien sévère. Le 1 % artistique a permis une intervention qui est sa seule réussite : une sculpture en pierre claire et marbre noir de Jacques Bertoux et Maurice François forme une partie du mur du 91, boulevard de

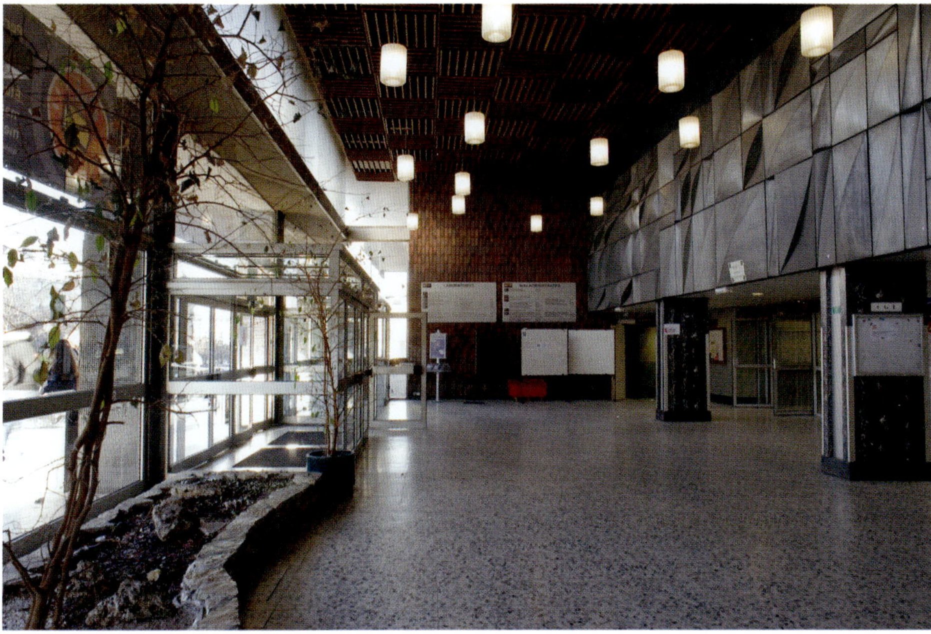

Le hall d'entrée de la faculté de médecine, Jacques-Henri Riedberger architecte, 2011.

l'Hôpital. Et, dans les deux halls peu profonds du 91 et du 105, des éléments d'Inox embouti forment deux longs reliefs disposés en bandeaux de 75 et 44 mètres carrés, illuminant ces espaces étriqués dans l'esprit de l'abstraction lyrique. Ces reliefs cinématiques sont l'œuvre de Jean Piantanida.

L'architecture quantitative et modélisée n'est pas la création de l'hôpital ni de cette période de l'histoire. Elle s'est avérée puissante à la belle époque des Bâtiments civils, sous la IIIe République, où l'on a construit des séries homogènes de lycées, de mairies, de palais de justice, dans un style historiciste. Elle a connu un nouvel essor à la fin des années 1950, avec la mise en place d'un dispositif de construction industrialisée pour le logement, assemblage de blocs et panneaux en béton construits en usine. Ce principe, extrêmement rentable et rapide à mettre en œuvre, ne requérait en quelque sorte que des données chiffrées pour conduire un projet. Bien entendu, il revenait à l'architecte d'y introduire un dessin et une âme, à la condition que cela ne grève pas le budget prévu. Car la modélisation du bâtiment permet d'en calculer le devis avec une exactitude inégalée, puis de contrôler de façon précise les dépenses de chantier. Pour l'architecture hospitalière, cette rationalisation se traduit par des concours de modèles industrialisés (« Fontenoy » ou « Duquesne » selon la dimension, 120 ou 240 lits), et la création d'unités de soins normalisées et d'hôpitaux types, faisant appel aux cabinets d'architectes qui se sont spécialisés dans ce domaine, et qui sollicitent généralement le ministère de la Santé, comme maître d'ouvrage délégué par des hôpitaux peu rompus à cette discipline. Et le ministère, intéressé à l'économie d'une solution industrielle, fait en sorte de subventionner les établissements obéissant aux règles de ce parcours de projet.

Paradoxalement, ce système n'a pas abouti à la destruction totale des anciens édifices, car la logique des spécialités médicales imposait des opérations ponctuelles. Mais qui ne voit pas qu'appliquée à un vieil hôpital géré par des fonds publics la méthode fait courir deux risques : celui d'une indifférenciation des lieux et celui d'une architecture toute dictée par les normes ? Qui ne voit pas qu'il s'agit d'une chasse gardée, puisque la majorité des architectes libéraux en est exclue, et que le choix des maîtres d'œuvre est imposé ? Du point de vue du public, ces bâtiments types, dont plusieurs ont été construits à la Salpêtrière et à la Pitié durant ces années [127], constituent souvent un échec : dessin maladroit, matériaux modestes, agencements sommaires, vieillissement prématuré contribuent à ce que le patient se sente diminué par un environnement triste et laid, sentiment que son état de malade aggrave. Du point de vue du corps médical, le bilan est moins sévère, puisque ces édifices possèdent des qualités d'efficacité, d'équipement et de confort nettement supérieures à celles des précédents, tout au moins dans leurs deux ou trois premières décennies d'exploitation. Pour l'Assistance publique, ces établissements posent aujourd'hui un problème insoluble de rentabilité dans leur exploitation, en raison des frais élevés d'entretien, de modernisation, de chauffage et de climatisation. Ce tableau peu flatteur doit être relativisé par une réussite, celle de l'Institut de stomatologie [128], élevé de 1960 à 1965 sur les plans de Pierre Pinsard (1906-1988), secondé par les architectes de l'Assistance publique Georges Mathy et surtout Raymond Rougier. Auteur de nombreux bâtiments religieux [129], Pinsard a réalisé en 1952 le service de rhumatologie de l'hôpital Lariboisière.

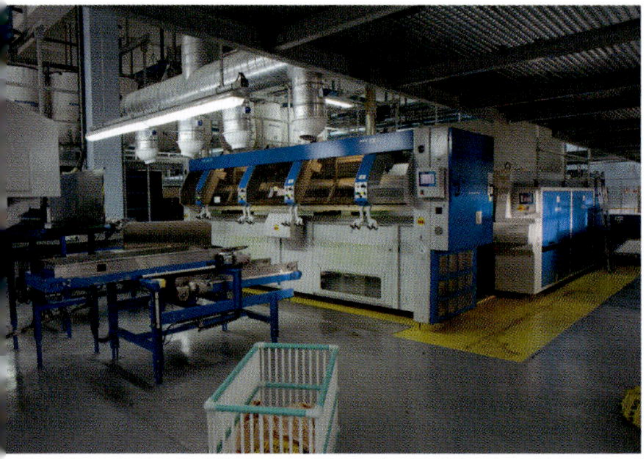

La grande blanchisserie industrielle de la Salpêtrière, 2011.

Le beau quadrilatère qu'il aménage à la Salpêtrière – en réalité le second projet sur ce site, un premier (1951) ayant été abandonné – est composé de deux édifices formant un L, l'un de consultation, d'enseignement et de recherche, l'autre d'hospitalisation et de chirurgie, d'un grand jardin et d'un amphithéâtre-bibliothèque venant occuper le dernier coin. Les bâtiments, reliés par une galerie souterraine, affichent des façades rigoureuses (trame de 2,53 mètres exigée par les unités de soins) en panneaux préfabriqués de béton brut de décoffrage. Les pignons et allèges des ouvertures,

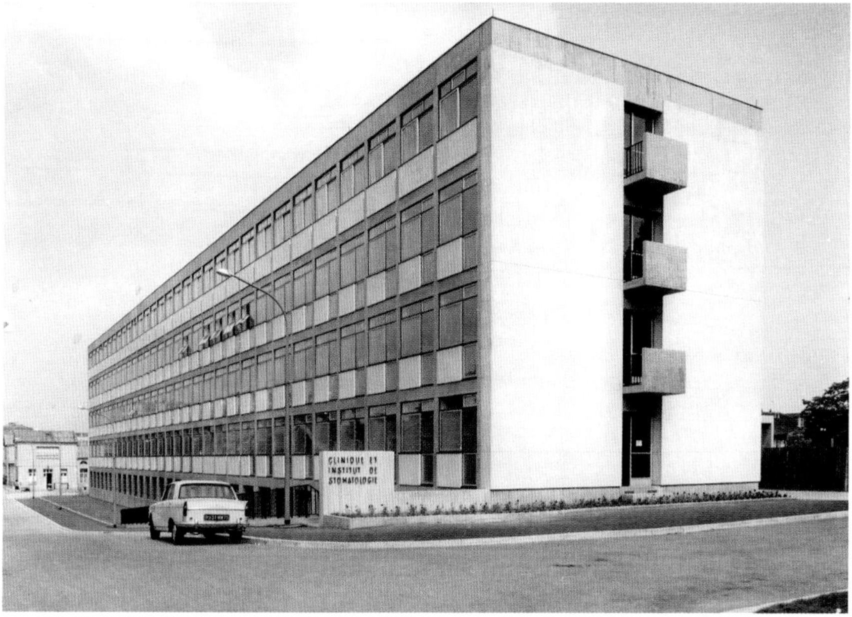

Institut de stomatologie en 1963.

elles-mêmes calculées pour s'allier aux architectures anciennes de l'enclos, sont revêtus de pierre agrafée. L'élégante bibliothèque Dechaume, élevée sur un étage à demi enterré en briques et parements de pierre, est le fruit d'un beau dessin, avec sa marquise recourbée qui en couvre le perron d'entrée. Le seul regret que l'on puisse éprouver à son édification est qu'il se situe sur l'emplacement de la pompe et du manège de Viel, des anciens bains et de la cour des chalets, détruits pour la circonstance.

Les édifices les plus contestables ont d'ailleurs été construits sur les décombres de bâtiments anciens, quelquefois ordinaires mais souvent remarquables, sans examen approfondi des potentialités de restauration et de transformation. Démolis dans leur totalité, les bâtiments des XVIIe et XVIIIe siècles des divisions Parmentier, Esquirol et Pariset, les anciens ateliers proches de la rue des Archers, la majorité des loges, le manège et la pompe de Viel ; abattus des pans entiers des divisions Risler, Pinel et Hémey ; détruite l'Infirmerie générale de Payen. Si l'on met à part l'axe majeur composé par l'église et ses deux grandes ailes, la majorité des bâtiments anciens de la Salpêtrière disparaît de 1960 à 1970[130].

Devant la menace d'une poursuite sans frein du double mouvement de destruction d'édifices anciens et de construction de bâtisses ordinaires, la protection des éléments subsistant du patrimoine hospitalier de la Salpêtrière est entreprise par le ministère de la Culture. Le site est d'abord inscrit dans un périmètre de protection, par arrêté du 6 août 1975. Un second arrêté du 14 décembre 1976 renforce puissamment la première mesure : il ordonne le classement au titre des monuments historiques (l'église Saint-Louis a déjà été classée en 1927) des façades et toitures du pavillon d'entrée, des divisions Hémey, Jacquart, Lassay, Mazarin et Montyon, de la Force, de la lingerie (État-Major), de la pharmacie (pavillons du Directeur et de la Grille), des bâtiments des Archers, du pavillon Chaslin et du pavillon de la prothèse dentaire dans la section Pinel. Au surplus sont inscrites sur la liste des monuments historiques plusieurs étendues de sols à sauvegarder : il s'agit des cours Mazarin, Lassay, Saint-Louis, Sainte-Claire, des Quinconces de la grande cour d'entrée et du sol de la rue des Archers. Bien que l'on déplore le retard de ces dispositions, la plupart des édifices anciens subsistant du grand dessein de Duval, Le Vau, Boffrand et Viel sont désormais protégés, ainsi qu'un certain nombre d'objets mobiliers [131]. Il est dommage que la nouvelle Pitié n'ait pas été jugée digne d'une attention patrimoniale, car des ensembles homogènes de cette période de l'architecture hospitalière sont rares en France, et ses bâtiments par ailleurs aisément convertibles pour de nouveaux usages.

Il ne reste donc plus beaucoup d'anciens édifices non protégés à détruire… À partir de 1980, l'Assistance publique, et en son sein Jean-Pierre Weiss puis Alain Gille, met fin aux destructions aveugles et inaugure une politique résolument différente de la commande d'architecture. Le levier en a été la modification dans l'organisation du service d'architecture de l'hôpital, ce qui mérite un mot d'explication. Les architectes de l'Assistance publique étaient maîtres d'ouvrage et maîtres d'œuvre. Ils disposaient d'une agence au sein même de l'hôpital. Or, en lointaine conséquence de la loi de 1970 sur la décentralisation hospitalière, et du Plan construction lancé en 1971, se profile la création, en 1978, de la mission interministérielle pour la qualité des constructions publiques. L'appel à des architectes extérieurs par concours devient l'usage en 1979, puis la règle dès l'année suivante [132]. Dès lors ceux de l'Assistance publique doivent choisir, soit d'être architectes fonctionnaires et de perdre la maîtrise d'œuvre, soit de rester dans le cadre d'une pratique libérale et de concourir. C'est pourquoi l'agence d'architecture interne disparaît, au profit d'une agence de travaux, chargée de l'entretien et des investissements. Quant à l'échelon supérieur, celui du ministère de la Santé, la procédure des « composants hospitaliers types » est abandonnée en 1982. Les nouveaux bâtiments projetés, dont le programme continue naturellement à être établi avec les médecins et l'Assistance publique, font l'objet de concours sur invitation. Au risque de la diversité architecturale, voici donc la fin des architectes choisis, obéissant aux règles de cette architecture quantitative et modélisée qui régnait depuis près de vingt ans. Ce risque sera pris…, des centaines d'architectes répondent aux appels d'offres, et au moins, alors qu'il n'y a plus d'architecture ambitieuse depuis la nouvelle Pitié, y aura-t-il quelques éclats neufs

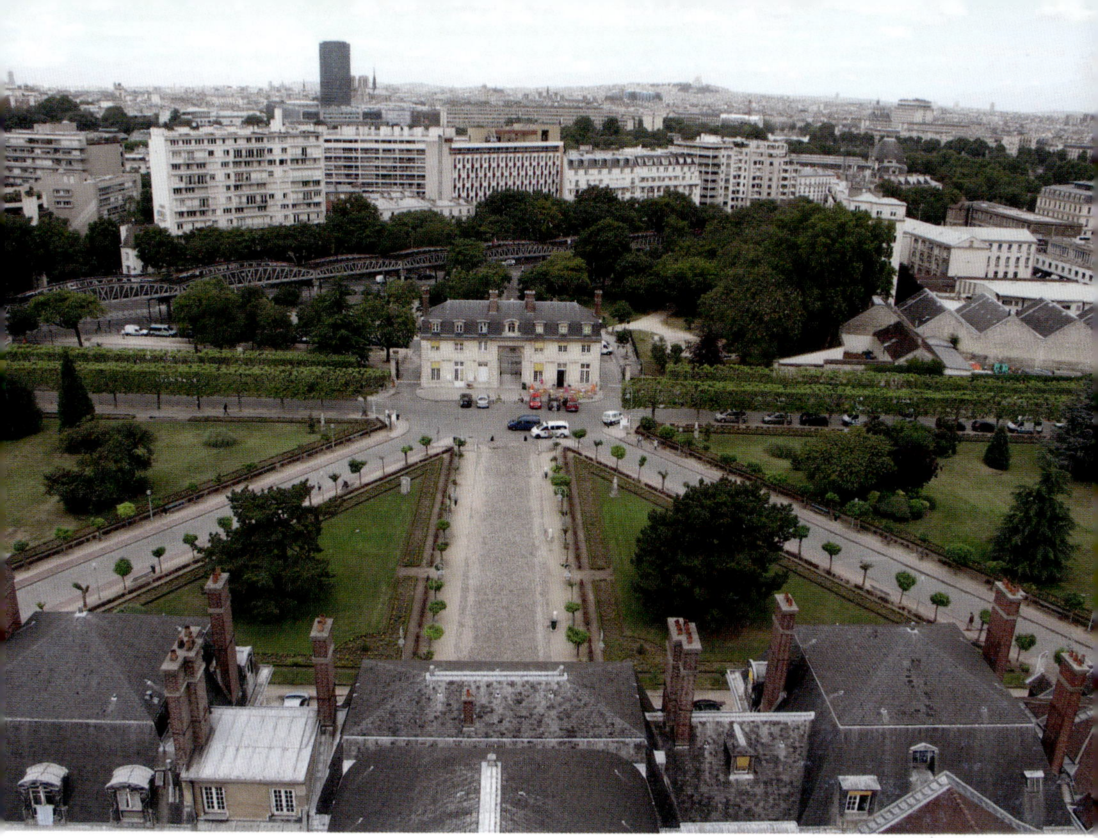

Entrée de la Salpêtrière vue du toit de l'église, 2012.

dans le vieil enclos de la Salpêtrière. La médecine a sa part dans cette révolution, souhaitant séparer mieux les lieux de soins et les lieux d'accueil, rendre les espaces de travail plus agréables et plus efficaces ; mais il revient aux architectes de formuler des propositions. Le résultat emblématique de ce renouvellement de l'architecture hospitalière dans les années 1980 est l'hôpital Robert-Debré dessiné par Pierre Riboulet (1928-2003)[133]. Dans le même temps, l'hôpital Charles-Foix d'Ivry, fameux au XIXe siècle pour son pavillon des Incurables (Théodore Labrouste, 1870) et pour sa buanderie moderne, s'est doté d'une architecture hospitalière de qualité[134], dont témoignent le bâtiment de gériatrie (Yann Brunel, 1988), celui de l'Orbe (André Bruyère, 1991) ou les Triades, édifices de logement dessinés par Jean Léonard et Martine Weissmann en 1991.

L'hôpital actuel doit ainsi répondre à des fonctions diverses, mais aussi à plusieurs désirs, chacun faisant architecture : plateau technique performant et évolutif (ce qui implique l'abandon du pavillon de spécialité tout équipé), hébergement convivial et individualisé pour les patients (qui passeront le moins de temps possible à l'hôpital et doivent « oublier » leur état de malade), confort des lieux de travail pour le personnel, voies traversant voire transgressant la séparation des espaces extérieurs et intérieurs, comme pour faire à jamais oublier la loi du grand renfermement. Pour d'évidentes raisons épidémiologiques (le visiteur doit être protégé de la contagion du malade), l'hôpital doit en effet pouvoir être fermé. D'autre part, son avenir est dans la poursuite de la recherche médicale. Pour faire progresser les spécialités, les instituts hospitaliers universitaires doivent s'organiser en pôles de clinique, de recherche et d'enseignement. C'est ainsi que l'Assistance publique a cherché à établir des plans directeurs de la Pitié-Salpêtrière. Le premier est dessiné par l'architecte Guerlin au Bureau central des études d'architecture de l'Assistance publique en 1958. Le deuxième est un schéma proposé par Rémy Butler en 1989 (compte tenu de la création à venir des quartiers de Paris rive gauche) et le troisième un nouveau plan directeur élaboré par Pierre Riboulet en 1992. Christian de Portzamparc en prépare actuellement un nouveau.

Depuis une vingtaine d'années, une architecture plus nuancée s'est imposée à la Salpêtrière, comme à la Pitié et à Charles-Foix : elle s'exprime à l'Institut de cardiologie (Jean-Michel Wilmotte et Jean-Marie Valentin, 2001), dont l'abondance de colonnes relève d'une expression académique, mais qui abrite en son centre un délicat jardin japonisant. Le tout récent Institut du cerveau et de la moelle épinière (ICM), du même Wilmotte, a été inauguré en 2010. Sa falaise de métal et verre à structure poteaux-poutres est égayée

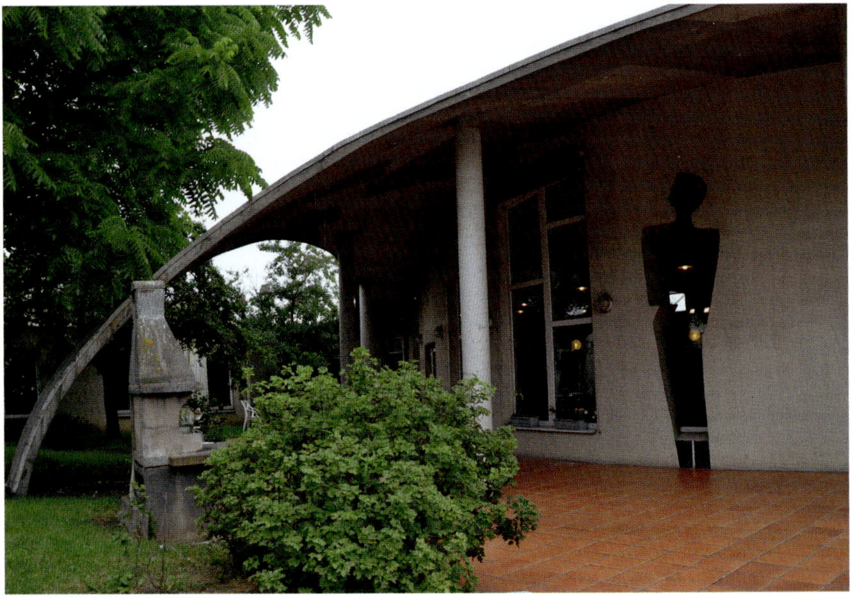

Bâtiment de l'Orbe, hôpital Charles-Foix, 2012.

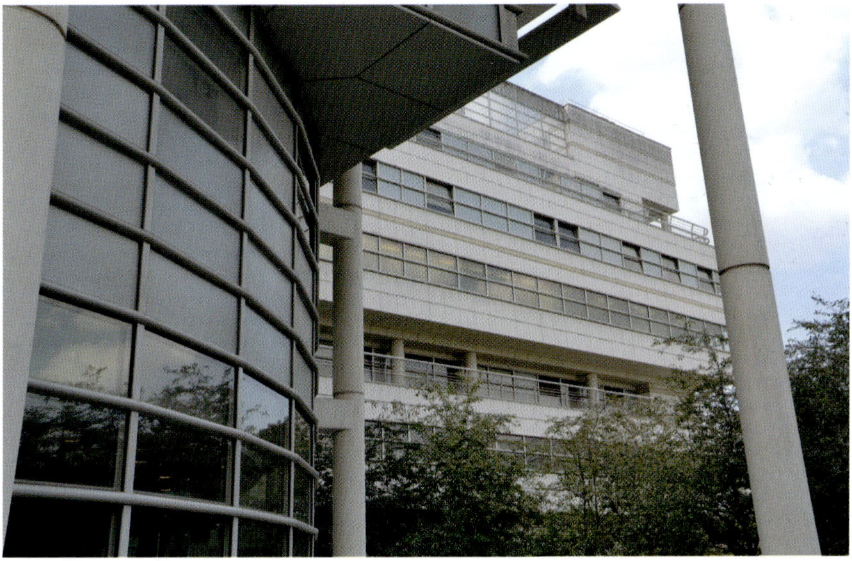

L'Institut de cardiologie, Wilmotte et Valentin architectes, 2012.

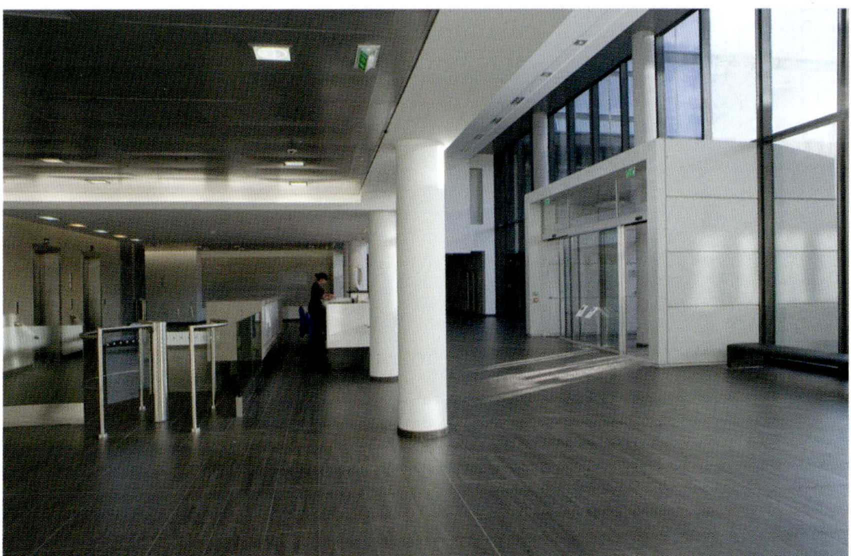

Le hall de l'Institut du cerveau et de la moelle épinière, Jean-Michel Wilmotte architecte, 2011.

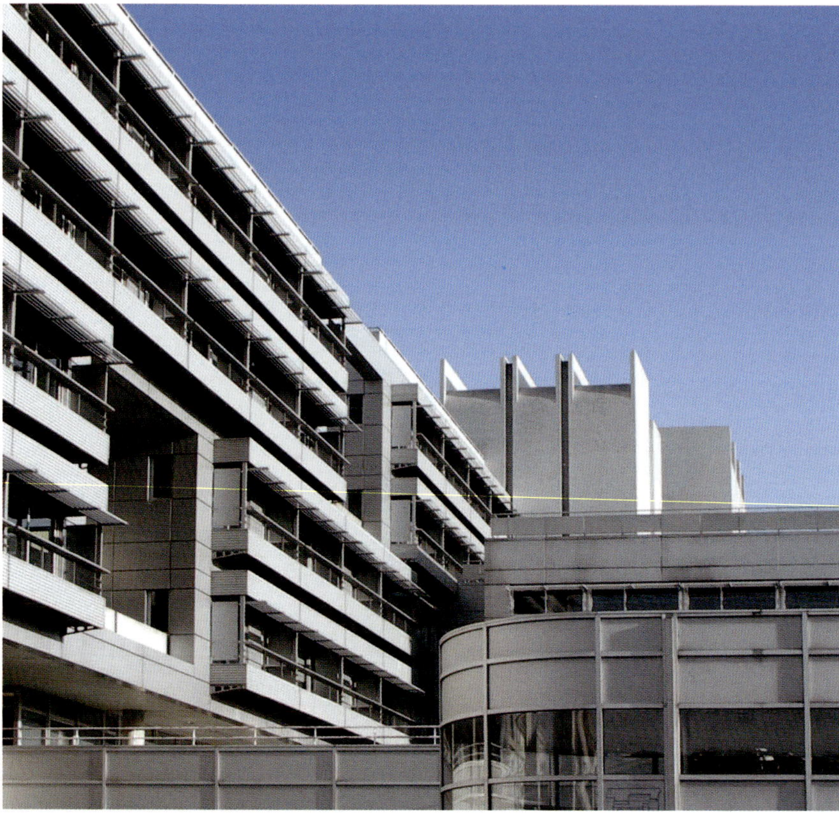

L'entrée du bâtiment Babinski, Pierre Riboulet architecte, 2005.

par la qualité de ses ajustements et par l'espace de son lumineux hall d'entrée. Le plus subtil des grands édifices récents est le bâtiment Babinski, dessiné et réalisé par Riboulet entre 1992 et 1996, collage d'unités organisées par patios. Nous sommes en présence d'une architecture expressive, correspondant au programme et à son temps, à la fois savante et sobrement humanisée, marquée d'horizontales et de terrasses, et s'achevant par la verticale puissante d'un voile ondulé de blanc brillant, dont les étirements géométriques se fondent dans le ciel.

Notes

1. Nous rendons ici hommage à l'ouvrage de Siegfried Giedion, *Espace, temps, architecture* (1941).

2. Citations extraites d'Armand Husson, *Étude sur les hôpitaux [...]*, Paris, Paul Dupont, 1862, p. 282.

3. Jean-Aimar Piganiol de La Force, *Description historique de la ville de Paris et de ses environs*, Paris, Libraires associés, 1765, t. V, p. 257.

4. La partie au sud de cet îlot sera annexée à l'hôpital et construite en 1782 ; il ne subsiste rien de l'ancienne Pitié.

5. Dans ce livre malheureusement, l'absence de tout signe distinctif (guillemets, italique...) fait que l'on ne peut savoir – sauf à revenir aux originaux – ce qui est de l'ordre de la citation ou du récit même du docteur Boucher.

6. De façon générale, on regrette dans ces écrits de N. Sainte Fare Garnot le référencement imprécis et lacunaire de ses sources manuscrites.

7. Michel Gallet et Jörg Garms (dir.), *Germain Boffrand, 1667-1754, l'aventure d'un architecte indépendant*, Paris, Délégation à l'action artistique de la Ville de Paris (DAAVP), 1986, p. 143-160.

8. Victor Hugo, *Les Misérables*, Paris, Gallimard, 1971, coll. « Bibliothèque de la Pléiade », p. 449.

9. Deux citations extraites de Nicolas Sainte Fare Garnot, « L'Hôpital général de Paris, institution d'assistance, de police ou de soins ? », *Histoire, économie et société*, 1984, 3e année, n° 4, p. 54-55. Les citations sources se trouvent dans l'*Inventaire des archives générales des établissements de bienfaisance du département de la Seine* par Henri Bordier, p. 295-300, disponible aux AAP-HP, D-124/1, dans deux écrits du 26 septembre et du 25a novembre de l'année 1657.

10. Nicolas-Marie Clavareau, *Mémoire sur les hôpitaux civils de Paris*, Paris, Prault, 1805, p. 177.

11. Michel-Augustin Thouret, *Rapports au Conseil général des hospices sur les hôpitaux et hospices, les secours à domicile, la direction des nourrices*, Paris, impr. des Hospices civils, an XI (1803), p. 95.

12. La Commission du Vieux Paris tentera vainement de préserver la chapelle de la Pitié ; seules ses boiseries seront déposées au musée Carnavalet. Bulletins de la Commission : 1903 (p. 118-126), 1911 (p. 108-111), 1912 (p. 27), 1914-1915 (p. 48).

13. Guy Barthélemy, *Les Jardiniers du roy*, Paris, Le Pélican, 1979, p. 15.

14. Avec le soufre (10 %) et le charbon (15 %), le nitrate de potassium (KNO_3), ou « salpêtre » (75 %), est le principal des trois composants de la poudre à canon.

15. Paris, AN, S 1916, archevêché de Paris, Petit Arsenal et Salpêtrière.

16. Louis Boucher, *La Salpêtrière, son histoire de 1656 à 1790 [...]*, Paris, Delahaye & Lecrosnier, 1883, p. 20.

17. L. Boucher, *op. cit.*, p. 28.

18. En 1701 : 1 894 enfants de moins de 15 ans, 329 filles de moins de 16 ans, estropiées, teigneuses, etc., 594 vieilles aveugles ou paralytiques, 262 vieilles et vieux mariés de plus de 70 ans, 380 correctionnaires, libertines ou prostituées,

465 gueuses ordinaires et vagabondes, 330 femmes en enfance, d'une extrême vieillesse, 300 folles violentes ou innocentes, et 92 épileptiques de divers âges.
19. Jacques Tenon, *Mémoires sur les hôpitaux de Paris,* Paris, impr. de P.-D. Pierres, 1788, p. 85.
20. Jean Douet de Romp-Croissant, *La France guerrière [...],* Paris, Michel Brunet, 1643.
21. L. Boucher, *op. cit.,* p. 25.
22. Pierre Coste (dir.), *Saint Vincent de Paul, correspondance, entretiens, documents,* Paris, Lecoffre & Gabalda, 1922, t. V, lettre à la duchesse d'Aiguillon du 9 novembre 1653, p. 47-48.
23. Jacques Thuillier, *Monsieur Charcot de la Salpêtrière,* Paris, Robert Laffont, 1993, p. 63.
24. Louis Abelly, *Vie de saint Vincent de Paul,* Paris, D. Dumoulin, 1881, t. I, p. 284-285.
25. Paris, AAP-HP, 45 FOSS C7a : démission de Vincent de Paul, 31 janvier 1657 (original aux archives de l'archevêché de Paris).
26. Georges Guillain et Pierre Mathieu, *La Salpêtrière,* Paris, Masson et Cie, 1925, p. 20.
27. Paris, AAP-HP, 45 FOSS C3b.
28. Mazarin accordera au surplus par testament 60 000 livres, destinées à la construction de l'aile des Ménages (couples mariés), qui porte son nom.
29. A. Husson, *op. cit.,* p. 514.
30. Paris, AAP-HP, 714 FOSS 1.
31. Voir par exemple l'ouvrage récent de Jean-Pierre Carrez, exceptionnel dans l'analyse des enfermées, mais muet sur les lieux qu'elles habitent : Jean-Pierre Carrez, *Femmes opprimées à la Salpêtrière de Paris (1656-1791),* Paris, Connaissances et savoirs, 2005.
32. Paris, AAP-HP, 41 FOSS 4.
33. L'arpent d'Ancien Régime représente environ 0,34 hectare.
34. Il est signalé sur le plan de Paris d'Albert Jouvin de Rochefort (1672).
35. Voir Gilles-Antoine Langlois, *Histoire d'un quartier de Paris, de la Salpêtrière à la Bibliothèque nationale de France,* Paris, Somogy éditions d'art, 2000, p. 10-49.
36. Paris, AN, H 1515/3.
37. Paris, archives de l'Assistance publique (AP), 45 FOSS C 81bis : *Registre des séances et délibérations [...] de Saint-Denis de l'Hospital général, ditte de la Salpêtrière (1677-1687),* 7 janvier 1686.
38. N. Sainte Fare Garnot, « L'évolution du plan-masse de la Salpêtrière, du Petit Arsenal à l'Hôpital général, 1634-1671 », *Bulletin de la Société de l'histoire de Paris et de l'Île-de-France,* 1986 (1984), p. 58-59, article auquel nous sommes redevable du début de l'analyse de ces premiers bâtiments.
39. Paris, AAP-HP, 65 FOSS 1.
40. A. Husson, *op. cit.,* p. 282-283 (l'original de ce document a disparu dans l'incendie des archives de l'AP en 1871).
41. N. Sainte Fare Garnot, *op. cit.,* 1986, p. 59, note 10, lequel confond le « donjon », qui n'est probablement qu'une tour à salpêtre, et le « château ».
42. Paris, AAP-HP, 45 FOSS F, fol. 571-576 ; 26 février 1659, « Tracé des alignements du bâtiment pour les mendiants mariés » (Mazarin) ; 25 juin 1668, baptême du corps de logis Fouquet (pavillon en bout de l'aile Mazarin).
43. Plan retrouvé par N. Sainte Fare Garnot à la bibliothèque Sainte-Geneviève, *op. cit.,* 1986, fig. 14.
44. Maurice Dumolin, « La construction du Val-de-Grâce », *Bulletin de la Société de l'histoire de Paris et de l'Île-de-France,* 1930, t. II, p. 92-149.
45. Eugène Piot (dir.), *État civil de quelques artistes français,* Paris, Pagnerre, 1873, p. 20.
46. M. Dumolin, *op. cit.*
47. En 1663, Jean Broutel est l'un des huit chapelains de Versailles ; il sera nommé chapelain de la reine en 1672.
48. Paris, AN, Z1j 302 (14 décembre 1668) et 303 (18 juin 1668-5 février 1669).
49. Paris, AAP-HP, 45 FOSS F, fol. 485-511. Les délibérations elles-mêmes ont disparu dans l'incendie de 1871, il n'en existe qu'un résumé dans le fonds Joly de Fleury à la Bibliothèque nationale de France, département des manuscrits français,

dont les numéros 1220 à 1230 sont relatifs à la Salpêtrière.

50. Les plans de cette maison ont disparu, et nous ne savons d'ailleurs pas de quel projet il s'agit, ni ne connaissons sa localisation.

51. Paris, AAP-HP, 65 FOSS 1.

52. Cependant, des ouvrages d'érudition du XIXe siècle n'attribuaient à l'époque du Petit Arsenal que la division Hémey ; voir par exemple l'article d'Augustin Cabanès, dans *La Grande Encyclopédie,* Paris, Société anonyme de la Grande Encyclopédie, 1901, vol. 29, p. 377.

53. Paris, AAP-HP, Hôpital général, liasse 5.

54. Paris, AAP-HP, 45 FOSS F, fol. 571-576.

55. Henri-Paul Eydoux, *Monuments méconnus, Paris et Île-de-France,* chap. « Une réalisation du Grand Siècle : la chapelle de la Salpêtrière », Paris, Librairie académique Perrin, 1977, t. II, p. 71.

56. L'abbé Eschenlauer relate que, dans la partie de cette crypte aujourd'hui murée au nord, est un caveau où ont été enterrés successivement le chapelain Daure, le directeur Duplessis-Montbard, la mère supérieure de Sénarpont-Mouchy et la mère supérieure Robin de Moysan ; voir Georges Eschenlauer, *La Salpêtrière et son église Saint-Louis,* Paris, impr. des Orphelins apprentis d'Auteuil, 1938, p. 17.

57. N. Sainte Fare Garnot, *op. cit.,* 1986, p. 70.

58. N. Sainte Fare Garnot, *ibid.,* attribue le premier à Le Vau et le second à Bruant... Hypothèses fragiles : ni l'un ni l'autre ne sont datés ou signés, et aucun des deux ne figure le parti finalement exécuté.

59. Le 31 mai 1677, l'archevêque autorise la démolition de la « nef qui menace ruine ».

60. Paris, AAP-HP, 45 FOSS F.

61. J.-A. Piganiol de La Force, *op. cit.,* p. 244. L'église en croix grecque du plan de Duval séparait déjà en quatre nefs les catégories d'âge et de sexe.

62. G. Eschenlauer, *op. cit.,* p. 32.

63. Yves Landry, *Les Filles du roi au XVIIe siècle. Orphelines en France, pionnières au Canada,* Montréal, Leméac, 1992.

64. Pierre Bardin, « Convois de filles pour les îles », *Généalogie et histoire de la Caraïbe,* novembre 1999, bulletin 120, p. 2668-2674.

65. Nicolas de La Mare, *Traité de la police [...],* Paris, Michel Brunet, 1722, livre III, p. 527.

66. *Ibid.,* p. 528.

67. Paris, AAP-HP, Hôpital général, liasse 11, 13 septembre 1670, lettre de Colbert aux administrateurs de l'Hôpital général.

68. Analysé par N. Sainte Fare Garnot, dans M. Gallet et J. Garms (dir.), *op. cit.,* p. 147-149. L'auteur le date de 1765, ce qui est évidemment une erreur.

69. 1 livre valant 240 deniers, un emprunt « au denier 20 » équivalait donc à un taux de 5 %.

70. Paris, AAP-HP, 41 FOSS 1, *État de l'Hôpital général de Paris,* 1748.

71. *Ibid.*

72. Maximilien Vessier, *La Pitié-Salpêtrière, quatre siècles d'histoire et d'histoires,* Paris, AP-HP, 1999, p. 91-97.

73. Arlette Farge et Jacques Revel, *Logique de la foule, l'affaire des enlèvements d'enfants, Paris 1750,* Paris, Hachette, 1988.

74. Edmond-Jean-François Barbier, *Journal d'un bourgeois de Paris sous le règne de Louis XV* (écrit entre 1718 et 1762), Paris, UGE, 1963, p. 218.

75. A. Farge et J. Revel, *op. cit.,* p. 17.

76. E.-J.-F. Barbier, *op. cit.,* p. 218-219.

77. *Ibid.,* p. 221 et 225.

78. Paris, AAP-HP, 45 FOSS F, actes devant le notaire parisien Dutartre.

79. Léon Brièle, *Inventaire sommaire des archives hospitalières antérieures à 1790,* Paris, Dupont, 1888, t. IV, p. 71.

80. L. Boucher, *op. cit.,* p. 57.

81. Paris, AAP-HP, 13 FOSS 6a, *Mémoire pour l'Hôpital général de Paris & pour celui des Enfants trouvés de cette ville,* 1790, p. 18-19.

82. Pour faciliter la circulation automobile dans l'enclos de l'hôpital, on a plus récemment

amputé la division Hémey et éventré la division Pinel…

83. J. Tenon, *op. cit.*, p. 85.

84. *Ibid.*, p. 186.

85. *Procès-Verbaux des rapports du Comité de mendicité de la Constituante, 1789-1791,* Paris, Imprimerie nationale, 1911.

86. Paris, AAP-HP, 13 FOSS 6A, *Mémoire pour l'Hôpital général de Paris & pour celui des Enfants trouvés de cette ville,* 1790, p. 41.

87. *Ordres et désordre à l'hôpital (1802-2002), l'internat en médecine,* catalogue d'exposition, Paris, musée de l'AP-HP, 2002, p. 57-59.

88. Paris, BnF, dép. des manuscrits, NAF 22751, correspondance de J. Tenon, « À MM. De la Faculté de Médecine d'Édimbourg », 27 août 1788. Cité (avec une erreur significative et fréquemment reproduite : « des machines à guérir » au lieu de « de ces manufactures à guérir ») en exergue de l'ouvrage collectif déjà mentionné *Les Machines à guérir,* Bruxelles et Liège, Pierre Mardaga, 1979.

89. J. Tenon, *op. cit.,* p. CIV.

90. Paris, AAP-HP, 3Fi34, Charles-François Viel, *Notice sur divers hôpitaux et autres édifices publics et particuliers,* Paris, 1812, p. 5-13.

91. Paris, AAP-HP, 793 FOSS 8-13.

92. C.-F. Viel, voir note 90.

93. *Ibid.*

94. Armand-Gaston Camus et Adrien Duquesnoy, *Rapports au Conseil général des hospices, sur les hôpitaux et hospices, sur les secours à domicile, la direction des nourrices,* Paris, impr. des Hospices civils, an XI (1803).

95. Paris, AN, F21*2470/3. Nous avons retrouvé un plan de ces transformations, publié dans cet ouvrage.

96. Paris, AN, F21*2470/15.

97. Paris, AN, F21*2470/90, 15 février 1796.

98. Paris, AN, F21*2470/180.

99. Paris, AN, F21*2471/58, 14 octobre 1796.

100. Paris, AN, F21*2477/286, 19 octobre 1807.

101. G.-A. Langlois, *Le Bassin de la Villette,* Paris, Somogy éditions d'art, 2007.

102. Paris, AN, F21*2471/88bis, 29 octobre 1796. Une partie de ces bancs de 1796 est toujours en place.

103. Cité par A. Husson, *op. cit.,* p. 286. Il subsiste des espaces enterrés de ces basses loges.

104. A. Husson, *op. cit.,* p. 131.

105. En 1820 est créée la « Direction des constructions, reconstructions et réparations des bâtiments de l'administration des hospices de Paris » ; quatre architectes y sont affectés : Huvé, Gauthier, Rohault et Yvert, assistés de quatre inspecteurs.

106. Charles Baudelaire, « Le cygne », *Les Fleurs du mal,* 1857.

107. Républicain anticlérical, franc-maçon, fondateur du journal *Le Progrès médical,* auteur du premier manuel des infirmiers laïcs, Bourneville (1840-1909) a construit à Vitry en 1893 le premier institut médico-pédagogique de France.

108. Michel Bonduelle, « La Salpêtrière de Mazarin à Charcot », *Histoire des sciences médicales,* 1997, t. XXI, n° 2, p. 168.

109. Peut-être même en partie datant du Petit Arsenal : la division Pariset apparaît, de même que le segment sud de la division Jacquart, et quelques autres « granges » disparues prématurément, sur le plan d'Albert Jouvin de Rochefort (1672) ; mais le bâtiment n'est plus là pour se prêter à une enquête.

110. Une partie des collections du musée Charcot a été déposée au musée de l'Assistance publique à Paris.

111. *Depuis cent ans, la société, l'hôpital et les pauvres,* catalogue d'exposition, Paris, MAP-HP, 1996, p. 50.

112. Venu d'Inde, le choléra tue 18 400 Parisiens en six mois ; en 1854, une nouvelle épidémie fait 4 700 morts ; le choléra ravage à nouveau Paris en 1873, 1884, 1892…

113. Renaud a également construit un sanatorium scolaire à Saint-Germain-en-Laye (1896) et un ensemble de bâtiments de soins pour tuberculeux à Limeil-Brévannes (1907).

114. *L'Architecture,* 30 juin 1888, 1re année, n° 26, p. 308. Le premier prix va au médiocre

projet de Joanny Bernard et Gaston Dézereaux.

115. Édouard Quénu et Justin Rochet, « Plan d'un nouveau service à l'hôpital Cochin », *Le Progrès médical,* 1881, XIV, 47, p. 395-397. É. Quénu, « De l'asepsie opératoire, statistique de deux ans au pavillon Pasteur à l'hôpital Cochin », *Bulletins et mémoires de la Société de chirurgie de Paris,* 1899, t. XXV, p. 307-319.

116. *La Construction moderne,* 15 octobre 1911, n° 41, p. 35.

117. Pierre Martel et N. Sainte Fare Garnot (dir.), *L'Architecture hospitalière au XIXe siècle, l'exemple parisien,* catalogue d'exposition, Paris, musée d'Orsay et Réunion des musées nationaux, 1988, p. 73.

118. Fernand Bournon, *Paris-Atlas,* Paris, Larousse, 1900, p. 137. Bournon décrit par ailleurs la Salpêtrière comme une « maison si utile, mais si lugubre ».

119. Jacques-Louis Binet, *Les Architectes de la médecine,* Besançon, Éditions de l'imprimeur, 1996, p. 104.

120. Marcel Fosseyeux, *Un nouvel hôpital, la Pitié,* Paris, Berger-Levrault, 1913, p. 6.

121. La Salpêtrière est le seul monument parisien dont la façade principale est masquée par le métro.

122. M. Fosseyeux, *op. cit.,* p. 10. Cela revient à 9940 francs par lit ; pour comparaison, le lit de l'hôpital Robert-Debré, construit par Pierre Riboulet, revient en 1996 à 9500 francs.

123. Paris, Institut français d'architecture (IFA), dossiers du fonds Hennebique, 076 Ifa 2122/2 (planchers, 1928), 076 Ifa 2291/35 et 2309/5 (Mazarin et Lassay, 1930), et 076 Ifa 3277/16 (Jacquart et Hémey, 1933).

124. Katherine Burlen, « Henri Sellier et la doctrine de Suresnes », dans Yves Cohen et Rémi Baudouï (dir.), *Les Chantiers de la paix sociale, 1900-1940,* Fontenay-aux-Roses, ENS éditions, 1995, p. 268.

125. Les assurances sociales (maladie, maternité, invalidité, vieillesse et décès) ont été créées en France pour tous les titulaires d'un contrat de travail par les lois du 5 avril 1928 et du 30 avril 1930.

126. Jean Imbert (dir.), *Histoire des hôpitaux en France,* Toulouse, Privat, 1982, p. 497-503.

127. L'on peut citer à la Salpêtrière l'École des cadres (Rougier et Bessirard architectes, 1962), les cliniques de médecine et de rééducation (Rougier et Bessirard architectes, 1969) et le pavillon Laveran (Bessirard et Vial architectes, 1979) ; ou, à la Pitié, la crèche (Bessirard architecte, 1979) et le service des urgences (Rougier, Bessirard et Henry architectes, 1975).

128. Paris, archives de l'Architecture du XXe siècle, fonds Pierre Pinsard, 058 IFA, PINPI-63-08. Michel, Dechaume, « Le nouvel Institut de stomatologie de la Salpêtrière », *Revue de stomatologie,* 1963, vol. 64, n°s 7-8, p. 381-408.

129. Par exemple le couvent dominicain de Lille en 1952-1965, la basilique souterraine Saint-Pie-X de Lourdes en 1958-1966, les églises Sainte-Élisabeth à Massy en 1962, Saint-Jean-Porte-Latine à Antony en 1967, Saint-Luc à Nantes en 1968.

130. Marc Lauro, « Les architectures de la Salpêtrière », dans G.-A. Langlois (dir.), *Le 13e Arrondissement, une ville dans Paris,* Paris, DAAVP, 1993, p. 113-120.

131. Voir la base Palissy du ministère de la Culture : six éléments classés en 1909 (ancienne Pitié), et 36 de 1909 à 2003 (Salpêtrière) ; <http://www.culture.gouv.fr/public/mistral/palissy_fr>.

132. Florent Champy, « Commande publique d'architecture et segmentation de la profession d'architecte », *Genèses, sciences sociales et histoire,* 1999, n° 37, p. 93-113.

133. Pierre Riboulet, *Naissance d'un hôpital, journal de travail,* Besançon, Éditions de l'imprimeur, 1994.

134. Jean Léonard et Martine Weissmann, *Paris d'hospitalité,* catalogue d'exposition, Paris, Picard et pavillon de l'Arsenal, 1990.

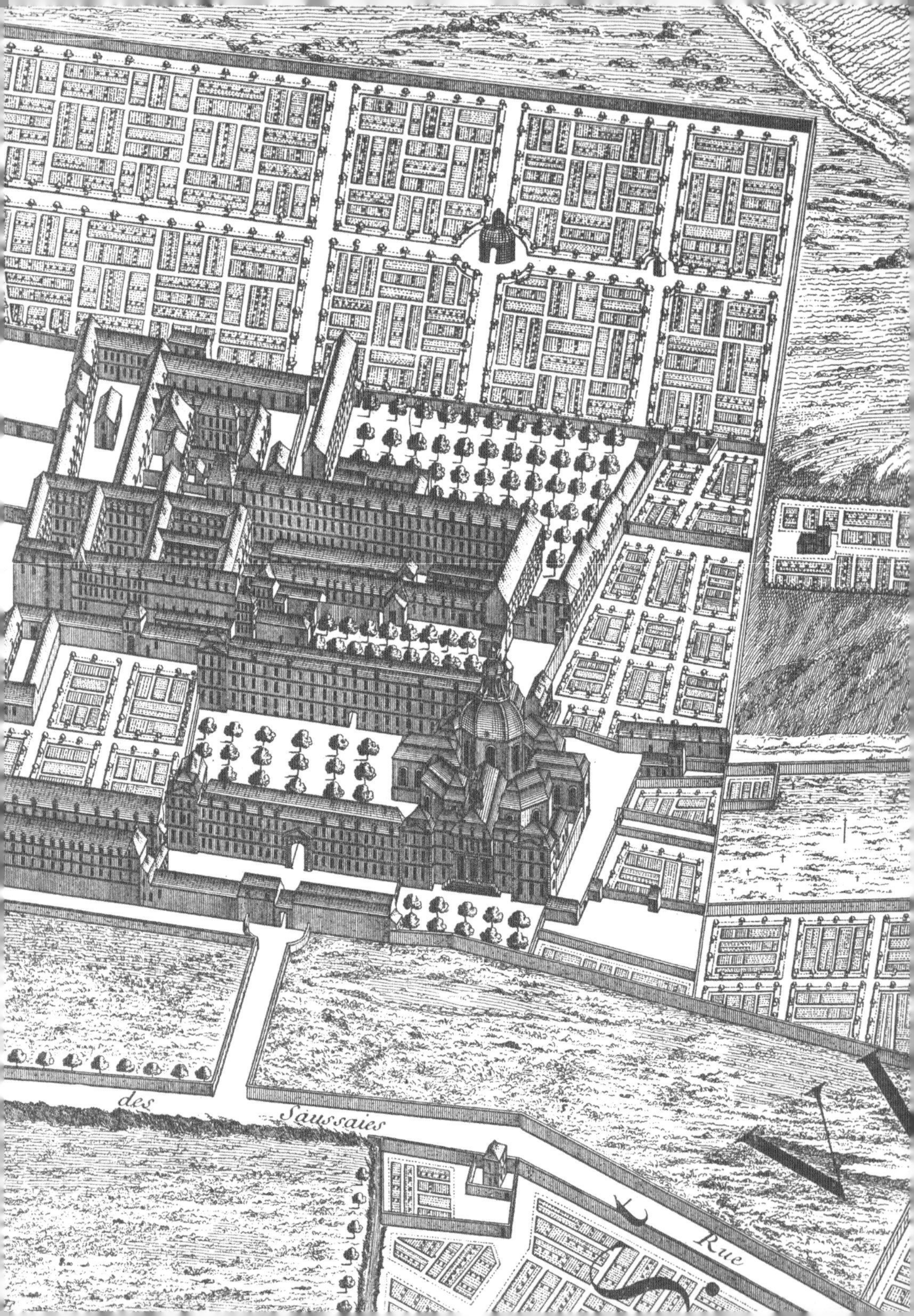
des
Saussaies
Rue

LA PITIÉ-SALPÊTRIÈRE : CONTINUITÉ ET MÉTAMORPHOSES

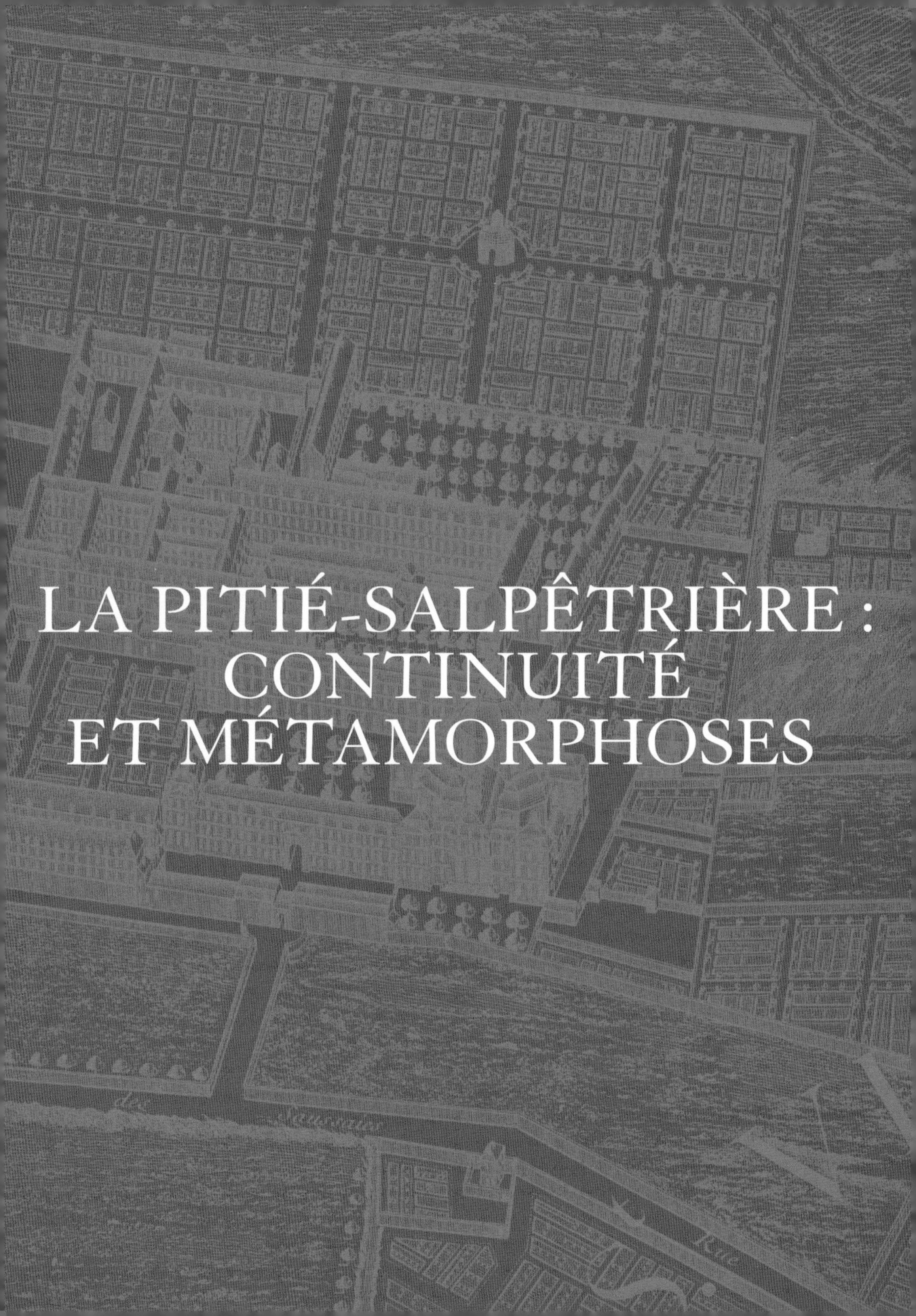

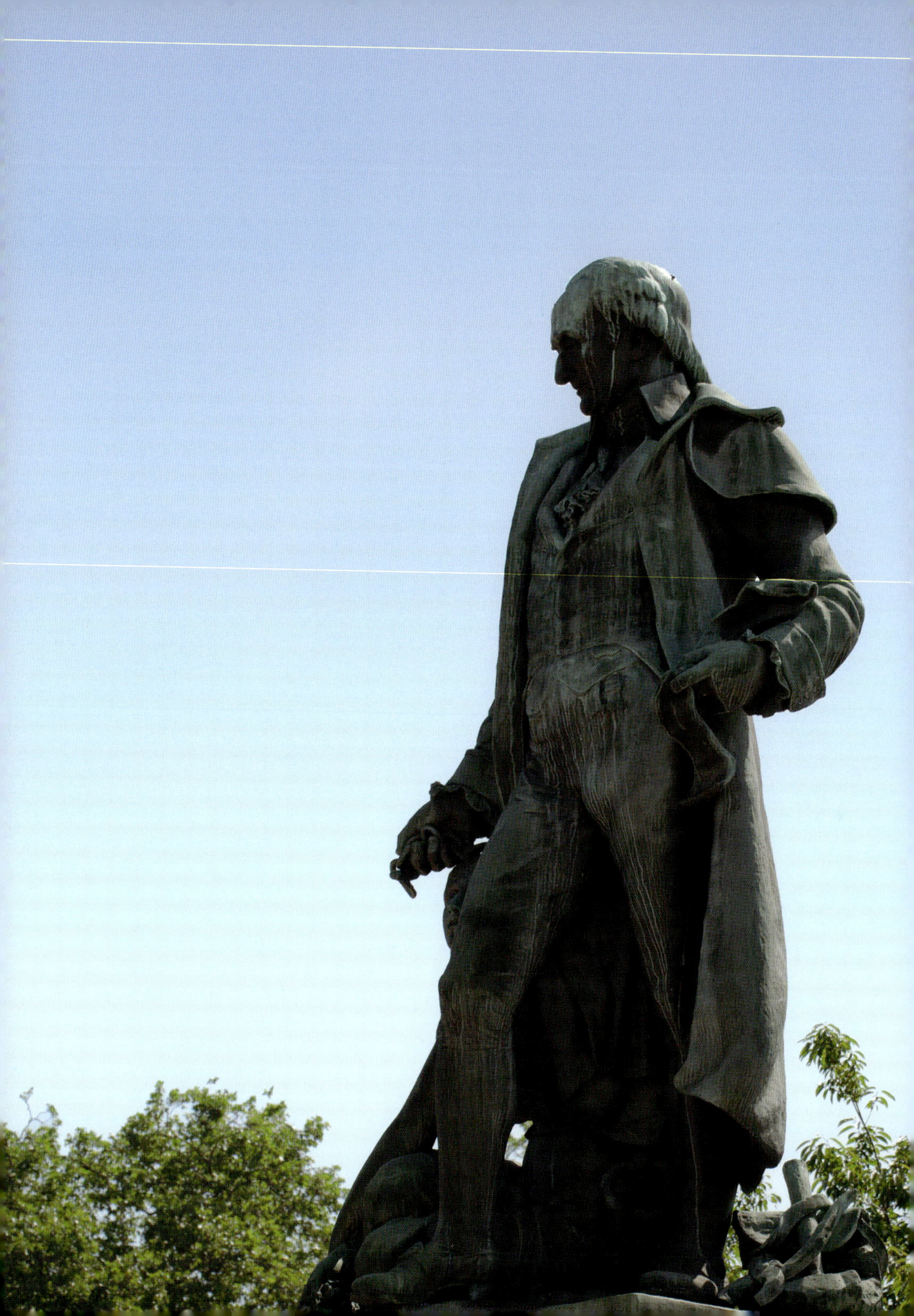

L'hospice Notre-Dame-de-la-Pitié, bientôt appelé simplement Pitié, est ouvert en 1612 par Marie de Médicis, première tentative de renfermement des mendiants, dont la présence à Paris en rangs de plus en plus serrés ne cesse depuis près d'un siècle de générer édits d'interdictions royaux et condamnations du Parlement. Mais l'expérience avorte rapidement, les pauvres qui le peuvent fuyant l'endroit pour retrouver leur liberté, et il ne reste bientôt à la Pitié que des enfants, abandonnés ou orphelins, logés, nourris, éduqués, formés aux travaux d'aiguille pour les filles, et envoyés pleurer aux enterrements pour les garçons.

L'établissement vivote ainsi quelques décennies, jusqu'à la création par ordre de Louis XIV de l'Hôpital général en 1656, projet d'envergure qui va englober la Pitié.

Cette institution regroupant cinq établissements, la Pitié, la Salpêtrière, Bicêtre, l'hôtel Scipion et la Savonnerie, n'est pas, contrairement à ce que son nom semble indiquer, destinée aux soins des malades. En effet, sous l'Ancien Régime, les mots « hôpital » et « hospice » sont encore synonymes, les deux pouvant désigner indifféremment une structure d'accueil des indigents et des infirmes, ou un établissement de soins des malades (en fait des malades pauvres qui ne peuvent bénéficier à domicile des visites de médecins ou de chirurgiens). La distinction entre hôpital et hospice, au sens où nous l'entendons aujourd'hui, n'intervient que sous la Convention et le Directoire, et devient officielle avec la loi du 7 août 1851 relative à l'organisation des secours hospitaliers, dont l'article 1er traite des hôpitaux et l'article 2 des hospices. À Paris, le plus ancien et le principal hôpital de malades est l'Hôtel-Dieu, dont l'origine remonte au VIIe siècle. Au XVIIe siècle, l'Hôtel-Dieu dépend du point de vue spirituel du chapitre de Notre-Dame, les soins sont dispensés par des religieuses, mais il est également, depuis 1505, une structure municipale administrée par huit gouverneurs laïcs nommés par la Ville,

Statue de Philippe Pinel, « bienfaiteur des aliénés », entrée de la Salpêtrière, 2012.
Seigneurie et censive de l'abbaye Sainte-Geneviève (détail) : la maison de la Pitié et le belvédère du Jardin du roi, vers 1650. AN, CP N II Seine 32.

Double page précédente : La Salpêtrière sur la vue isométrique de Paris de Louis Bretez, dite *Plan de Turgot* (détail), 1739. Collection particulière.

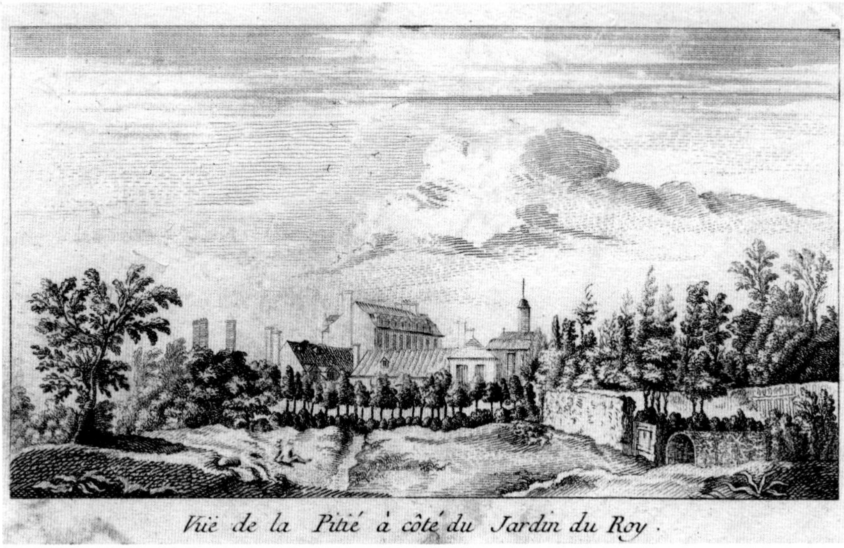

Gravure anonyme du XVIIe ou du XVIIIe siècle.

toujours pour le soin des Parisiens pauvres malades ou blessés.

La création de l'Hôpital général répond à des préoccupations bien différentes : placée d'emblée sous l'égide du pouvoir royal, cette structure laïque est destinée à l'accueil et à l'enfermement des pauvres, et censée régler la question, jugée de plus en plus préoccupante, de la mendicité à Paris. Celle-ci s'était déjà accrue au XVIe siècle avec les guerres de Religion, suscitant la promulgation de multiples arrêtés visant à l'interdire et de lois condamnant au bannissement ou aux galères mendiants et vagabonds. À la suite des désordres de la Fronde, le problème se fit encore plus aigu. Face à l'ampleur de la mendicité, la Réforme catholique eut pour effet de rendre bientôt intolérable la vue d'une telle population jugée oisive bien qu'en état de travailler, considérée par conséquent comme paresseuse, licencieuse, vivant dans le péché et dans l'oubli des sacrements. La réflexion menée par la Compagnie du Saint-Sacrement, société secrète de dévots influents dévouée à la réalisation du bien sur la terre et au salut de ses membres, aboutit à la genèse du projet ambitieux de l'Hôpital général, pour l'enfermement des pauvres de Paris dans un double objectif de charité (les pauvres devaient y être logés, nourris, blanchis, et leur âme secourue par des soins spirituels) et de répression de la mendicité, interdite et sévèrement punie. Cette solution avait pour avantage de rassembler les pauvres en un même lieu, de faciliter leur traitement, de nettoyer efficacement (du moins en théorie) les rues des mendiants qui les encombraient, et de garantir ainsi l'ordre public à Paris. La Compagnie du Saint-Sacrement fut appuyée dans cette entreprise par les dames de la Charité de Vincent de Paul, dont la duchesse d'Aiguillon qui, riche et influente, obtint d'Anne d'Autriche l'enclos de la Salpêtrière (lieu servant auparavant, comme son nom l'indique, à la récolte du salpêtre, pour la fabrication de la poudre à canon) par un brevet de donation, pour y édifier le principal établissement d'enfermement des indigents.

L'édit de création est donc signé par Louis XIV le 27 avril 1656 et l'Hôpital général ouvre ses portes le 7 mai 1657, « pour tous les pauvres de Paris qui y voudraient entrer de leur bonne volonté [1] ». Il est alors constitué de deux établissements fondés pour l'occasion, la Salpêtrière pour les femmes et les enfants en bas âge, et Bicêtre pour « les garçons en âge de travailler en atelier » et les hommes âgés ou invalides, ainsi que d'établissements déjà existants qui lui sont rattachés : la maison de Scipion pour les nourrissons et les femmes internées, « tant femmes que filles de vie suspecte ou d'humeur fâcheuse ou incorrigible [2] », qui deviendra bientôt la boulangerie de l'Hôpital général, la Savonnerie, comprenant une école de garçons et des ateliers de tapisserie pour les garçons en âge de travailler, et enfin la Pitié, siège de l'administration générale, accueillant des petits garçons et des filles d'âge scolaire ou travaillant en atelier. Les couples mariés, qu'on ne peut séparer, sont assistés à domicile, aux frais de l'Hôpital général.

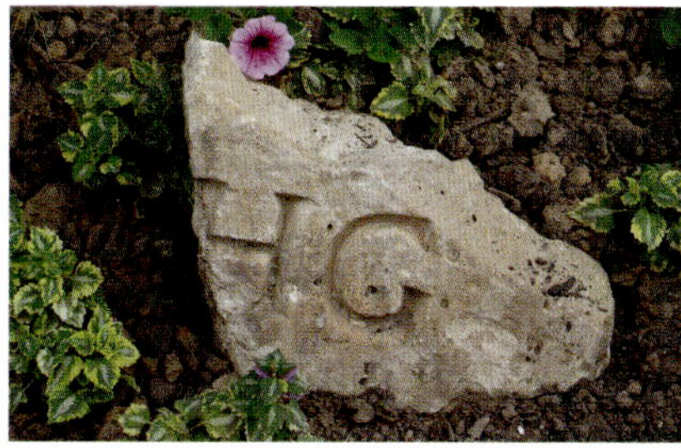

Pierre gravée « HG », issue des fondations de la division Hémey, 2012.

Le succès est rapide puisque, dès septembre 1657, les pauvres internés sont 2 672 au total [3] : 642 à la Pitié, 290 à Scipion, 320 à la Savonnerie, 600 à Bicêtre et 820 à la Salpêtrière. Il s'agit principalement d'enfants (57,8 % selon les comptes de Jacques Depauw), pauvres, abandonnés ou orphelins, premières victimes de la paupérisation. Il faut compter en outre 2 309 « pauvres aux portions », c'est-à-dire entretenus à domicile.

Nicolas-Jean-Baptiste Raguenet, *Vue de la Salpêtrière,* vers 1760. Musée Carnavalet, inv. P 1745.

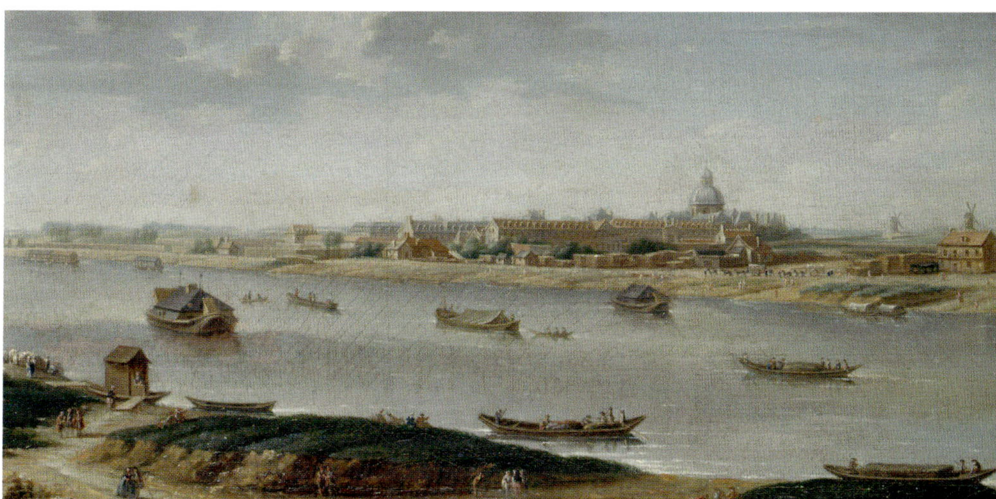

Les pauvres de la Pitié comprennent 80 garçons de 7 à 12 ans et 562 filles de 6 à 16 ans. La Salpêtrière enferme 192 enfants de 2 à 7 ans, 206 femmes invalides et 422 femmes valides, qui s'occupent des enfants ou travaillent dans les ateliers. En 1661, un legs testamentaire de Mazarin permet d'accueillir à la Salpêtrière les couples mariés, âgés de plus de 70 ans ou invalides, logés dans des cellules particulières dans une aile réservée.

La crise de subsistance de 1661 redouble la mendicité dans les rues de Paris, y jetant des paysans affamés qui fuient les campagnes. Devant un tel afflux, les directeurs de l'Hôpital général, chargés de l'assistance aux pauvres et de la répression de la mendicité à Paris, réclament et obtiennent de nouvelles mesures : l'ouverture d'hôpitaux généraux en province et un durcissement des peines infligées aux mendiants, notamment un édit condamnant aux galères ceux qui ont été arrêtés à trois reprises…

La population de l'Hôpital général s'accroît alors rapidement, passant de 2672 internés en 1657 à 5000 en 1663, soit un peu plus de 1 % de la population parisienne, et jusqu'à 10000 internés en 1701.

D'hospice pour « bons pauvres », c'est-à-dire pauvres venant chercher volontairement protection, éducation et travail dans la maison, la Salpêtrière devient également une institution carcérale avec la création de la maison de force en 1684, accueillant les voleuses, criminelles, prostituées ou débauchées, mais aussi les mendiantes récidivistes à qui l'on ne peut appliquer la peine des galères, réservée aux hommes. Véritable prison féminine au sein de l'établissement, elle est divisée en quatre sections : le Commun, pour « les filles les plus dissolues », c'est-à-dire les prostituées ; la Correction, destinée « à celles qu'on juge ne s'être pas autant oubliées » ; la Prison, pour les femmes enfermées par lettres de cachet, c'est-à-dire par ordre du roi ; la Grande Force, pour les « femmes flétries par la justice », criminelles condamnées par la justice et marquées au fer rouge par le bourreau[4].

En dehors des maisons de force, plusieurs voies d'entrée à l'Hôpital général sont possibles : les « bons pauvres » demandant volontairement leur admission ou celle de leur enfant doivent présenter un certificat de baptême indiquant leur âge et leur identité, ainsi qu'un certificat du curé de leur paroisse attestant leur état de pauvreté. Leur requête est examinée par deux membres du bureau de direction de l'hôpital, qui les acceptent si une place est disponible et si les justificatifs sont en règle.

Les archers constituent une autre source d'admission de pensionnaires : bras armé de la direction de l'Hôpital général, ils sont responsables de la surveillance et du maintien de l'ordre au sein de ses établissements, et patrouillent aussi dans les rues parisiennes pour arrêter mendiants et prostituées et les conduire de force à l'Hôpital général. Si l'on en croit l'« instruction concernant ce qui doit être pratiqué par les brigades des archers de l'Hôpital général, lors de la capture des mendiants, et à l'occasion de troubles et des rébellions, insultes et violences qui pourraient leur être faites dans l'exercice de leurs fonctions[5] », ces archers chargés de la chasse aux pauvres ne furent guère populaires

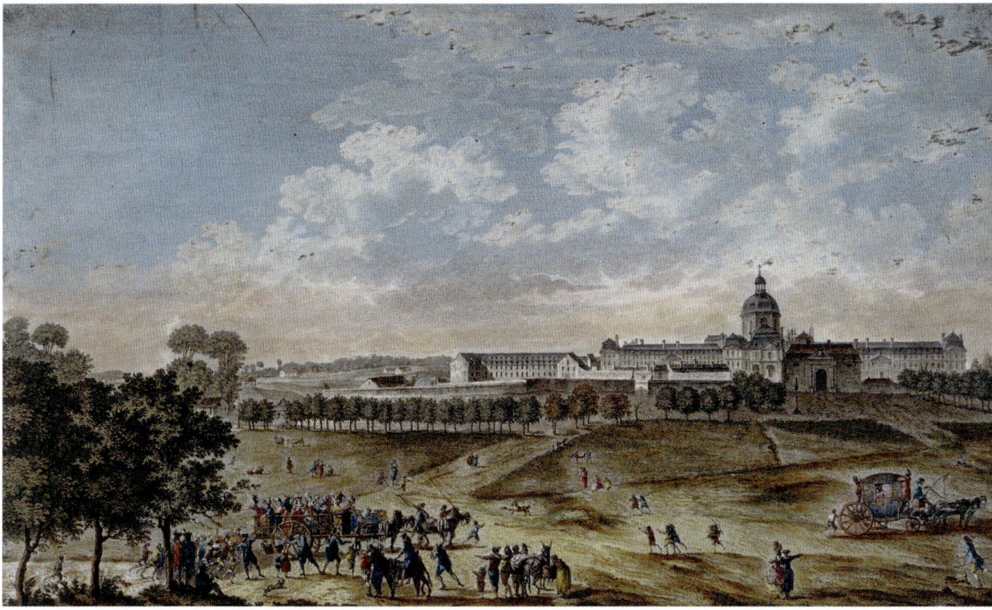

Marie-Alexandre Duparc, d'après Savard, *Vue de la Salpêtrière prise du boulevard*, vers 1780. MAP-HP, n° 64bis. On aperçoit au premier plan des prostituées transportées en charrette vers la maison de force de la Salpêtrière.

au sein du peuple parisien. La durée de ces enfermements après ce type d'admission forcée est toutefois très courte à la Salpêtrière, de quelques jours à quelques mois. Ainsi, quatre femmes de 60 à 65 ans, arrêtées le 21 avril 1732 pour mendicité par les archers, sortent entre le 24 avril et le 27 juin de la même année, soit des temps d'enfermement allant de trois jours à deux mois. Le surpeuplement constant de la Salpêtrière motive probablement ces sorties précoces, mais il est possible aussi que les archers, au cours de leurs rafles, se montrent peu discriminants sur les femmes arrêtées comme mendiantes, et que les familles viennent bientôt réclamer à l'établissement leurs femmes, mères ou filles indûment enfermées.

Beaucoup de femmes entrent à la Salpêtrière dans la maison de force, par décision de justice ou de police, après condamnation des tribunaux du Châtelet ou par ordre direct du lieutenant général de police, ou encore par ordre du roi. Les délits qui leur sont reprochés sont nombreux : le plus souvent, débauche ou prostitution, ou bien divination et sorcellerie, vols, blasphème, « fait de religion » (il s'agit de protestantes sévèrement persécutées à la fin du XVIIe siècle et au début du XVIIIe, après la révocation de l'édit de Nantes par Louis XIV), mendicité en état de récidive, imposture ou abus de confiance, empoisonnement et meurtre, pratique d'avortements, fausse monnaie, rupture de bannissement, ou encore folie.

La durée d'enfermement est alors très variable, la peine pouvant être fixée d'emblée par le tribunal ou bien laissée à l'appréciation du lieutenant général de police ou de la Supérieure de l'Hôpital

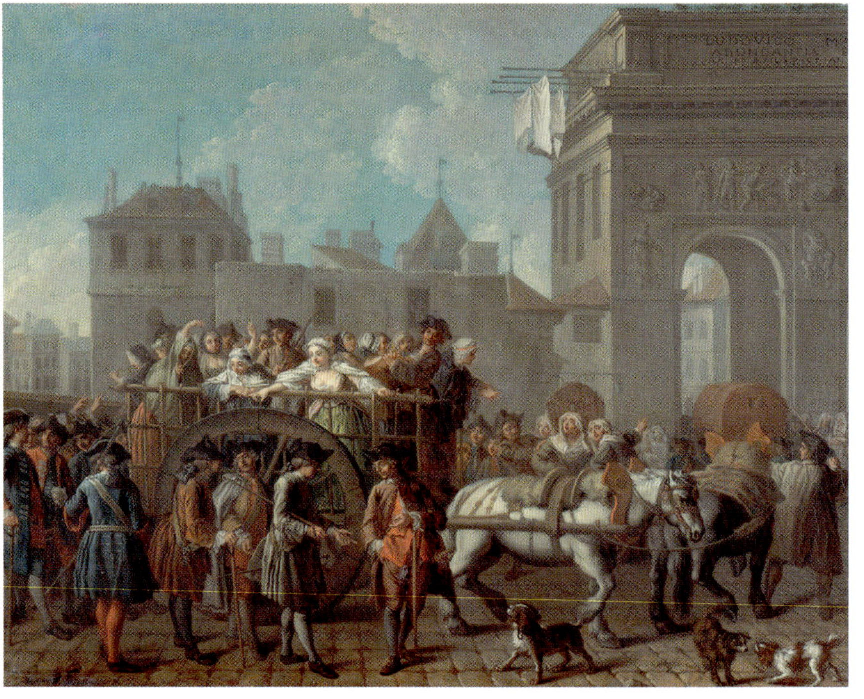

Étienne Jeaurat, *La Conduite des filles de joie à la Salpêtrière*, XVIIIe siècle. Musée Carnavalet, inv. P 282.

général, en fonction du comportement de l'internée ou du nombre de récidives. Cet enfermement semble la plupart du temps de moins d'un an, mais peut être définitif, pour des cas de récidives multiples, meurtre ou fausse monnaie (il s'agit là d'un crime de lèse-majesté), ou bien encore de folie furieuse[6].

Enfin, certaines filles ou femmes entrent à la Salpêtrière par la volonté de leur famille : il s'agit d'enfants illégitimes – les « filles mères » avaient la possibilité d'être hébergées à la Salpêtrière le temps de leur grossesse, puis d'accoucher discrètement à l'Hôtel-Dieu où elles laissaient leur enfant, qui était envoyé dans un établissement de l'Hôpital général où l'on essayait de lui trouver une nourrice dans le cas peu probable où il survivait à ses premiers jours de vie –, d'enfants qu'on ne peut plus nourrir ou éduquer, d'insensées jugées incurables, ou encore de « débauchées » jetant l'opprobre sur leur famille. Dans ces deux derniers cas, les familles doivent obtenir une lettre de cachet. Elles en font la demande écrite auprès du lieutenant général de police. Celle-ci doit être circonstanciée et éventuellement accompagnée de certificats médicaux attestant la folie de la malheureuse et son caractère incurable – en effet, des traitements doivent avoir été entrepris en vain – ou de rapports du curé de la paroisse ou de témoins des mauvais comportements invoqués. Le lieutenant général de police diligente alors une enquête soigneuse pour confirmer ou infirmer les allégations des demandeurs et, en cas de rapport positif des enquêteurs, délivre lui-même la lettre de cachet ou envoie un rapport au ministre de Paris qui accorde la lettre de cachet signée par le roi.

Les sorties sont décidées par les mêmes autorités qui ont présidé à l'enfermement : le bureau de la Salpêtrière, les autorités judiciaires, le lieutenant de police, les parents qui reviennent chercher, à la suite d'une meilleure fortune, les jeunes enfants qu'ils ont placés, ou qui sollicitent, par les mêmes voies que pour les demandes de lettres de cachet, la libération de leur « mauvaise » fille qu'ils estiment suffisamment punie ou assez repentante, ou bien finalement guérie de sa folie, ou du moins plus maîtrisable. Certaines pensionnaires se passent cependant de toute autorisation de sortie et les évasions sont fréquentes à la Salpêtrière, peut-être pas de la Force – quoique celle de Mme de La Motte, célèbre escroqueuse impliquée dans l'affaire du collier de la reine et condamnée en 1786 à la flétrissure puis à l'enfermement à vie, soit restée célèbre –, mais en tout cas des dortoirs, bien moins surveillés, au rythme moyen d'une ou deux par semaine. Ainsi les registres des sorties indiquent l'évasion le 2 avril 1726 de Marguerite Rousselot, âgée de 77 ans ; le 8 avril, c'est au tour de Marie Dupressoir, et le 9 avril de Margueritte Sellier, 70 ans, veuve, venue de l'Hôtel-Dieu. On trouve même la trace d'une certaine Jeanne Trifene, de Lominel près de Vannes, âgée de 64 ans, envoyée de l'Hôtel-Dieu comme paralytique le 20 avril 1732 et qui, trouvant sans doute les modalités d'hébergement peu à son goût, s'évade trois mois et demi plus tard, le 4 août 1732[7].

On peut aussi rejoindre un autre hôpital : l'Hôpital général n'est pas, comme on l'a vu, destiné au soin des malades, mais à l'enfermement des pauvres et des invalides. À la Salpêtrière comme à la Pitié, seules quelques maladies sont traitées sur place, dans des salles réservées, telles la gale et la teigne, omniprésentes dans les dortoirs. Un médecin fait sa visite deux fois par semaine pour les ecclésiastiques, les sœurs ou le personnel, et les chirurgiens de l'établissement assurent des soins rudimentaires aux femmes enfermées, mais, pour celles-ci, toute maladie constituée ne peut être traitée sur place et les malades sont envoyées à l'Hôtel-Dieu, ou à Bicêtre pour les « femmes gâtées », c'est-à-dire les syphilitiques, sur décision du chirurgien et des officières responsables de leur dortoir. En général, ces séjours sont temporaires et les femmes reviennent à la Salpêtrière une fois considérées comme guéries – si elles ne décèdent pas là-bas.

Mentionnons enfin le sort des nombreuses malheureuses envoyées peupler les colonies françaises, au Québec dès 1669, puis en Louisiane et aux Antilles après 1715, jusqu'en 1750, date où ces envois, très impopulaires et donnant lieu à des attroupements et à des émeutes, furent finalement interrompus. Jeunes orphelines élevées par l'Hôpital général et dotées par le roi pour épouser les colons en Nouvelle-France, voleuses ou prostituées expédiées sur les rives du Mississipi, toutes ces femmes étaient choisies jeunes et en bonne santé, pour affronter la pénibilité du voyage ainsi que la rudesse des conditions de vie et du climat à destination.

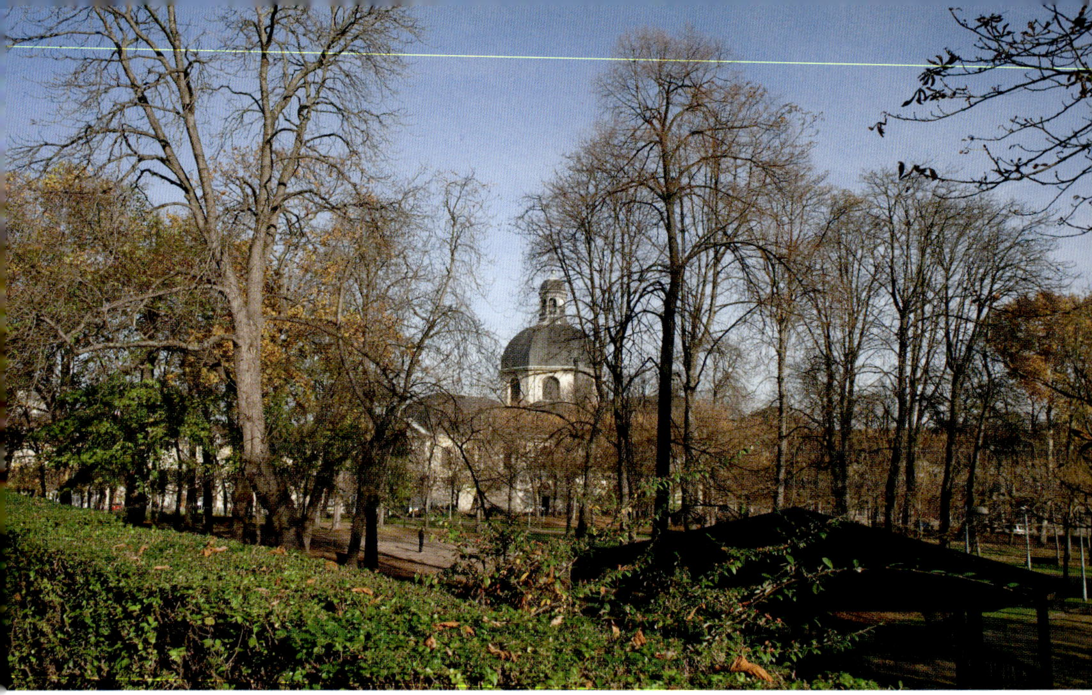

L'église de la Salpêtrière, vue du parc de la Hauteur, 2012.

Les lieux

La Pitié

Premier établissement et « chef-lieu » de l'Hôpital général, la Pitié abrite son centre d'administration, des magasins et un hospice.

En 1701, l'hospice de la Pitié reçoit 1 140 pensionnaires[8] : 260 jeunes garçons âgés de 12 à 16 ans, chargés d'accompagner les convois funéraires ou travaillant comme cardeurs ou fileurs, 622 vieillards paralytiques âgés de 65 à 90 ans, 112 filles de plus de 10 ans, écrouelleuses ou « mal taillées » travaillant au tricot, 83 femmes enceintes qui seront envoyées à l'Hôtel-Dieu pour accoucher, 63 accouchées de retour de l'Hôtel-Dieu, hébergées jusqu'au sevrage de l'enfant.

À la fin du XVIIIe siècle, cet hospice n'accueille plus que de jeunes garçons, âgés de 4 à 12 ans : ils sont 1 396 en 1791[9]. Quand ils n'arrivent pas directement d'autres maisons de l'Hôpital général où ils ont grandi, des enfants pauvres s'y présentent tous les lundis, munis de certificats de « pauvreté absolue » délivrés par le curé de leur paroisse et vérifiés par au moins deux administrateurs. Ils sont alors acceptés ou refusés, selon ces certificats et les places disponibles, et tenus d'après le règlement de rester à la Pitié jusqu'à leurs 12 ans, bien qu'en pratique les allers-retours ne soient pas rares, les parents venant chercher leur garçon et le ramenant au gré des vicissitudes.

Répartis entre sept divisions ou « emplois », ils y reçoivent une instruction élémentaire incluant bien sûr, outre la lecture, l'écriture et l'arithmétique, la religion. Il y a un maître et un sous-maître pour chaque division, qui contient dortoirs et salles de classe.

Une division est destinée aux enfants de 4 à 8 ans (ils sont 380 en 1791). Les garçons plus âgés sont répartis entre les autres emplois, dont un est réservé à ceux qui accompagnent les convois funéraires. Les plus doués reçoivent un enseignement plus poussé qui les prépare à devenir plus tard membres du personnel encadrant de la maison.

Après leur première communion, vers 12 ans, les enfants sont mis en apprentissage à Paris pendant trois ans, et un petit trousseau leur est fourni. S'ils se conduisent mal, ils peuvent être rappelés à la Pitié ou envoyés à la maison de force de Bicêtre. D'après La Rochefoucauld-Liancourt, plus de trois quarts des enfants déserteraient de chez leurs maîtres, conséquence inévitable de l'« oisiveté regrettable » à laquelle la plupart auraient été habitués lors de leur séjour à la Pitié. En effet, selon lui, « il n'est aucun travail dans cette Maison », contrairement aux règlements édictés un siècle et demi plus tôt, prévoyant de ne laisser aucun pauvre inoccupé, état de fait justifié par les administrateurs par le manque de place pour l'installation d'ateliers, le coût de cette installation, et le manque de débouchés pour des produits manufacturés probablement de mauvaise qualité.

En dehors du siège de l'administration de l'Hôpital général et de l'hospice, la Pitié dispose du magasin commun des étoffes achetées en province, travaillées ensuite sur place pour la confection d'habits destinés aux pauvres de l'Hôpital général. On trouve aussi des magasins de poisson, légumes et fruits secs pour tout l'Hôpital général. La Pitié y emploie 92 personnes des deux sexes pour fabriquer les vêtements ou garder les magasins.

La Salpêtrière

La Salpêtrière est le plus grand établissement de l'Hôpital général. De 820 femmes internées en 1657, on passe rapidement à plus de 5000 au début de l'année 1701. On y trouve alors des enfants, des nourrissons avec leur nourrice, des enfants de 2 à 3 ans à la bouillie, des garçons jusqu'à 10 ans et des filles à l'école, des filles et femmes valides travaillant comme tisseuses, blanchisseuses, fileuses ou couturières, des femmes enceintes, des scorbutiques, des rougeoleuses, des teigneuses, des scrofuleuses, des brûlées, des estropiées, des paralytiques, des idiotes, des folles, des épileptiques, de jeunes et vieilles aveugles, des vieux en ménage, et bien sûr les prisonnières de la Force, déjà évoquées[10]. Toutes ces catégories de femmes sont réparties dans des dortoirs spécifiques. Toutes, sauf les prisonnières de la Grande Force et les folles furieuses, enfermées et parfois enchaînées dans des loges ou cellules de 2 mètres sur 1,5 mètre, percées de fenêtres à barreaux sans vitre ni volet, exposées aux intempéries, meublées d'un grabat fait de planches, d'une

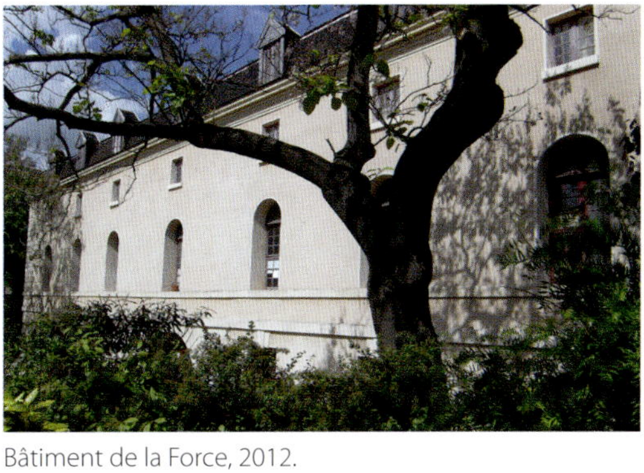

Bâtiment de la Force, 2012.

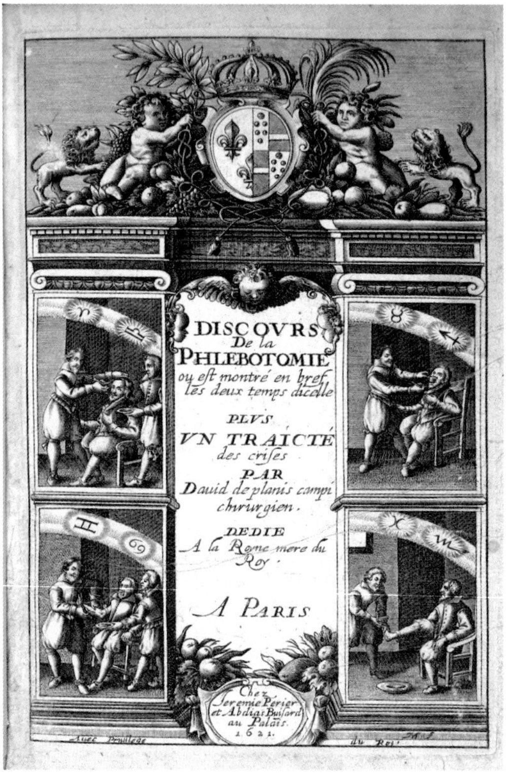

La saignée, traitement des plus courants au XVIIe siècle, pour les maladies les plus diverses, pratiquée par le chirurgien au bras, au pied, à la tempe ou sous la langue, comme on le voit sur ce frontispice d'un traité de chirurgie. David de Planis Campy, *Discours de la phlébotomie,* Paris, J. Périer, 1621. BIU-Santé, 030950 (2).

paillasse, d'un matelas de vieille bourre et d'une couverture, le sol couvert de paille que l'on change chaque jour [11].

Les fillettes – orphelines, enfants abandonnées, illégitimes, ou bien placées par des parents nécessiteux, ou encore filles de « bons pauvres » entrés eux-mêmes de plein gré à l'Hôpital général, confiées à la Salpêtrière dès la naissance ou avant l'âge de 12 ans – étudient dans les écoles de la maison jusqu'à 12 ou 14 ans, où elles apprennent à lire, écrire, tricoter, et où l'éducation religieuse tient une large part. À 14 ans, elles passent à l'emploi Sainte-Claire où elles travaillent à des ouvrages de tapisserie, de lingerie, de broderie ou de dentelle. Puis elles sont placées en ville comme ouvrières ou femmes de chambre, ou bien restent à la Salpêtrière comme filles de service.

Quelques fillettes, appelées « bijoux », se voient réserver un traitement de faveur. Choisies pour leur origine – noblesse pauvre, « honnêtes gens » dans le besoin, orphelines de bonne famille – mais surtout pour leur beauté, leur intelligence ou leurs capacités, elles sont rapidement mises sous la protection des officières qui les traitent comme des filles adoptives. Mieux vêtues, mieux nourries (elles partagent la nourriture des officiers de la maison), elles reçoivent une meilleure instruction comprenant l'enseignement de la musique, de la danse et du chant. Employées tôt auprès de la Supérieure comme femmes de chambre, elles sont destinées à faire partie du corps des officières. Elles deviennent sous-officières à 17 ans et poursuivent leur carrière à l'Hôpital général, mais peuvent également décider d'en sortir et de s'établir en ville [12].

On trouve aussi à la Salpêtrière des infirmeries dévolues à la fois au personnel (officières, ecclésiastiques, maîtres, gouvernantes, filles de service) et aux malades de la Force qui ne peuvent être transportées à l'Hôtel-Dieu. Une apothicairerie permet de préparer sur place les remèdes élémentaires, un amphithéâtre d'anatomie procure aux chirurgiens un lieu d'apprentissage. De nombreux jardins offrent aux pensionnaires un peu de délassement, bien que la plupart soient réservés aux usages privés de la Supérieure, des officières ou des prêtres. On peut également mentionner des potagers et des vergers, une lingerie, une cuisine générale et un marché qui se tient au sein même de l'hôpital, permettant aux résidentes dotées d'un petit pécule d'acheter de quoi améliorer leur quotidien.

Le personnel

Le conseil de direction

L'Hôpital général, dès son origine, est dirigé par un conseil de direction. On y trouve des membres de droit, les « chefs de la direction » – l'archevêque de Paris (seulement à partir de 1673), qui préside les assemblées générales et détient l'autorité spirituelle sur l'ensemble de l'Hôpital général, les premiers présidents du parlement, de la cour des aides et de la chambre des comptes, le procureur général du parlement, le lieutenant général de police et le prévôt des marchands – puis le corps des administrateurs, initialement au nombre de 22, recrutés dans diverses juridictions : fermiers généraux, receveurs généraux des Finances, conseillers au Châtelet, architectes des Bâtiments du roi, commis au contrôle des Finances, avocats du parlement ou bourgeois notables. Les nominations sont faites par le roi et reçues par le parlement. Le renouvellement se fait par cooptation à la mort des directeurs. Ceux-ci doivent se rassembler au moins une fois par semaine, le plus souvent à la Pitié, siège de l'administration, mais des réunions se tiennent régulièrement chez l'archevêque de Paris ou le premier président du parlement. Des assemblées spécifiques à chaque établissement, auquel des administrateurs sont plus particulièrement rattachés, ont lieu avec la même régularité. Chargés de tous les aspects de l'administration des établissements de l'Hôpital général, de son financement, de son approvisionnement, de la gestion de son personnel, mais aussi de la police de tous les pauvres de Paris, dans et en dehors de ses murs, ils assument une tâche écrasante, sachant qu'ils sont tous bénévoles et ont le plus souvent, en dehors de l'Hôpital général, d'autres activités tout aussi prenantes. C'est pourquoi ils doivent s'en remettre régulièrement à l'avis de la Supérieure qui fait le lien entre la direction et l'hôpital.

Le personnel dirigeant et ses assistants

La Supérieure de la Salpêtrière (qui est aussi jusqu'en 1673 celle de l'ensemble de l'Hôpital général, date à laquelle chaque établissement obtient sa propre supérieure) règne sans partage sur cette maison (à la Pitié, il y a cogérance avec l'économe). Nommée par l'assemblée des directeurs, « elle doit estre fortement persuadée de l'importance et de l'estendüe des devoirs qui sont attachés à la charge qui luy est confiée et aymer cincèrement l'obligation que cette place luy impose de se renfermer toutte entière dans les soins et l'application continüelle que demandent le service des pauvres et le bien de l'hospital, afin d'animer par son exemple encore plus que par son authorité, les personnes qui sont appelées d'y travailler avec elle » (art. 1er)[13].

Tenant ses ordres des directeurs, elle doit rendre compte à l'assemblée des événements de la semaine, des entrées, sorties, décès et transferts à l'Hôtel-Dieu. Elle fait signer les registres et les billets de commande de l'apothicairerie, des cuisines, des magasins, des boutiques, des fournisseurs. Elle vérifie les comptes de l'économe, contrôle particulièrement la cuisine et l'approvisionnement, surveille aussi les membres du personnel, leur travail, leur conduite, leur tenue et bien sûr leur moralité : « La Supérieure défendra très expressément aux portières de laisser passer sans nécessité, et à des heures indües, les hommes du costé des filles, ny les filles du costé des hommes, et s'il se rencontre en quelque occasion où il soit nécessaire d'y envoyer quelques filles de service, comme pour aller quérir les ouvrages raccommodés, l'Officière ou la Gouvernante sera tenüe de les conduire et faire en sorte que les officiers, maistres des boutiques et autres observent à leur égard une grande retenüe » (art. 43). « Elle sera très exacte à empescher que touttes personnes, tant ecclésiastiques que séculiers, mesme les Officiers de la Maison, n'entrent dans les chambres des Sœurs sous prétexte de visites, d'affaires ou de services particuliers » (art. 10).

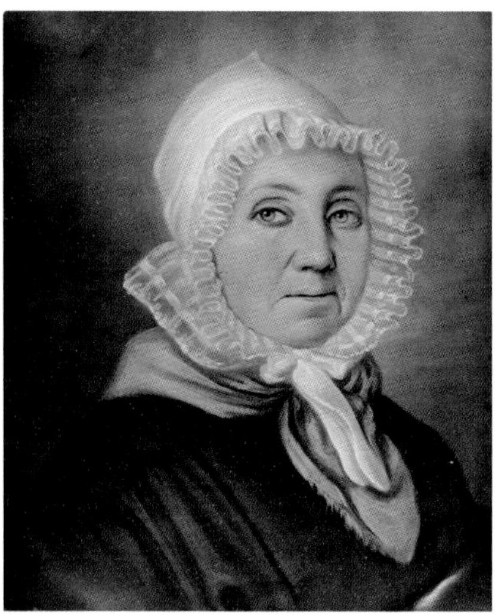

Mlle Bailly, Supérieure de la Salpêtrière de 1723 à 1741. AP-HP.

C'est elle qui soumet au bureau la nomination du personnel, officières, gouvernantes, maîtresses d'école et maîtresses d'ouvrage. Elle répartit les officières aux divers postes, veille à leur bonne entente, à leur bonne conduite. Elle forme les sœurs à l'instruction religieuse des pauvres. Elle s'assure de la qualité des soins aux administrés, signe les bons de transfert des malades vers l'Hôtel-Dieu et supervise la distribution de nourriture et de médicaments, la présence effective des chirurgiens et les visites des médecins. Elle doit en outre assurer la discipline, surveiller la moralité des pensionnaires, et peut distribuer avertissements et sanctions.

La Supérieure a un statut et un pouvoir considérables, surtout pour une femme de l'époque, qui n'est pas forcément de haute naissance, et ses fonctions la conduisent à entretenir des rapports mondains avec la meilleure société parisienne, y compris la plus haute noblesse. Elle jouit de revenus en espèces confortables et d'avantages en nature appréciables : un personnel nombreux constitué d'un laquais, de deux servantes, d'une demoiselle de compagnie et d'un cocher, des chevaux, un carrosse, un vaste jardin privé, le plus beau de l'hôpital, et un verger, entretenus par un « jardinier-fleuriste », ainsi qu'une basse-cour.

Les supérieures sont souvent choisies parmi les officières en exercice et fréquemment issues d'une « honnête bourgeoisie » parisienne ou provinciale, mais on peut trouver d'anciennes religieuses, parfois des nobles, ou même d'anciennes pensionnaires.

Sous les ordres de la Supérieure se trouvent les sœurs officières. Contrairement à ce que cette appellation pourrait laisser penser, il s'agit là d'un ordre purement laïc. Les sœurs, bien qu'ayant un mode de vie de type congrégationniste où la vie religieuse tient une large place, ne prononcent pas de vœux et sont libres de quitter l'hôpital pour « retourner dans le monde » à tout moment. En nombre variable (elles sont 34 à la Salpêtrière en 1790, et 12 à la Pitié), elles sont pour la plupart issues des rangs des jeunes filles élevées à la Salpêtrière. Elles peuvent aussi être recrutées à l'extérieur, les candidates (filles nobles sans fortune, bourgeoises à vocation hospitalière, anciennes religieuses renonçantes) doivent alors être célibataires ou veuves sans enfants, jeunes (en général de 20 à 30 ans) et en bonne santé, et sont admises à l'essai pendant trois mois, souvent dans les emplois les plus difficiles, chez les folles par exemple. Si elles s'acquittent bien de leur tâche, elles sont nommées gouvernantes ou sous-officières pendant deux ans, puis officières. Si elles donnent satisfaction pendant six ans, elle peuvent, avec le soutien de la Supérieure et sur décision du bureau, obtenir le privilège d'être entretenues pour le reste de leur vie par l'Hôpital général : devenues inaptes, elles pourront être accueillies jusqu'à la fin de leurs jours dans le quartier dit « des reposantes », où elles auront le privilège de jouir d'une petite chambre individuelle, de pain blanc et de vin [14].

Les officières sont chargées de la surveillance des dortoirs, de l'accueil des pauvres, de leur instruction, surtout religieuse. Elles raccommodent les habits, font l'inventaire du linge, le compte des pauvres présents, des morts, des malades, pour lesquels elles tiennent des registres. Elles tiennent également les registres des ouvrages de fil de dentelle, de tapisserie, de broderie, les registres des dépenses et des recettes, de l'argent remis par les familles ou gagné par les pauvres par leur ouvrage (ils gardent le tiers des gains). Elles conduisent les pauvres à la messe tous les jours et au catéchisme une fois par semaine, elles s'occupent d'instruction religieuse une heure par jour dans les dortoirs. Elles contrôlent le travail des pauvres valides et assurent la discipline. Certaines ont des emplois particuliers : l'instruction des jeunes filles (éducation religieuse, lecture, écriture, arithmétique), le soin de l'apothicairerie, la surveillance des folles, l'inspection de la lingerie ou des cuisines.

Les sœurs officières disposent d'une chambre meublée avec « un lit garni dont le tour sera de tiretaine, une table, un tapis, quatre chaises de paille, une natte autour de la chambre, une garniture de feu, un chandelier, une écritoire, une lanterne » (art. 5) [15], d'un salaire de 60 livres par an pour les sœurs débutantes et environ 100 livres par an pour les sœurs confirmées. L'habillement des officières, comme celui de l'ensemble du personnel féminin de l'établissement, est aussi réglementé que leur ameublement et leur mode de vie : elles portent un uniforme constitué d'un manteau et d'une jupe de laine noire, d'une coiffe noire, et elles ne peuvent sortir sans un mouchoir de gorge noir, couvrant le décolleté de la robe. Ces sorties, toujours accompagnées, sont limitées à une par mois, pour des achats personnels, avec l'autorisation de la Supérieure. Il leur est interdit de recevoir un homme, même s'il fait partie du personnel, dans leur chambre, dans laquelle seule la famille est admise, après autorisation de la Supérieure. Elles ne peuvent rencontrer des personnes extérieures à la famille qu'au parloir, mais pas plus d'une demi-heure, l'essentiel de leur temps devant être consacré au service des pauvres.

Le deuxième personnage le plus puissant de la Salpêtrière, sur un pied d'égalité avec la Supérieure à la Pitié, est l'économe. Secondé par un sous-économe et des commis, il est chargé de l'approvisionnement en nourriture et en matériel, de la surveillance (sous les ordres de la Supérieure) des ateliers et du personnel ouvrier. Il commande les officiers, il « prend la première place au réfectoire après Messieurs les ecclésiastiques » (art. 1er). Payé officiellement de 400 à 500 livres par an au début, jusqu'à 1 000 livres à la fin du XVIIIe siècle, son salaire peut en fait s'élever alors à 12 000 livres. Bien logé, chauffé, convenablement nourri, il bénéficie d'une chaise à porteurs entretenue par la maison. D'origine sociale très variée, l'économe est souvent issu des rangs des sous-économes d'une des maisons[16].

Les commis d'économat qui l'assistent peuvent être recrutés à l'extérieur de l'établissement, avec le soutien d'un administrateur ou en raison de leur parenté avec un économe ou un autre commis, parfois après un stage comme gouverneur de salle ou maître des dortoirs, à Bicêtre ou à la Pitié. Mais beaucoup sont originaires du « dortoir des enfants assistés de la Pitié », de la classe supérieure où sont admis les meilleurs élèves, et où leur sont offerts des perfectionnements en lecture, écriture, arithmétique, éléments de latin, et même danse et musique. Ils « entrent dans la carrière » vers 14-15 ans, soutenus par les officières. Ils travaillent de 7 heures du matin à 7 heures du soir, et « employent tout leur tems au service de la maison[17] ».

L'avancement interne semble avoir été une réalité à l'Hôpital général, comme en témoigne le parcours du sieur Rhadu, second commis de la Pitié, orphelin très jeune, ayant à sa charge un jeune frère et une jeune sœur qu'il fait élever à la Pitié : sa sœur, gouvernante à 27 ans à la Pitié, est « très douce, sage, très raisonnable, attachée à ce qu'elle fait, a une très bonne réputation » ; son frère, jeune enfant de chœur, devient prêtre, « a de l'esprit, des mœurs, de l'acquis, d'heureuses dispositions à la prédication[18] ».

Les ecclésiastiques des différentes maisons sont dirigés par le recteur de l'Hôpital général, qui loge à la Salpêtrière et est nommé par l'archevêque, nomination approuvée par la direction. Ces ecclésiastiques, recteur et prêtres, conduisent la vie spirituelle des établissements et rendent des comptes à l'archevêque, mais sont, pour les affaires temporelles, sous les ordres de la direction.

La vie des prêtres est fixée par le règlement de 1659 : du lever à 5 heures au coucher à 22 heures, leur journée est rythmée par les prières, le service des messes, le catéchisme et l'instruction religieuse, les sacrements des malades, les soins des obsèques, les baptêmes et les mariages. Leur effectif est variable, en 1760 ils sont 14 à la Salpêtrière. Résidents permanents de la maison, ils y ont leur chambre, leur réfectoire commun et leur jardin privé – mais celui-ci est moins beau que celui des officières, ce qui suscite des récriminations fréquentes contre celles-ci, avec qui les rapports sont souvent tendus.

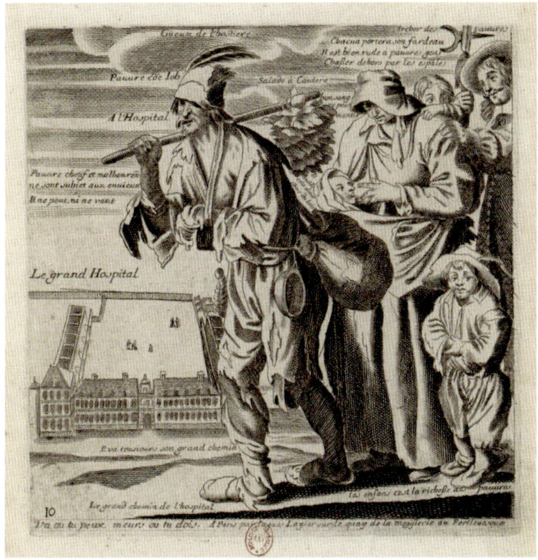
Chacun portera son fardeau
Il est bien rude a pauures gens
Chasser dehors par les espées
Pauure cõe Iob
A l'Hospital
Pauure chetif et malheureux
ne sont subiet aux envieux
Il ne peut ni ne vaut
Le grand Hospital
Il va touiours son grand chemin
Le grand chemin de l'hospital
10
Va ou tu peux meurs ou tu dois

Jacques Lagniet, *Recueil des plus illustres proverbes,* livre III, fig. 10, 1663. BnF, Est. Rés. TF-7-4.
Une famille de gueux, accompagnée par un archer, se rendant à l'Hôpital général en construction : il s'agit probablement ici de Bicêtre.

Le personnel chargé de l'ordre

Les archers de l'Hôpital général assurent le service de garde et d'ordre à l'intérieur de ses murs, ainsi que la répression de la mendicité dans les rues de Paris. Beaucoup sont d'anciens soldats, d'autres des chômeurs de divers métiers, âgés souvent de 40 à 50 ans.

Ils sont divisés en brigades de dix hommes, dont un brigadier et un sous-brigadier. À la fin du XVIIIe siècle, on compte six brigades à Bicêtre et quatre à la Salpêtrière, plus un tambour par maison. Un capitaine dirige l'ensemble de la compagnie, sous les ordres de la Supérieure et de l'économe ; logé et blanchi, il mange « à la table de l'économe » et reçoit un habit complet tous les trois ans.

L'uniforme de ces archers est flamboyant : avec un habit blanc, une veste et des parements bleus, des boutons jaunes, des bas rouges, un chapeau bordé d'or, les archers « seront distingués par une bandoulière de 4 pouces de large, garnie d'une arme sur fond d'azur avec fleurs de lys, autour de laquelle sera mis en lettres "l'Hospital Général", le tout en soie, et garnies de leurs fers [19] ». Ils sont tenus de faire des rondes au sein de l'hôpital, de jour et de nuit, deux hommes assurant en alternance la faction pendant vingt-quatre heures. Ils escortent aussi les convois de malades à l'Hôtel-Dieu ou à Bicêtre et doivent également contrôler la conduite des apprentis : à 5 heures, ils vont dans les boutiques les rassembler et les accompagnent à la prière – de même le soir –, et assistent au repas des apprentis pour maintenir l'ordre. Chargés aussi de surveiller les maîtres, ils vérifient le soir, après la fermeture des portes, leur présence dans les murs. Le dimanche, ils s'assurent que tout ce petit monde assiste à la messe et que personne ne reste à paresser, ou à jouer, dans les dortoirs et les réfectoires.

Les gardes ont leur propre corps de logement, ils mangent au réfectoire des maîtres où ils ont droit à 1 livre et demi de viande par jour et une bouteille et demie de vin. L'ivresse est punie.

Les artisans

Les maîtres que nous venons de mentionner sont des compagnons de tous les corps de métier. Leur corporation a été sommée de les placer à l'Hôpital général afin de former les enfants de l'hôpital, en tant qu'apprentis, à leur futur métier. Ces compagnons sont appelés « gagnants maîtrise » car, après six ans au service de l'hôpital, ils acquièrent leur maîtrise (normalement obtenue par la création d'un « chef-d'œuvre », long et coûteux, et le paiement d'un certain nombre de droits) que leur corporation est obligée de reconnaître et qui leur permet d'ouvrir en ville une boutique comme maître ou maîtresse. En 1741, on trouve ainsi à la Salpêtrière des maîtres, compagnons et apprentis serruriers, menuisiers, tourneurs, vitriers, tonneliers, corroyeurs, maréchaux-ferrants, charrons, tapissiers, chaudronniers, cordonniers ou maçons, ainsi qu'un maître pour les enfants de chœur.

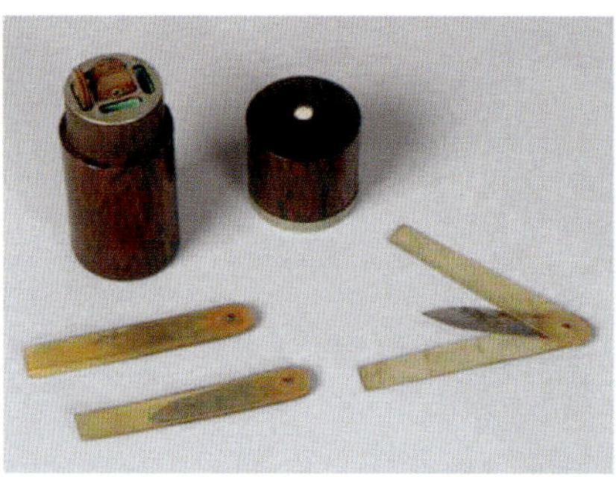

Lancettier contenant les lancettes pour la réalisation des saignées, XIXe siècle. MAP-HP, AP 2576.

Les maîtres et maîtresses d'école, chargés de l'instruction des enfants, obtiennent après dix ans de bons et loyaux services un certificat leur permettant de s'installer à Paris.

Les chirurgiens et apothicaires, eux aussi gagnants maîtrise, sont recrutés par concours, avec l'aide du doyen de la faculté de médecine de Paris et des maîtres chirurgiens pour la sélection des candidats. À la Salpêtrière, un chirurgien fait tous les jours la visite des dortoirs et des infirmeries, secondé par un compagnon et quatre apprentis. L'apothicaire est lui aussi assisté par un compagnon et des apprentis [20].

Parmi les employés de la Salpêtrière, on trouve auprès des pauvres, outre les officières, gouvernantes, filles de salle et maîtresses d'école, maîtresses d'ouvrage supervisant le travail, infirmières (sept en 1741), et « tantes » pour le soin des enfants, des lingères, des buandières, des cuisinières, des portières, des magasinières, des quêteuses dans les paroisses, des jardiniers, des sommeliers, des palefreniers, des conducteurs de chaise, des scieurs de bois, des porteurs d'eau, des porteurs de brancard pour les transports de malades à l'Hôtel-Dieu, des moissonneurs, un bedeau, un sous-sacristain, un portier et un sous-portier pour l'église... En tout, un personnel de plus de 1 100 personnes en 1741.

Les jours

Un emploi du temps très réglementé, ponctué par la prière

Le déroulement des journées des pauvres est aussi sévèrement réglé que celui du personnel qui les encadre et partage leur réclusion. Rien n'a été laissé au hasard dans le règlement édicté par les directeurs de l'Hôpital, pour bannir l'oisiveté et la paresse et garantir la bonne conduite et le salut moral de l'ensemble de leurs administrés[21].

La cloche sonne le réveil à 5 heures pour tout le monde, hormis les infirmes et les enfants de moins de 5 ans. La prière est faite à 5 h 15 dans les dortoirs, sous la surveillance des officières qui commencent alors leur service. De 5 h 30 à 6 heures, les pauvres font leur lit et leur toilette, avec l'aide des gouvernantes et des filles de salle, pendant que les officières se retrouvent dans leur salle commune pour la prière.

À 6 heures, les officières rejoignent leur dortoir. Celles qui s'occupent des enfants leur font le catéchisme et la classe jusqu'à 7 heures ; celles qui sont chargées des folles, des épileptiques ou des « innocentes » font faire leurs lits par les gouvernantes et filles de salle et pourvoient à leurs besoins ; celles qui encadrent les pauvres valides les accompagnent à l'église pour la messe. De retour dans leur dortoir, ces pauvres valides peuvent terminer leur toilette et « satisfaire aux autres besoins » jusqu'à 7 h 15, tandis que les gouvernantes vont chercher le vin à la sommellerie, pour la distribution aux pauvres de leur dortoir. Les enfants et infirmes qui le peuvent vont à la messe à 7 heures, conduits par leurs officières et gouvernantes.

À 7 h 15, l'officière préposée aux ouvrages de la maison sonne la cloche avertissant du début du travail pour tous les pauvres valides. Les officières contrôlent la mise au travail et la distribution du vin, puis elles se retirent dans leur chambre pour leur toilette et leur ménage. Avant de regagner leur dortoir, elles reçoivent du vin et un morceau de pain en guise de déjeuner.

Les enfants et infirmes de retour de la messe prennent également leur déjeuner : pain et eau pour les enfants, pain et vin pour les infirmes ainsi que pour les fillettes « languissantes ». Elles sont ensuite mises au travail dans les dortoirs ou les ouvroirs, en silence.

À 8 h 15, l'officière donne à la couturière le linge à raccommoder et vérifie son travail, puis fait le tour des malades avec le chirurgien qui décide des transports à l'Hôtel-Dieu pour les cas les plus sérieux ou des régimes particuliers à administrer. Les membres malades du personnel sont conduits à l'infirmerie.

À 9 heures, on chante le *Veni Creator* dans tous les dortoirs, puis les pauvres travaillent en silence, en écoutant des lectures pieuses faites par les officières et les gouvernantes. Celles-ci s'occupent ensuite, avec les filles de salle, de les peigner (tâche indispensable à une époque où la vermine est omniprésente). À 10 heures, le silence prend fin avec des chants religieux.

À 11 heures, les filles de service vont chercher les marmites à la cuisine et les rapportent dans les dortoirs ; les officières disent le bénédicité, veillent à la distribution équitable du potage et répartissent elles-mêmes les portions de viande.

À 12 heures, les officières retournent à leur réfectoire pour le déjeuner. Elles mangent en silence, en écoutant des lectures pieuses, pendant que les pauvres se reposent ou se promènent dans les cours jusqu'à 13 h 30, heure à laquelle elles se remettent à l'ouvrage avec obligation de silence à 14 heures, les lectures pieuses reprenant à 15 heures. Le silence est levé à 16 heures, mais le travail se poursuit jusqu'à 17 h 30, heure du souper dans les dortoirs, sauf pour les jeunes filles employées dans les ouvroirs, qui doivent rester à la tâche jusqu'à 18 h 15. Après le souper et la prière, les pensionnaires peuvent se promener dans les cours jusqu'à 20 h 30, heure du coucher. Avant de se mettre au lit, on récite le psaume *Miserere mei, Deus*. Les officières qui ont surveillé la fin du travail et la prière du soir se retrouvent pour dîner au réfectoire à 18 h 15, toujours en silence et en écoutant des lectures pieuses. Après la prière en commun, elles réintègrent les dortoirs pour s'assurer du coucher des pauvres, puis rejoignent leurs chambres à 21 heures et gagnent leurs lits au plus tard à 22 heures.

Le dimanche, le lever est plus tardif, à 6 heures ; la journée rythmée par les messes, à 6 h 15, 9 heures et 13 heures, et par les promenades et les visites éventuelles au parloir.

Ainsi, pour l'ensemble des résidentes de la Salpêtrière, c'est une vie marquée par le travail et la prière, l'enseignement religieux et les soins spirituels, destinée à assurer aux pauvres l'entretien du corps et le salut de l'âme. Un règlement si contraignant vise bien sûr aussi à garantir, par une occupation continuelle, l'ordre dans l'établissement et la bonne moralité de toutes ces femmes recluses, personnel inclus. Il s'agit là cependant d'un règlement, et la conduite de toutes, même des officières, est probablement loin d'être aussi exemplaire, s'il faut en croire les réclamations, les dénonciations anonymes, les rapports assassins et les rappels du règlement qui courent, tout au long de l'Ancien Régime, au sujet du comportement des sœurs, des filles de salle, et même de la Supérieure, dénonçant enrichissements indus, trafics en tout genre, régimes de faveur, fréquentations masculines de certaines… Rappelons aussi que ces règles de dévouement et de sacrifice, dignes d'un couvent, sont destinées, étrange paradoxe, à des femmes laïques n'ayant pas prononcé de vœux et susceptibles de retourner à tout moment « dans le monde », pour s'y établir et éventuellement s'y marier, et donc tentées aussi par le gain et la constitution d'une dot.

Le travail

Comme nous l'avons déjà mentionné, le travail doit constituer, avec la vie religieuse, l'un des deux grands pôles de la « rééducation » des indigents, considérés comme des membres de la société improductifs, déclassés et potentiellement dangereux, qu'il s'agit de ramener dans le droit chemin, celui du bon catholique, pieux et travailleur, tout en assurant, charité oblige, leur subsistance. Si l'oisiveté est un vice qui doit être combattu et le travail un impératif moral, il n'échappe pas à Colbert et aux administrateurs de l'Hôpital général qu'il doit être possible de tirer un certain profit du travail des pauvres, au moins pour subvenir partiellement aux besoins de l'institution. La mise au travail de tous les pauvres valides est inscrite dans l'édit de création de l'Hôpital général, et dans les faits des ateliers sont

L'église de la Salpêtrière, vue intérieure, 2012.

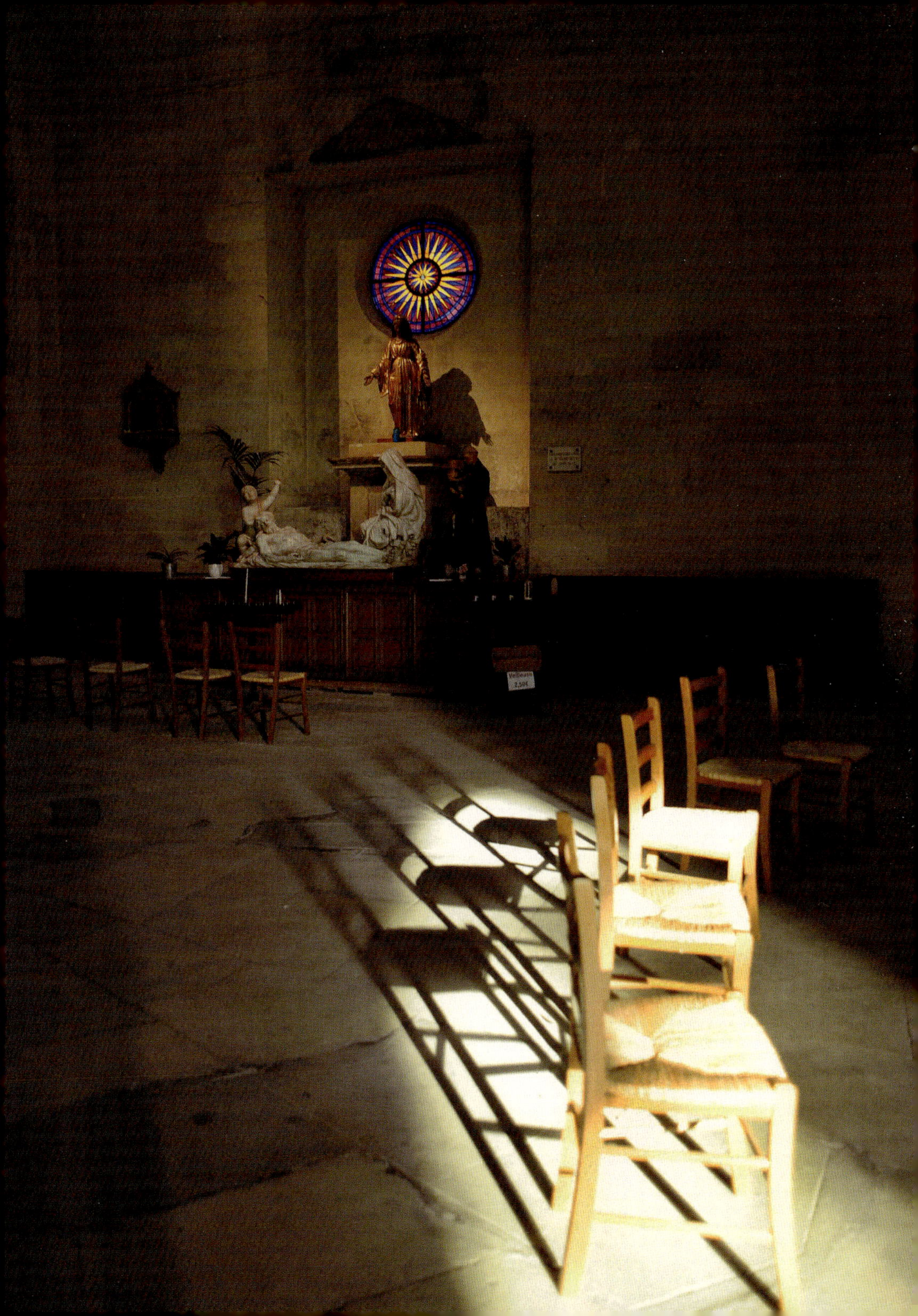

rapidement installés à la Salpêtrière. Ainsi un contrat est passé le 13 août 1680 avec Pierre Angot, maître bonnetier, pour la fabrication par les enfants de paires de bas en laine, Angot fournissant la laine nécessaire et achetant la production[22]. Les jeunes filles, à l'école jusqu'à 12 ans, sont ensuite mises à l'ouvrage à l'emploi Sainte-Claire où elles apprennent la lingerie, la broderie ou la dentelle. Plus âgées, elles passent dans les dortoirs spécialisés par activité : elles fabriquent la toile et la tiretaine pour la confection des vêtements des pauvres, battent la laine, lavent, blanchissent ou repassent le linge. Les prisonnières de la Force cardent ou filent la laine. Même les vieilles et les infirmes qui le peuvent tricotent. Pour les stimuler, les valoriser et leur permettre d'améliorer un peu l'ordinaire, le tiers du produit de la vente de leur ouvrage est remis aux indigentes ou aux prisonnières de plus de 16 ans. Mais la rentabilité se révèle faible, les recettes qui en résultent pour l'Hôpital général restent minimes, et celui-ci doit de plus faire face au mécontentement des manufactures parisiennes qui l'accusent, non sans raison, de concurrence déloyale et d'exploiter, pour occuper les pauvres ramassés dans les rues, une main-d'œuvre sous-payée, ce qui déprécie le travail des ouvriers compétents.

Alimentation et conditions de vie

La composition de l'alimentation, en quantité ou en qualité, est aussi strictement déterminée par le règlement que l'emploi du temps des habitants de la Salpêtrière, en fonction des différentes catégories de personnels et de pauvres.

Les plus privilégiés, à la « première table », sont les ecclésiastiques et les officières, disposant chacun de leur propre réfectoire, qui reçoivent du pain blanc, de la viande ou du poisson et du vin en bonne quantité, et parfois des œufs, des légumes et des fruits de saison. À la « seconde table », l'économe, les gardes, les maîtres et les ouvriers bénéficient aussi en bonne quantité de viande, pain blanc et vin.

Les filles de service et les pauvres sont nourris de pain bis, de bouillon, de viande les jours gras, de beurre et de pois les jours maigres, mais les quantités diffèrent : les filles de service ont droit à une demi-livre de viande par jour, les pauvres à 1 livre de viande pour quatre personnes, cuite dans le bouillon. Les femmes enceintes voient leur portion de viande augmentée, tandis que les travailleuses fabriquant la toile, les veilleuses de nuit, les filles de salle s'occupant des enfants, des femmes enceintes ou des infirmes, ainsi que les personnes âgées de plus de 60 ans et les malades, reçoivent en plus du vin, considéré comme très nourrissant et fortifiant. Toutes ces denrées sont distribuées sur deux repas, le dîner, à 11 heures, et le souper, à 17 h 30.

Toutefois, les enfermées ont la possibilité d'améliorer l'ordinaire : les officières peuvent employer une partie des aumônes à offrir des « douceurs » aux filles de leurs dortoirs, des fruits par exemple. Les pauvres disposant d'un petit pécule, ou gagnant un peu d'argent par leur travail, peuvent s'acheter de quoi agrémenter leur ration. Il existe enfin une catégorie de femmes dont la condition peut être rendue singulièrement plus agréable :

les pensionnaires qui sont en mesure de payer à l'établissement une pension à l'année, dont le montant varie de 100 à 600 livres, en échange de leur hébergement. Les prisonnières de la Force peuvent aussi bénéficier d'une pension versée par leur famille. Le règlement d'une telle pension peut d'ailleurs être une condition posée à la famille pour obtenir une lettre de cachet destinée à enfermer une femme adultère ou une fille de mauvaises mœurs. L'amélioration du mode de vie, surtout de l'alimentation, est proportionnelle aux sommes versées, allant jusqu'à l'obtention d'une chambre individuelle meublée pour 600 livres par an. Le privilège d'un lit individuel dans les dortoirs est lié au paiement forfaitaire de 150 livres, hormis pour les invalides dont l'état le réclame, et qui n'ont rien alors à débourser. Toutes les autres femmes dorment à deux ou trois par lit.

Cette pratique des pensions semble s'être particulièrement développée au cours du XVIIIe siècle, bien que les pensionnaires restent largement minoritaires. Ce système est un moyen pour certaines femmes d'adoucir un peu des conditions de vie dans l'ensemble déplorables, et pour l'établissement d'augmenter légèrement ses revenus. Cependant, ces différences de traitement dans un milieu particulièrement misérable seront à l'origine de récriminations et de rancœurs qui s'exprimeront plus vivement à l'approche de la Révolution.

Approvisionnement et production

L'Hôpital général produit lui-même un certain nombre de denrées : un de ses établissements, l'hôtel Scipion, abrite depuis la fin du XVIIe siècle la boulangerie de l'ensemble de l'Hôpital général et fournit, outre la farine, la viande et les chandelles à tous ses établissements. La Pitié conserve dans ses entrepôts toutes les denrées alimentaires produites ou achetées par l'Hôpital général. Quant à la Salpêtrière, elle possède de vastes potagers pour l'approvisionnement en légumes, des vergers pour les fruits de saison, une vacherie donnant du lait frais pour la bouillie des enfants, une basse-cour procurant œufs

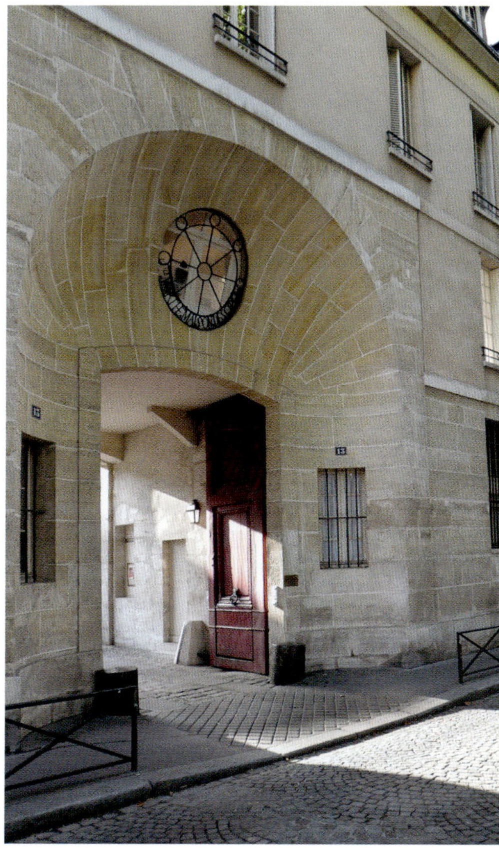

Hôtel Scipion, 2012.

et volailles. Au XVIIIe siècle, elle élève aussi des cochons mis en pension par les charcutiers parisiens. Un véritable marché se tient même régulièrement dans la Salpêtrière, où des boutiquiers payant loyer à l'établissement proposent aux pauvres enfermées, aux personnels et aux ouvriers toutes sortes de produits allant des saucisses à l'eau-de-vie et au tabac.

L'eau à boire est puisée dans la Bièvre et livrée par des porteurs d'eau, jusqu'à la réalisation de puits dans l'établissement.

La mission de l'établissement

Une lente mutation

La Salpêtrière amorce au cours de la deuxième moitié du XVIIIe siècle sa longue mutation vers une structure hospitalière au sens moderne du terme. L'un des facteurs de cette mutation est le terrible incendie qui ravage

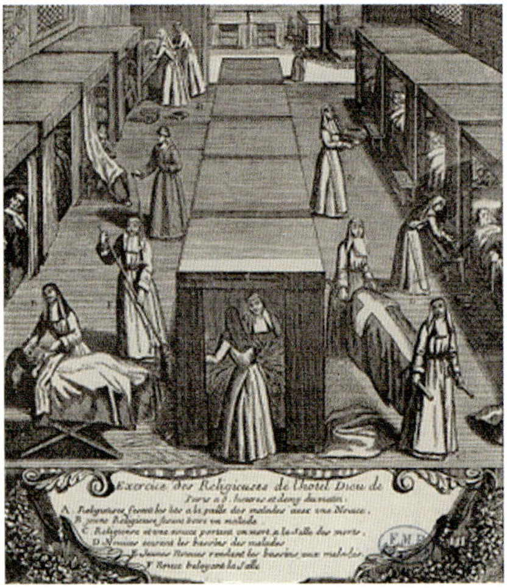

L'une des salles de l'Hôtel-Dieu au XVIIIe siècle. Hippolyte Gautier, *L'An 1789*, Paris, Delagrave, 1889. BIU-Santé, CISB0408a.

l'Hôtel-Dieu en 1772. Depuis longtemps l'insalubrité de cet établissement, l'entassement des malades (de quatre à six par lit), le possible foyer d'épidémie ou d'incendie qu'il constituait pour la population parisienne étaient vigoureusement dénoncés, et des projets de démolition et de reconstruction en plusieurs établissements distincts en périphérie de Paris, dans un milieu plus sain, avaient déjà été présentés. Après l'incendie de 1772, ces projets refont surface, et on assiste à une véritable émulation entre administrateurs de l'hôpital, commissions spéciales, architectes, médecins et académiciens des sciences, pour soutenir des propositions de reconstruction toutes plus ambitieuses les unes que les autres (jusqu'à 60 entre 1772 et 1789)[23]. Une véritable réflexion est menée sur les caractéristiques requises par l'hôpital idéal, en termes de taille, de localisation, d'organisation des salles, d'évacuation des déchets, d'aération, de répartition des malades, d'organisation des soins. Les *Mémoires sur les hôpitaux de Paris* rédigés par Jacques-René Tenon (1724-1816, ancien premier chirurgien de la Salpêtrière, professeur au Collège de chirurgie, membre de l'Académie de chirurgie et de l'Académie des sciences) en 1788, pour l'Académie des sciences, sont à ce titre exemplaires[24]. À la tête d'un comité ayant inspecté l'ensemble des hôpitaux parisiens, il en recense minutieusement les qualités et les défauts, en s'attardant plus longuement sur l'Hôtel-Dieu pour esquisser ce portrait de l'hôpital des Lumières. Si les questions d'égalité des soins pour les plus pauvres, des qualités professionnelles et morales du personnel, de l'humanisation du traitement des malades sont omniprésentes, les soucis d'hygiène prédominent et tout est fait pour éviter la transmission des maladies entre malades et l'éclosion d'épidémies : cet hôpital doit disposer d'égouts couverts, en « pentes suffisantes qui conduisent à la rivière les immondices de toutes espèces[25] », de salles de malades élevées sur des voûtes qui les préservent de l'humidité, d'une propreté constante, de pièces de desserte jouxtant les salles et reliées par des galeries, pour évacuer rapidement et facilement déchets et linges souillés, de salles différentes pour les malades et les convalescents, ceux-ci étant placés au rez-de-chaussée et disposant de promenoirs assez vastes pour pouvoir prendre l'air et faire de l'exercice, de salles séparées pour les malades contagieux et les non-contagieux, de salles pour les blessés et les opérés, le plus loin possible des salles de fiévreux, de salles pour les opérations, de linge rangé séparément pour chaque type de maladie, de lits individuels, en fer pour éviter les punaises, véritables fléaux des lits en bois, de lits suffisamment espacés pour que chaque malade ait assez d'air…

Tenon plaide également pour le démantèlement de l'Hôtel-Dieu en établissements spécialisés en périphérie de Paris : un pour les femmes enceintes, un pour les fous (pour lesquels il estime que « le premier remède, est d'offrir au fou une certaine liberté, de faire qu'il puisse se livrer mesurément aux impulsions que la nature lui commande[26] »), un autre pour les « maladies fétides, telles que les ulcères scorbutiques, les scrophuleux, les cancéreux[27] », et enfin un dernier pour les maladies contagieuses, avec dans chaque établissement

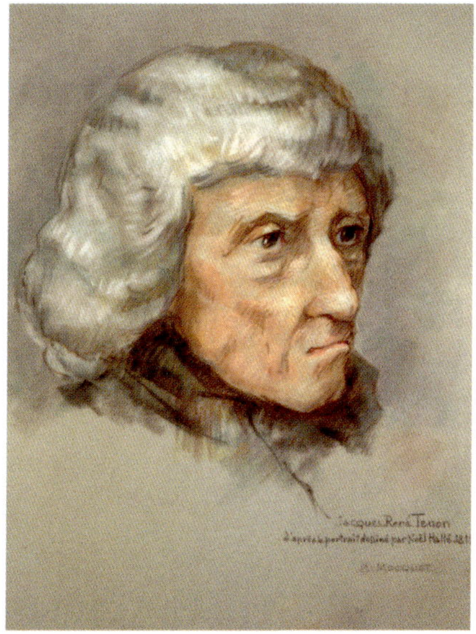

Jacques-René Tenon (1724-1816). Paris, Académie nationale de médecine.

des salles de fiévreux, de blessés, de convalescents, « pour les besoins de chaque quartier[28] ». Il ne conserverait au centre de Paris qu'un petit hospice pour les soins les plus urgents.

Finalement, le manque de moyens fait préférer la reconstruction sur place de l'Hôtel-Dieu, qui est tout de même agrandi et devient alors plus exigeant pour l'admission des malades. La crainte des épidémies dans des salles où les patients atteints de toutes sortes de pathologies s'entassaient à plus de quatre par lit avait déjà amené les administrateurs de l'Hôtel-Dieu à refuser les personnes atteintes de teigne, de gale, d'écrouelles ou de syphilis, qui devaient être prises en charge par l'Hôpital général. La question de l'accueil des malades de cette institution soulevait des tensions

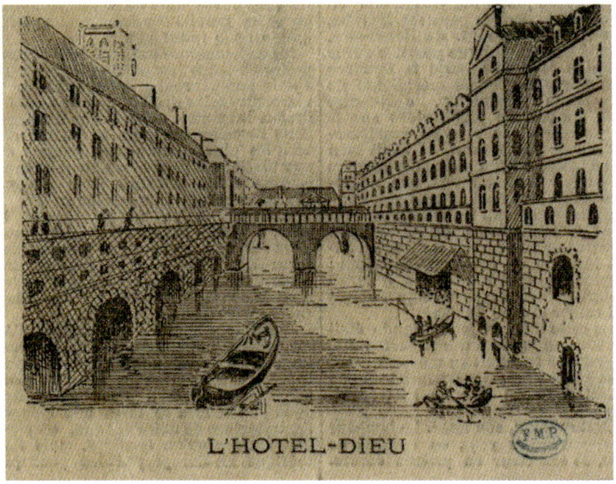

Dessin de l'ancien Hôtel-Dieu, sur les deux rives de la Seine, non daté. BIU-Santé, CISA0055.

constantes, concernant particulièrement les prisonnières, et, le 28 août 1767, un arrêt est rendu par le parlement imposant à l'Hôpital général de traiter sur place les malades de la Force [29].

À la suite de la réorganisation de l'Hôtel-Dieu, il est décidé, pour les établissements de l'Hôpital général, la Pitié, Bicêtre et la Salpêtrière, de la construction de leurs propres infirmeries, afin de traiter sur place leurs malades et de décharger ainsi le vieil hôpital, auquel des lettres patentes du 22 juillet 1780 interdisent désormais de recevoir les malades de l'Hôpital général. L'Infirmerie générale de la Salpêtrière est terminée la première en 1787, avec une capacité de 300 places, et les transferts de malades à l'Hôtel-Dieu ou à l'hôpital Saint-Louis cessent progressivement.

Vers la médicalisation

La création de l'Infirmerie générale – qui s'ajoute aux petites infirmeries déjà existantes et réservées aux officières, filles de service, employées des ouvroirs ou prisonnières de la Force – marque un tournant dans l'histoire de la Salpêtrière, un premier pas vers sa médicalisation.

Le règlement des infirmeries rédigé en 1787 donne un certain nombre de détails sur leur organisation, et l'on note une grande convergence de vues avec le mémoire de Tenon, notamment pour les questions d'organisation, d'hygiène et de séparation des différentes catégories de malades [30].

L'Infirmerie générale est composée de six salles : les salles Saint-Antoine et Saint-Alexandre au rez-de-chaussée pour les convalescentes, qui ont ainsi la possibilité de sortir se promener dans le

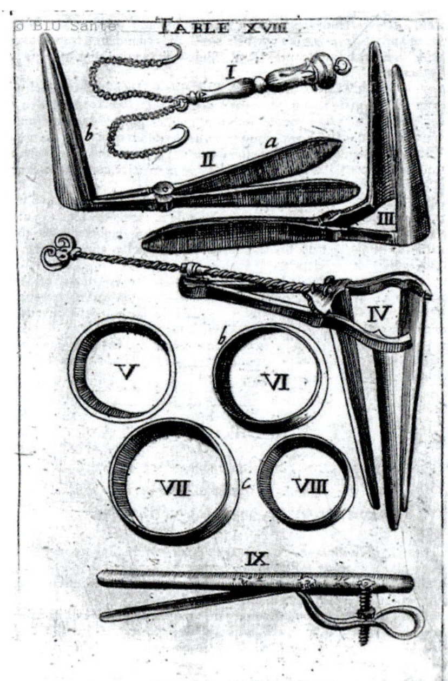

Matériel pour la gynécologie et les accouchements : crochet pour extraire un fœtus mort, dioptres, spéculum. Jean Scultet, *L'Arsenal de chirurgie*, Lyon, A. Cellier, 1675. BIU-Santé, 069787.

jardin de l'Infirmerie ; les salles Saint-Jacques et Saint-Mathieu au premier étage, et Saint-Denis et Saint-Jean au deuxième étage, destinées aux malades alitées et « au régime ». Quatre autres petites salles sont dévolues respectivement aux travailleuses des ouvroirs, aux filles de salle, aux enfants et aux malades atteintes de petite vérole (c'est-à-dire de la variole) et autres maladies contagieuses. Les interventions chirurgicales doivent avoir lieu dans une salle particulière, la plus éloignée possible des salles de malades.

Aménagement et organisation

Les salles sont chauffées par des poêles disposés dans chaque salle du rez-de-chaussée et du premier étage (un par salle), et dont les tuyaux en cuivre traversent le deuxième étage puis le grenier où sèche le linge propre. Ces poêles ne sont allumés que six mois par an et la quantité de bois brûlé est sévèrement contrôlée. Notons que « pour éviter encore plus sûrement les abus qu'une charité mal dirigée fait souvent commettre, il y aura un thermomètre dans toutes les salles, et les officières et sous-officières auront soin que la chaleur produite artificiellement ne passe jamais le terme de 10° » (chap. XXIV, art. 3). Les malades ne sont admises dans les infirmeries que sur présentation d'un billet signé de l'officière de leur dortoir et d'un officier de santé, médecin ou chirurgien. Si les infirmeries sont pleines, seules les malades les plus graves sont admises et les autres sont encore envoyées à l'Hôtel-Dieu. Lorsqu'on accueille une malade, on lui retire ses habits, renvoyés dans son dortoir et qu'elle récupérera à sa sortie, pour la vêtir de la tenue de l'infirmerie, c'est-à-dire de chemises, « très larges en haut, ouvertes par devant, comme celles des hommes, mais un peu moins, [...] les manches descendront jusqu'aux poignets, seront plissées large, et fermées avec un ruban ; enfin elles seront ouvertes sur les côtés, comme celles des hommes, afin que le service du bassin et les changements se fassent plus facilement » (chap. XXV, art. 9). Les lits sont individuels et pour chacun on dispose de trois paires de draps, changés tous les quinze jours et à chaque fois qu'arrive une nouvelle occupante, de quatre chemises, quatre coiffes de nuit, deux bonnets de laine, une chaise percée, un pot de chambre, deux pots à tisane, deux écuelles à bouillon et deux gobelets, ainsi qu'un matelas de rechange pour deux lits. Chaque convalescente dispose en outre d'une robe de chambre en laine, de couleur brune, lui permettant de déambuler dans les salles et les jardins. Après un décès, le lit de la défunte doit rester inoccupé pendant au moins vingt-quatre heures et l'ensemble de la garniture – matelas, draps, couvertures, etc. – est remplacé et « soumi[s] à une fumigation de vinaigre » (chap. XXI, art. 6).

Une officière et deux sous-officières sont responsables des infirmeries, sous les ordres de la Supérieure. Elles sont chargées du linge, du contrôle des dépenses, de l'approvisionnement en comestibles, mais aussi en huile ou chandelles, du placement des malades dans les salles, en concertation avec les médecins ou chirurgiens ; elles assistent à la visite des médecins et font respecter l'ordre. Sous leur autorité se trouvent les gouvernantes, à deux par salle pour pouvoir se relayer toutes les huit heures et assurer une présence permanente. Elles ont pour tâche de surveiller les infirmières, de vérifier la propreté et l'aération des salles, ainsi que la bonne administration des médicaments et la présence des malades dans leur lit au moment de la visite du médecin.

Les infirmières, au nombre de deux pour 16 lits, se relaient toutes les douze heures ; elles sont chargées de la distribution des médicaments et de la surveillance des malades. Lors de la visite du médecin, elles l'informent de ce qu'elles ont observé si la malade ne peut le faire elle-même. Elles doivent également faire les lits et pourvoir à la bonne tenue des « chaises de lit et autres ustensiles » (chap. IV, art. 8).

Les infirmières ne constituent pas encore une catégorie professionnelle définie et ne bénéficient d'aucune formation particulière. Ce sont des filles de salle qui se consacrent particulièrement au soin des malades. Cependant, les administrateurs font preuve d'une certaine exigence à leur égard puisque « nulle ne pourra être reçue infirmière, indépendamment des autres qualités morales, qui sont nécessaires partout, qu'elle ne sache lire et écrire, et même, s'il se peut, compter » (chap. IV, art. 9).

Des aides aux salles, à deux pour 48 lits, en alternance toutes les huit heures comme les gouvernantes, s'occupent de l'approvisionnement en eau pour l'entretien, vont chercher le bouillon aux cuisines, alimentent les « fontaines à tisanes », toujours maintenues assez chaudes, font brûler tous les matins dans les dortoirs des baies de genièvre dans un réchaud de braises, pour l'assainissement de l'air des salles. Elles nettoient aussi les pots des malades et les planches des latrines.

On trouve également dans les infirmeries une panetière qui vérifie la qualité et la quantité du pain, des portières contrôlant entrées et sorties, une « fille aux bains », chargée de l'entretien des bains dans une salle prévue à cet effet, qui surveille les malades dans leur bain et les aide à en sortir après le temps prévu. Ces bains, au XVIIIe siècle, ont toujours une finalité médicale et non hygiénique ; ils sont prescrits par les médecins, chauds, froids ou tièdes pour une durée et avec une fréquence déterminées.

Deux ecclésiastiques, affectés aux infirmeries, confessent les malades, administrent les sacrements, et disent la messe deux fois par jour, à 6 h 30 et à 10 heures.

Chirurgiens et médecins

Le service chirurgical est assuré par un chirurgien gagnant maîtrise, chargé de l'ensemble des indigentes de la Salpêtrière, dans les infirmeries et les dortoirs, assisté de deux compagnons chirurgiens spécialement affectés aux infirmeries et se relayant toutes les vingt-quatre heures, et d'élèves en chirurgie. Le chirurgien gagnant maîtrise effectue lui-même les opérations les plus complexes, en présence de ses élèves, et répartit entre ses compagnons et élèves les soins plus simples.

Depuis le début du siècle, la formation et le statut des chirurgiens se sont considérablement améliorés. De barbiers-chirurgiens qu'ils étaient encore au XVIIe siècle, les chirurgiens, en lutte depuis des siècles contre la faculté de médecine qui entendait les garder sous sa coupe et contrôler leur sommaire formation, ont gagné leur propre corporation, et, grâce à l'influence auprès du roi de premiers chirurgiens talentueux (Charles-François Félix [vers 1635-1703], Georges Mareschal [1658-1736], François Gigot La Peyronnie [1678-1747]), ont pu fonder en 1731 une société académique, puis en 1748 leur propre académie, tout en améliorant considérablement la qualité de l'enseignement de leur discipline et en l'élevant à un niveau universitaire presque comparable à celui des médecins. La fusion entre médecine et chirurgie est proche, qui sera réalisée après la Révolution avec la refonte de l'enseignement universitaire. Les chirurgiens, omniprésents dans les hôpitaux, organisent en France l'enseignement clinique, au lit du malade, au XVIIIe siècle, et les étudiants en médecine envient à leurs collègues apprentis chirurgiens cet accès aux visites hospitalières qui leur est encore refusé. Le poste de chirurgien gagnant maîtrise hospitalier ainsi que ceux de compagnons chirurgiens sont vivement recherchés et donnent rapidement lieu à des concours pour leur attribution[31].

Le médecin attaché aux infirmeries doit faire sa visite deux fois par jour, à 7 heures et à 19 heures, accompagné du chirurgien et de l'élève apothicaire de la salle, qui recueillent les ordonnances qui les concernent, du contrôleur et des infirmières. Il est chargé de la surveillance de la pharmacie générale et du dépôt de chaque infirmerie, pour vérifier la qualité des drogues qui y sont conservées. Il doit enfin dresser une table de mortalité et consigner dans un registre des observations sur les malades et les diagnostics posés. Il dispose d'une salle pour effectuer les autopsies, avec l'aide du chirurgien. Nulle trace encore, en 1787, d'étudiants en médecine et d'enseignement au lit du malade, ce qui va rapidement changer avec, notamment, la création en 1802 de l'internat en médecine des Hôpitaux de Paris.

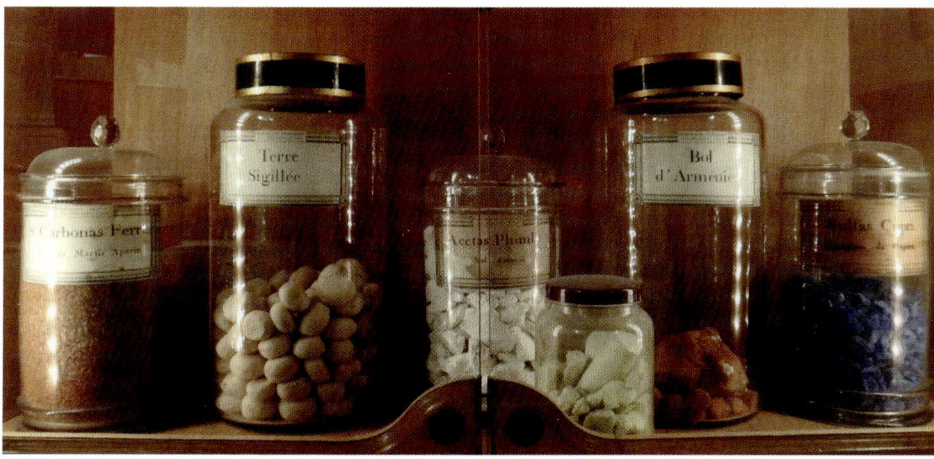

Bocaux de préparations pharmaceutiques, XIXe siècle. MAP-HP, non coté.

Le service médical est complété à l'Infirmerie générale par un apothicaire responsable du dépôt de drogues et aidé de deux compagnons apothicaires et d'élèves se relayant, comme les chirurgiens, toutes les vingt-quatre heures. Il prépare et délivre les remèdes prescrits par le médecin.

Le tournant révolutionnaire

La Révolution va entraîner des bouleversements considérables dans l'ordonnancement de la Salpêtrière. Tout un processus de réorganisation des hôpitaux de malades était, on l'a vu, déjà bien entamé, mais la Révolution amène une réflexion plus poussée sur la question des hospices de pauvres, des maisons de force et sur les conditions de l'internement des fous. Après l'arbitraire et l'injustice du pouvoir royal, un certain nombre de penseurs, les Idéologues (dont Cabanis, Destutt de Tracy, Lavoisier, Condorcet ou Garat), en appellent aux idées des Lumières, à l'égalité en droits de tous les citoyens, à la foi dans les progrès de la science, guidés par l'observation minutieuse et méthodique de tous les objets de la nature, à la toute-puissance de l'État de droit qui, grâce à une refonte et à un contrôle de l'ensemble des institutions, peut obtenir une transformation morale de la société et de l'homme lui-même. De ce point de vue, la question du devenir d'établissements tels que la Salpêtrière, où s'entassent dans des conditions misérables enfants, femmes jeunes et vieilles, infirmes, idiotes, folles, prostituées et prisonnières de droit commun, et qui demeure pour le peuple un lieu redouté et détesté, symbole de l'absolutisme de l'Ancien Régime, se pose avec une acuité particulière. Que faire de ces lieux et de la population hétéroclite qu'ils renferment ? Que faire des pauvres et des mendiants qui encombrent encore les rues ? Les *Observations sur les hôpitaux* de Pierre-Jean-Georges Cabanis (1757-1808) apportent un certain nombre de réponses à ces questions. Si les immenses hospices, comme Bicêtre ou la Salpêtrière, peuvent à juste titre être accusés d'un grand nombre de maux, ils apparaissent néanmoins, au prix d'aménagements et de réorganisations, comme la seule réponse envisageable au problème de l'indigence. En effet, il faut conserver des asiles pour les plus misérables, où ils peuvent trouver un toit et de la nourriture, et plus ces hospices sont grands, plus ils sont économiques. La question de la mise au travail des pauvres, déjà centrale au moment de la fondation de l'Hôpital général, nous l'avons dit, est à nouveau mise en avant. Surgit alors une double préoccupation : morale, puisque le travail permet de « secourir la misère sans la flétrir, et sans cultiver en elle les vices et les crimes par l'encouragement à la fainéantise[32] », et économique, puisque la création d'ateliers bien administrés dans ces hospices, qui doivent « fournir de l'ouvrage aux hommes, aux femmes, aux vieillards, aux enfants [...] chacun [étant] payé suffisamment », peut permettre de payer une partie de leurs frais de fonctionnement. Les maisons de force doivent être retirées des hospices où elles n'ont rien à faire, et les fous séparés des criminels. La question de la folie et de la justification morale et légale à l'enfermement des fous est âprement débattue. Pour Cabanis, « en général, la folie n'est pas plus une maladie à termes fixes, qu'une maladie incurable[33] ». En cas de retour à la raison, l'insensé doit « rentrer dans toute la plénitude de son existence civile[34] ». Finalement, la détermination du degré de raison persistant chez un insensé et le suivi des fluctuations de son état sont difficilement accessibles aux magistrats, et il doit revenir aux médecins hospitaliers, dotés de pouvoirs accrus, de décider des mesures d'enfermement et donc du retrait des droits civils. De plus, « les maniaques incurables doivent être gardés dans des maisons toujours soumises à l'inspection publique ; et l'on doit en confier le soin à des personnes humaines, qui n'emploient envers ces infortunés que le degré de sévérité nécessaire pour les empêcher de se nuire à eux-mêmes ou aux autres[35] ».

Ces idées révolutionnaires sur le traitement des insensés exposées en 1790 par Cabanis, puissant membre de la Commission des hospices, ouvrent largement la voie aux transformations de la Salpêtrière par Philippe Pinel (1745-1826) à partir de 1795 et à la mise en œuvre de son fameux « traitement moral[36] ».

À côté de ces beaux projets et de la transformation en cours de l'hôpital, la Révolution s'invite d'autres manières dans l'enceinte de la Salpêtrière. D'une part, sur le plan de l'organisation générale : en 1791, alors que les ordres religieux sont dissous et les religieuses chassées des hôpitaux, la Salpêtrière peut conserver ses officières, qui sont des laïques, mais celles-ci perdent leur situation dominante dans l'institution et sont transformées en simples surveillantes de dortoirs ; la Supérieure est destituée et le pouvoir de direction est remis à l'économe. D'autre part, sur un plan politique : la Salpêtrière va être l'un des théâtres des sanglants événements restés dans l'histoire sous le nom de massacres de Septembre, qui se déroulent du 2 au 6 septembre 1792 ; dans un Paris plongé dans l'angoisse d'une invasion austro-prussienne à la suite de la chute de Verdun le 2 septembre, et qui bruisse de rumeurs de complots contre-révolutionnaires, des révolutionnaires armés de piques et de fusils investissent les prisons et tuent une partie de leurs occupants, prêtres réfractaires, aristocrates ou prisonniers de droit commun. Ils s'attaquent d'abord à la prison de l'Abbaye puis à celle des Carmes, à la Conciergerie, au Grand Châtelet et à la Force. Les 3 et 4 septembre, c'est au tour de Bicêtre d'être le théâtre de simulacres de jurys populaires à l'issue desquels 162 hommes sont exécutés. Enfin, le 4 septembre après-midi, les mêmes assassins gagnent la Salpêtrière qui n'est plus gardée, les compagnies d'archers ayant été envoyées aux frontières au début de la guerre contre l'Autriche. Là, dans la maison de force, 35 femmes sont massacrées, toutes prisonnières de droit commun[37].

Arrivée de Pinel à l'hospice de la Salpêtrière

Philippe Pinel arrive comme médecin-chef à la Salpêtrière en 1795. Né le 20 avril 1745 dans la ferme familiale, près de Saint-Paul-Cap-de-Joux, dans le Tarn, il est issu d'une longue lignée de barbiers-chirurgiens. Après une maîtrise ès arts, puis des études de théologie et de mathématiques à Toulouse, il opte finalement pour la médecine et devient docteur à Toulouse en 1773. Il part ensuite compléter sa formation dans la prestigieuse faculté de médecine de Montpellier, où il s'enthousiasme pour les théories vitalistes des illustres Théophile de Bordeu et Paul-Joseph Barthez, dont il suit l'enseignement. Décidé à faire carrière à Paris, Pinel gagne la capitale en 1778, à l'âge de 33 ans. Mais les débuts ne sont pas faciles, Pinel manque d'argent et d'appuis, et les privilèges ancestraux de la faculté de médecine de Paris interdisent aux diplômés d'autres facultés d'exercer dans cette ville, hormis pour les médecins de la famille royale. Or Pinel échoue à se faire recevoir docteur par la faculté parisienne ainsi qu'à obtenir un poste de médecin à la cour. Il survit en donnant des leçons de mathématiques, mène des recherches d'anatomie comparée au Jardin du roi, se fait connaître en écrivant dans des revues médicales ou scientifiques, en soumettant des mémoires à l'Académie des sciences et à la Société royale de médecine, en fréquentant les salons. Là, il participe aux débats en cours sur la réforme des hôpitaux ou sur la condition des aliénés, qu'il côtoie activement dans la maison de santé privée du docteur Belhomme, rue de Charonne, où il travaille (illégalement) de 1786 à 1793. Le 6 août 1793, il la quitte pour Bicêtre, où il est nommé médecin des infirmeries par Cabanis et Michel-Augustin Thouret, à la tête de la Commission des hospices. Là encore, la Révolution a produit ses effets : la Convention abolit dans son décret du 18 août 1792 toutes les facultés, collèges et académies, et décrète le libre exercice de la médecine. Devant les abus en tout genre rapidement constatés, l'enseignement de la médecine est recréé, mais à la place des dix-huit facultés et collèges de médecine existant précédemment sont fondées trois écoles de santé dont la principale est à Paris. Ainsi l'abolition des privilèges des anciennes facultés permet à des hommes neufs, comme Pinel, de trouver leur place dans le nouveau système. En décembre 1794, douze jours après avoir présenté devant la Société d'histoire naturelle un mémoire remarqué sur la manie, inspiré des observations menées journellement sur les insensés de Bicêtre, et avoir appelé publiquement à l'amélioration de leurs conditions de vie, Pinel est nommé professeur de pathologie interne à la toute récente École de santé parisienne.

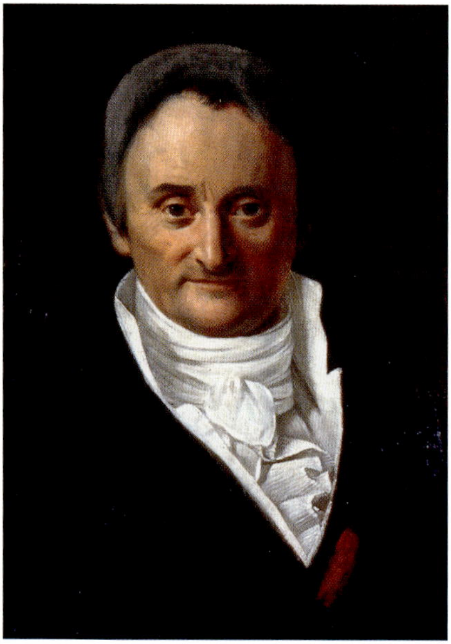

Pierre-Roch Vigneron, *Philippe Pinel (1745-1826)*, 1829. Paris, Académie nationale de médecine, anmpx02x0123.

À Bicêtre, pendant masculin de la Salpêtrière, peuplé d'enfants, de vieillards, d'infirmes et d'insensés, Pinel fait une rencontre fondamentale pour l'évolution de ses théories et de sa pratique auprès des aliénés : Jean-Baptiste Pussin (1745-1811), tanneur de formation, lui-même interné à Bicêtre en 1771, traité à l'Hôtel-Dieu pour des « humeurs froides », c'est-à-dire des écrouelles (forme ganglionnaire de la tuberculose), et qui va se trouver progressivement doté de responsabilités comme membre du personnel encadrant de Bicêtre, jusqu'à être nommé en 1784 gouverneur de l'emploi des fous. Pussin assume sa tâche avec calme, douceur et humanité ; il observe les insensés, connaît leur histoire, les rythmes de leurs crises, évalue leurs chances de guérison, tient des tables année par année où il compte les entrants, les sortants et les morts. Les enchaînés sont rares à Bicêtre (La Rochefoucauld-Liancourt en compte dix sur 270 aliénés en 1791 [38]), les fous se promènent librement dans les cours. Les vues de Pinel et de Pussin sur le gouvernement des insensés se rejoignent. Pussin apporte à Pinel sa connaissance intime des fous, ses observations détaillées et souvent judicieuses, bien que dépourvues de tout bagage théorique, et c'est lui qui – tordons le cou à la légende – « délivrera les fous de leurs chaînes » à Bicêtre en 1797, en inventant la camisole en tissu, et qui sera imité par Pinel à la Salpêtrière en 1800 [39]. Mais c'est bien Pinel qui, tout en reconnaissant ses dettes envers Pussin, transformera ces observations en un discours théorique général tout à fait original.

Pinel arrive donc à la Salpêtrière comme « médecin-en-chef » le 19 avril 1795. Notons que cette nomination équivaut à une promotion, avec augmentation de salaire. Elle présente pour Pinel un certain nombre d'avantages : il y est plus proche du centre de Paris, et donc de l'École de santé où il enseigne et passe beaucoup de temps aux assemblées de professeurs, et il y est plus facile pour lui d'organiser la formation des étudiants.

Il est alors le quatrième médecin à occuper ce poste, mais ses prédécesseurs (Joseph Philip, jusqu'en 1792, ensuite Nicolas Chambon de Montaux, puis Jacques Saillant) n'ont guère brillé par leur présence et leur esprit d'initiative, trop occupés par leurs activités politiques. Il y a alors 7 523 indigentes dans l'établissement : « bons pauvres », prisonnières, enfants, vieillardes, infirmes et aliénées [40].

Depuis 1790, un certain tri a commencé à être effectué parmi ces indigents : les prisonnières sont transférées, les prostituées à Saint-Lazare, les couples aux Ménages, les enfants à la Pitié ou à Saint-Antoine, les aveugles aux Quinze-Vingts, et, après 1795, les jeunes sourds à l'institution de l'abbé Sicard, les femmes enceintes à la Maternité de Port-Royal, les jeunes malades à l'hôpital des Enfants malades. En 1793, Thouret et Cabanis tentent de réorganiser les hôpitaux parisiens, d'établir des critères médicaux pour l'admission et la répartition des malades dans les divers hôpitaux, et après cette date on observe de nombreux transferts de folles depuis l'Hôtel-Dieu vers Bicêtre et la Salpêtrière, où les certificats d'admission sont désormais établis par des officiers de santé et non par des administratifs.

Soubresauts historiques et réorganisation

Les établissements hospitaliers traversent une période financièrement difficile : l'Assemblée constituante nationalise les hôpitaux, puis les jacobins commencent à en vendre les biens fonciers, leur faisant perdre leurs ressources, du 23 messidor an II au 2 brumaire an IV (du 11 juillet 1794 au 24 octobre 1795). Le Directoire remet de l'ordre avec la loi du 16 vendémiaire an V (7 octobre 1796) rendant les hôpitaux municipaux pour « stimuler la générosité des citoyens et fournir des administrateurs "notables" bénévoles ». Les Parisiens désignent les cinq administrateurs de la Commission des hôpitaux, choix approuvé par le préfet et le ministre de l'Intérieur. En 1801, Nicolas Frochot, préfet de la Seine nommé par Bonaparte, crée le Conseil administratif des hôpitaux et des hospices civils de la Seine, groupe de douze notables bénévoles se réunissant trois fois par semaine pour gérer les hôpitaux parisiens. Ces administrateurs se répartissent les hôpitaux entre eux et la Salpêtrière est gérée par Louis-Thomas-Richard d'Aubigny (vers 1750-1824) et le docteur Benjamin Desportes (mort en 1840).

Ils s'appliquent eux aussi à faire un tri dans la population de la Salpêtrière, permettent la réorganisation des salles de malades, des dortoirs, des repas, du travail, et le rétablissement des ateliers de couture, de tricot, de dentelle.

L'approvisionnement, provenant désormais de commandes directes aux paysans et aux fabricants, s'améliore, ainsi que la cuisine. On modernise la buanderie, établie dans des locaux isolés, avec de nouveaux fourneaux, pompes et cuviers. Des travaux d'assainissement sont menés, avec destruction des masures, blanchiment et restauration des murs intérieurs, installation de poêles « économiques » dans les infirmeries. Pinel veille personnellement sur tous ces aménagements[41].

En 1803, il n'y a plus à la Salpêtrière que 5000 résidents parmi lesquels 240 reposantes (anciennes sœurs de l'hospice trop âgées pour travailler et dont on assure l'entretien jusqu'à la fin de leurs jours), 300 grandes infirmes, 360 malades, 600 folles (ces deux dernières catégories étant sous la responsabilité particulière du médecin-chef), 80 galeuses, 120 cancéreuses, 200 épileptiques, 1900 septuagénaires ou plus âgées[42].

À ce moment, le service médical est assuré par un médecin-chef (Pinel), un médecin adjoint (Augustin-Jacob Landré-Beauvais), deux chirurgiens-chefs et un pharmacien-chef, ainsi que neuf élèves en chirurgie et pharmacie, un officier de santé pour les folles (il s'agit de Pussin, que Pinel a réussi à faire transférer de Bicêtre en 1802), 60 surveillantes, dont 17 surveillantes-chefs et 43 sous-surveillantes (pour une trentaine d'officières vingt ans plus tôt), 31 infirmières et 174 filles de service. Beaucoup sont renvoyées par Pinel, qui les trouve trop dures avec les malades, et remplacées par des aliénées guéries.

Les débuts du « traitement moral »

Pinel organise l'infirmerie en fonction des maladies et des soins à dispenser, fait sa visite quotidienne entouré d'étudiants, et structure aussi l'enseignement en une « clinique » de

30 malades choisies pour illustrer les différentes espèces de maladies qu'il a classées dans sa *Nosographie philosophique*[43], à la manière des taxonomistes tels que Linné, s'inspirant des travaux de médecins comme François Boissier de Sauvages (1706-1767) ou William Cullen (1710-1790). En effet, la rénovation des études de médecine, avec la fondation des écoles de santé en 1793, permet l'instauration d'un véritable enseignement clinique au lit du malade, et la création en 1802 de l'internat des Hôpitaux de Paris instaure la présence constante dans les hôpitaux de corps d'étudiants motivés et compétents. C'est ainsi qu'arrive en 1800 à la Salpêtrière, comme étudiant, Jean-Étienne Esquirol (1772-1840), le plus brillant des élèves de Pinel, qui jouera un rôle majeur dans la naissance de la psychiatrie française[44].

La plupart des résidentes et des malades de la Salpêtrière sont de vieilles femmes ; Pinel leur accorde le même soin attentif qu'aux aliénées (dont beaucoup sont âgées) et fait preuve du même esprit d'observation. Il relève donc les nombreuses spécificités de cet âge : l'affaiblissement des fonctions cognitives, la tendance à la mélancolie, l'isolement familial, la faiblesse des sens, la perte d'appétit… Il en tire les conséquences pour la thérapeutique, le régime, l'administration et le choix des remèdes. Ainsi naît à la Salpêtrière la médecine gériatrique[45]. Pinel est aussi un pionnier de la variolisation et de la vaccination : il ouvre dans cet établissement une clinique d'inoculation de la variole en l'an VII (1798-1799), juste avant la diffusion en France des travaux de Edward Jenner sur la vaccination, qu'il est l'un des premiers à mettre en œuvre.

En 1802, avec l'arrivée de Pussin, dont les talents d'administrateur et la fermeté[46] sont nécessaires pour maintenir l'ordre requis par ses projets, débute à la Salpêtrière la grande expérience de traitement de la folie menée par Pinel, assisté de son médecin adjoint, Landré-Beauvais : un décret du 6 germinal an X (27 mars 1802) ordonne le transfert pour traitement à la Salpêtrière de toutes les femmes aliénées hospitalisées dans la région parisienne. Ils sélectionnent de plus parmi les insensées résidentes de la Salpêtrière celles qu'ils pensent curables, soit 52 sur 569. Sur toutes ces aliénées estimées curables, Pinel met en œuvre son « traitement moral » : il s'agit avant tout d'une relation particulière, individuelle, entre le médecin et son patient, une relation de confiance, de compréhension et de coopération. Pour cela, il

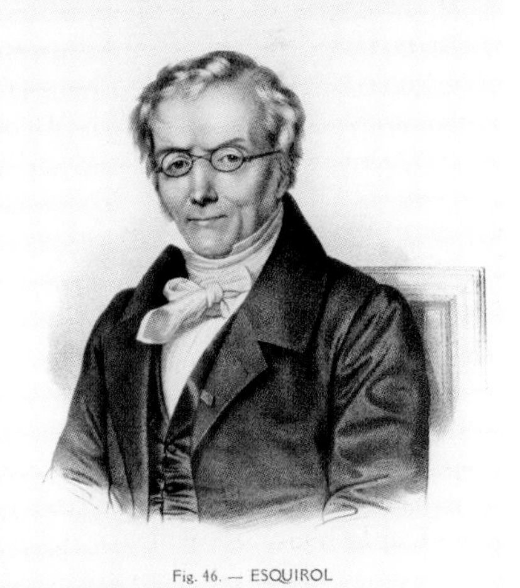

Charles-Louis Bazin, *Jean-Étienne Esquirol (1772-1840)*, 1837. Paris, Académie nationale de médecine, anmpx02x0082.

faut « proscrire toute forme de violence, mêler savamment bienveillance et fermeté, avoir toujours en tête une perspective de guérison possible[47] », créer un environnement favorable, calme et serein, mais aussi stimulant : on encourage les promenades, le jardinage, mais aussi le travail pour les convalescentes. Cette thérapie par le travail, qui doit être volontaire, selon les possibilités des malades, et rémunérée, permet selon Pinel de resocialiser les femmes, de les remettre progressivement dans un rythme conforme à la vie à l'extérieur de l'établissement et de préparer leur sortie.

L'hôpital des aliénées est formé de trois cours séparées, dans lesquelles sont réparties les malades en fonction de leur état : il y a une cour secondaire pour les femmes « très agitées ou furieuses, et qui peuvent être dangereuses à certaines époques », une cour pour les aliénées « qui ont éprouvé déjà un changement très favorable », et enfin une cour « pour celles dont le délire est entièrement dissipé, et dont on cherche à consolider la convalescence par le travail des mains avant de les rendre à leur famille[48] ». Ce travail est donné par des ateliers de couture, mais peut simplement consister, pour les moins capables, à apporter de l'eau ou à nettoyer les cours.

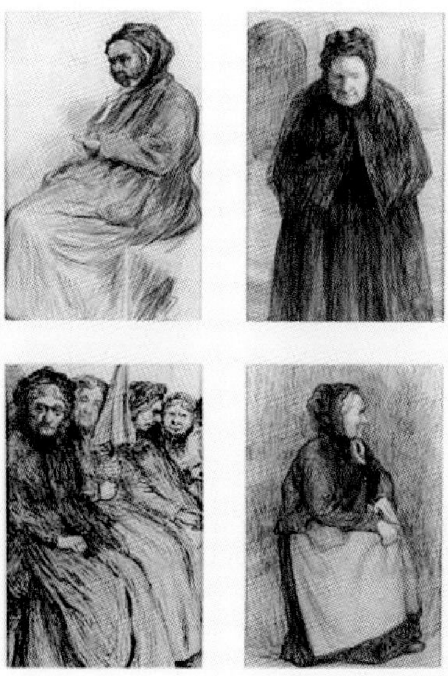

Albert Morand, *Pensionnaires de la Salpêtrière*, XXe siècle, MAP-HP, AP 1187.

En 1805, Pinel présente ses résultats à l'Académie des sciences, puis en 1807 à la classe des sciences mathématiques et physiques de l'Institut national de France. À l'aide de multiples tables et de calculs de probabilités, Pinel souhaite démontrer un taux de guérison de près de 90 % chez les aliénées qu'il a traitées, mais seulement celles dont il estimait la guérison possible, parce que, malades depuis peu de temps, elles n'avaient pas subi auparavant de traitements affaiblissants à base de saignées et de purgation comme ceux qui étaient administrés à l'Hôtel-Dieu. Avec ces restrictions notables, il annonce un taux de guérison de « seulement » 84 % et 87 % en 1806 et 1807, « tandis qu'il avait été pour les années précédentes de 93 %, toujours en comparant le nombre des guérisons possibles avec la totalité des admissions[49] ». De tels chiffres et un tel optimisme ont de quoi surprendre et, le temps passant, Pinel se montrera de moins en moins triomphant, même si « de 1805 à 1813, au fil des relevés publiés par Pinel, la proportion des guérisons se maintient bon an mal an

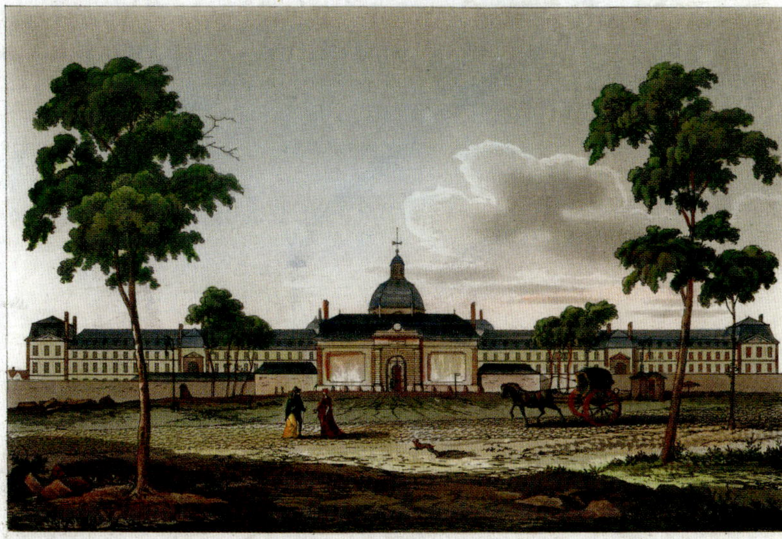

Vue extérieure de l'hôpital de la Salpêtrière. Gravure aquarellée à l'aquatinte par Auguste Blanchard dit le Vieux (1766-1832), extraite du *Tableau historique et pittoresque de Paris,* édité entre 1808 et 1811 par Jacques-Benjamin de Saint-Victor. AP-HP.

autour d'une pour deux admissions. On est loin des 9/10 escomptés [...] mais on est loin aussi de la nullité thérapeutique[50] ». Toutefois, le discours optimiste des débuts s'efface progressivement, et Pinel vieillissant, très affecté par la mort de Pussin en 1811, tout en continuant son enseignement clinique, se consacre de plus en plus aux rééditions de ses travaux, la *Nosographie philosophique ou la Méthode de l'analyse appliquée à la médecine, La Médecine clinique rendue plus précise et plus exacte par l'analyse*[51] et le *Traité médico-philosophique sur l'aliénation mentale*[52], qui ont fait sa renommée internationale.

Après Pinel : une autre vision du « traitement moral »

Esquirol, après avoir fait en 1808 un tour de France d'inspection des hôpitaux d'aliénés et dépôts de mendicité, remplace Pussin à sa mort, en 1811, comme « surveillant des folles », puis devient médecin adjoint de la Salpêtrière en 1812. Il y crée en 1817 le premier enseignement clinique des maladies mentales et tient rapidement, dans les faits, le rôle de médecin-chef à la place d'un Pinel vieillissant et affaibli, jusqu'à son départ pour Charenton en 1825, un an avant la mort de Pinel. Bien qu'élève de Pinel, il développe une vision différente du « traitement moral ». Il croit au rôle des passions dans la guérison des fous et pense « que l'on guérit les aliénés par des secousses, des commotions physiques ou morales, qui, en ébranlant et en menaçant, pour ainsi dire, la machine, le rejettent sur la voie de la santé[53] ». Avec Pinel, il observe un accroissement majeur du nombre de fous hospitalisés à Paris entre la fin du XVIIIe et le début du XIXe siècle, et souligne les conditions déplorables dans lesquelles ils sont traités en province dans les hôpitaux et les dépôts de mendicité. Il appelle à des actions gouvernementales pour améliorer le sort de ces malheureux par la création urgente d'asiles départementaux d'aliénés conçus comme des « instruments de guérison » permettant de gouverner l'esprit des malades. Le manque de thérapeutes n'autorise plus la relation particulière et intime entre médecin et malade de l'esprit voulue par Pinel. Esquirol développe une approche institutionnelle du traitement de la folie, à l'origine de l'asile moderne[54].

En 1814, la Salpêtrière est transformée en hôpital militaire et reçoit entre février et septembre 18000 malades et blessés. Le jeune Léon-Louis Rostan (1790-1866), adjoint à Pinel et Esquirol pour faire face à cet afflux, s'illustrera pendant cette période ; nommé en 1818 médecin des infirmeries de l'établissement, il obtiendra la chaire de clinique interne de la faculté et organisera un enseignement très prisé auprès des malades de la Salpêtrière.

La montée en puissance du secteur médical : l'ère Charcot

Au milieu du siècle, la Salpêtrière est encore surtout un hospice d'indigentes, d'infirmes, de vieillardes et d'idiotes qu'on soigne de leurs maladies intercurrentes à l'Infirmerie générale, ainsi qu'un asile d'aliénées. Mais le service médical se renforce progressivement : en 1830, on compte six médecins dont trois pour les aliénées, un pour les épileptiques et deux pour l'infirmerie, ainsi qu'un chirurgien en chef et un pharmacien en chef ; en 1838, il y a huit médecins, dont six pour les aliénées et épileptiques et deux pour l'infirmerie des indigentes.

Les régimes politiques se succèdent et les réflexions sur le traitement de la pauvreté et le devenir des grands hospices tels que la Salpêtrière s'expriment toujours quasiment dans les mêmes termes qu'aux siècles précédents. Ainsi, une circulaire du 6 août 1840 (sous la monarchie de Juillet) sur le paupérisme et la charité légale, rédigée par le comte de Rémusat, ministre de l'Intérieur, énonce : « Si l'État dote trop libéralement les établissements destinés aux pauvres ; s'il permet à la vieillesse ou

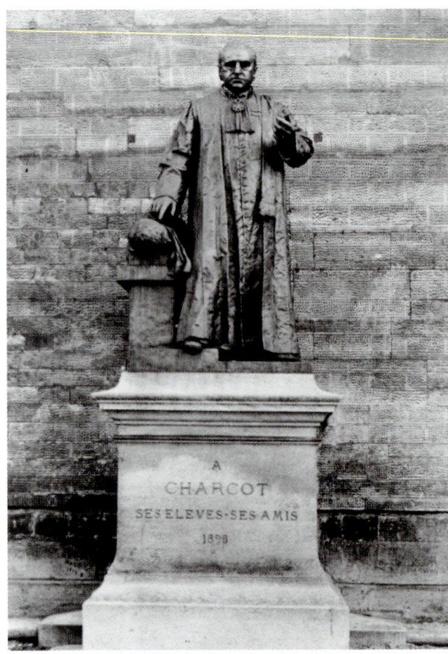

Jean-Alexandre-Joseph Falguière, *Jean-Martin Charcot (1825-1893)*, 1898. Installée à l'entrée de la Salpêtrière, cette statue sera fondue en 1942 sous le régime de Vichy.
AAP-HP, 3 Fi 4 Pitié-Salpêtrière 2380.

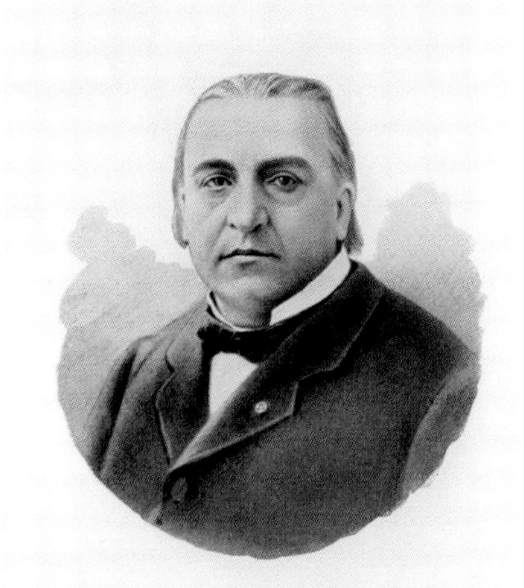

Portrait de Jean-Martin Charcot. Paris, Académie nationale de médecine.

aux infirmités un asile assuré ; s'il laisse à l'indigent qui tend la main l'espérance de trouver l'aumône toujours prête, il encourage et accroît le paupérisme au lieu de le diminuer et de le détruire » ; néanmoins hôpitaux et hospices doivent être préservés car « les pauvres centralisés occasionnent une dépense moindre que ne coûterait l'entretien du même nombre d'individus secourus isolément à leur domicile[55] ». L'injonction de travail est maintenue, puisque la circulaire du 31 janvier 1840, portant règlement pour le service intérieur des hospices et hôpitaux émise par le ministère de la Santé publique, précise que « les commissions administratives doivent établir dans les établissements qui leur sont confiés des ateliers de travail appropriés à l'âge et aux infirmités de ceux qui y sont entretenus ». On trouve en 1850 à la Salpêtrière des ateliers de broderie, de lingerie, de tapisserie et de filature. Les aliénées travaillent aussi, ce travail faisant partie du « traitement moral ».

La prochaine étape de la transformation de la Salpêtrière d'hospice en hôpital moderne va être quasiment le fait d'un seul homme : Jean-Martin Charcot (1825-1893).

Né à Paris le 19 novembre 1825, issu d'un milieu d'artisans aisés (son père, sellier, est à la tête d'un atelier de serrurerie et d'un autre de charronnage), Charcot obtient son baccalauréat ès lettres en 1843, puis son baccalauréat ès sciences l'année suivante, en même temps qu'il commence ses études de médecine à Paris.

C'est en 1852 qu'il pénètre pour la première fois, comme interne de quatrième année, à la Salpêtrière, renommée hospice de la Vieillesse-Femmes en 1823, et placée depuis 1849 sous l'autorité de l'Assistance publique.

Les études de médecine et l'internat

Le cursus des études de médecine au milieu du XIXe siècle, organisées à Paris par la faculté de médecine sise rue de l'École-de-Médecine, dans les anciens bâtiments néoclassiques édifiés en 1774 pour l'Académie de chirurgie, comporte dix matières réparties sur quatre années d'études : histoire naturelle, physiologie et pharmacologie en première année, anatomie et physiologie en deuxième année, pathologie externe et pathologie interne en troisième année, hygiène, thérapeutique et médecine légale en dernière année. Chaque matière doit être validée par un examen, puis une dernière épreuve portant sur la médecine clinique et enfin la soutenance d'une thèse sanctionnent l'ensemble du cursus. Les étudiants sont répartis le matin dans les divers services de clinique médicale, chirurgicale et

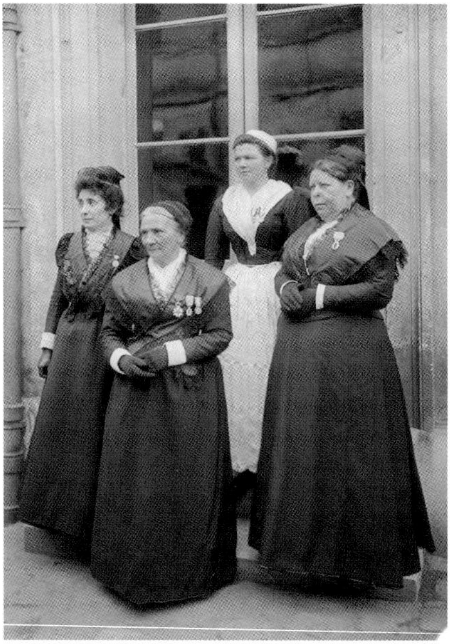

Marguerite Bottard (1822-1906), entrée à la Salpêtrière en 1841, surveillante du service de Jean-Martin Charcot, lors de la remise de sa Légion d'honneur, 16 janvier 1898. AAP-HP, 3Fi3 36 Salpêtrière 259.

Anonyme, Alfred Vulpian (1826-1887), non daté. MAP-HP, AP 1406.

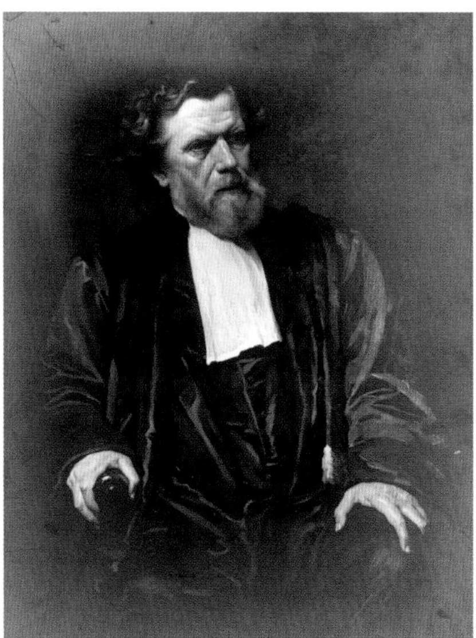

obstétricale des hôpitaux parisiens, où ils reçoivent un enseignement clinique dispensé par les professeurs et leurs chefs de clinique. Ces professeurs titulaires des chaires de clinique, choisis parmi les agrégés, sont en même temps médecins des hôpitaux. L'après-midi est consacré aux cours magistraux à la faculté et aux études de laboratoire (anatomie, physique, chimie) à l'école pratique, installée en face dans l'ancien couvent des Cordeliers.

Pour un étudiant ambitieux comme Charcot, la seule voie possible pour accéder aux prestigieuses fonctions hospitalières et universitaires, également pourvoyeuses d'une clientèle privée de qualité, est celle de l'internat.

L'internat en médecine et en chirurgie des Hôpitaux et Hospices civils de Paris, créé en 1802 et destiné à former une élite médicale, constitue un véritable système parallèle, dépendant de l'administration hospitalière, et non universitaire, même si seule la faculté est habilitée à délivrer le diplôme de docteur en médecine. Le concours de l'internat est précédé par celui de l'externat, un peu moins sélectif, accessible pour ce dernier dès la deuxième année d'études de médecine. Les externes de deuxième année, bien préparés par leur participation à la vie hospitalière, sont admis à se présenter au concours de l'internat, consistant en épreuves écrites et orales, jugées par un jury de sept médecins et chirurgiens hospitaliers tirés au sort. Les internes, personnels hospitaliers, auxiliaires du chef de service, suivent la visite du matin, font la contre-visite du soir, assurent les urgences. Ils sont logés à l'hôpital et la fameuse salle de garde constitue leur

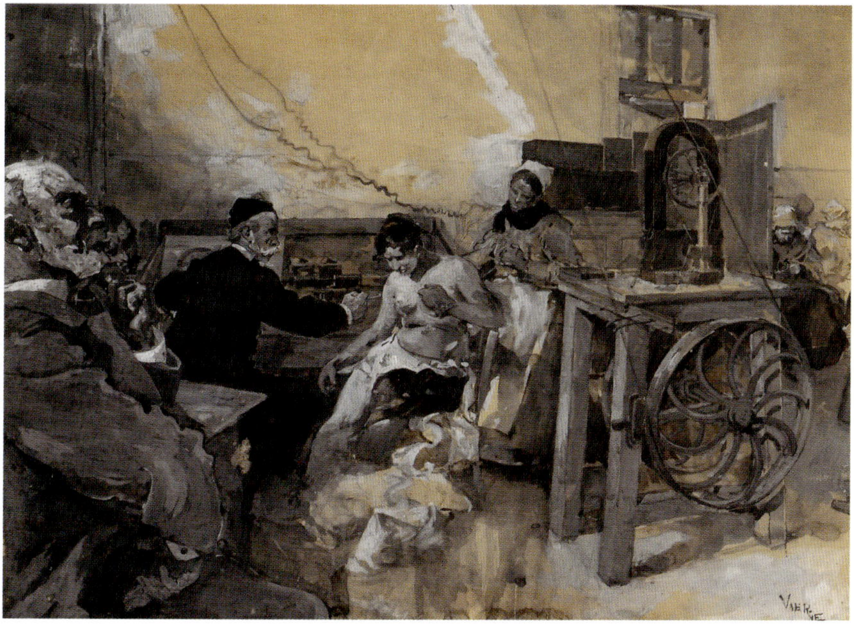

Daniel Vierge, le docteur Vigouroux dans son service d'électrothérapie, XIXe siècle.
MAP-HP, AP 2256.

lieu de vie. Bien qu'éloignés des amphithéâtres de la faculté par leurs activités hospitalières, ils doivent valider tous les examens universitaires et soutenir leur thèse pour être diplômés, mais doivent attendre pour cela la fin de leur quatrième année d'internat, comme l'exige d'eux l'Assistance publique.

En 1852, Charcot choisit donc l'hospice de la Salpêtrière pour sa dernière année d'internat. Il y trouve, parmi l'énorme population de pauvres femmes âgées ou infirmes, toutes les observations de rhumatisme chronique et de goutte qui vont nourrir sa thèse inaugurale, soutenue le 16 mars 1853. Charcot est ensuite nommé pour deux ans chef de clinique à l'hôpital de la Charité, puis, dans l'attente d'un poste hospitalier, doit se contenter, en 1856, de celui de médecin du Bureau central, où s'effectue le tri des malades souhaitant être admis dans les hôpitaux de l'Assistance publique. Pendant ces années, Charcot, jouissant de soutiens influents, soigne sa clientèle privée, poursuit ses recherches cliniques dont il expose les résultats auprès des sociétés savantes, enseigne la pathologie interne à l'école pratique de la faculté. Il est agrégé en 1860 et nommé médecin de la Salpêtrière en 1862, en même temps que son collègue et ami Alfred Vulpian (1826-1887), anatomopathologiste de grand renom.

À son arrivée, la Salpêtrière héberge environ 4000 pensionnaires, dont 1500 aliénées. Celles-ci sont réparties en cinq services (deux seront supprimés en 1870 et 1875 au profit de Sainte-Anne, Ville-Évrard et Vaucluse). Les autres, 2635 femmes appartenant à la catégorie

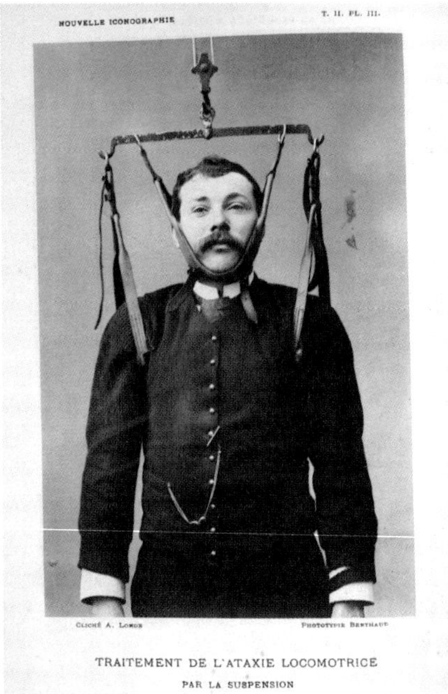

Suspension pour le traitement de l'ataxie locomotrice. Paul Richer, Georges Gilles de La Tourette et Albert Londe, *Nouvelle Iconographie photographique de la Salpêtrière,* Paris, Lecrosnier et Babé, 1889, t. II. BIU-Santé, 20418.

des « indigentes et épileptiques saines d'esprit », pour la plupart âgées, sont accueillies dans d'immenses divisions partagées en deux services de médecine, à la tête desquels sont nommés la même année Vulpian et Charcot. Ceux-ci commencent par recenser cette incroyable population dont ils ont la charge : « L'on vit alors les deux agrégés parcourir ensemble toutes les salles de cet immense asile, examiner toutes les malades, recueillir toutes les observations et constituer ainsi un dossier considérable[56]. »

Avant Charcot, les chefs de service restent peu de temps à la Salpêtrière, considérée comme un simple tremplin pour l'obtention de postes plus prestigieux, par exemple à l'Hôtel-Dieu. Mais Charcot, contrairement à ses prédécesseurs, se rend compte immédiatement des possibilités offertes pour la recherche et l'enseignement par cet immense hospice où se trouve rassemblée toute la misère humaine. En effet, toutes ces femmes infirmes ou très âgées forment un véritable musée vivant de maladies chroniques, osseuses, articulaires, musculaires, des organes sensitifs et du système nerveux : « Sous ce rapport, écrit Charcot, nous possédons ici des avantages dont on est privé en grande partie dans les hôpitaux ordinaires, et nous sommes placés dans les conditions les plus favorables pour étudier avec fruit les maladies à lente évolution, [...] il nous est donné de suivre ici les malades pendant une longue période de leur existence, au lieu d'assister à un simple épisode de leur histoire ; aussi voyons-nous se dérouler jusqu'à ses dernières limites le processus pathologique, dont on ne connaît en général que la phase initiale ; enfin, nous sommes appelés à constater les lésions organiques qui caractérisent la maladie, lorsqu'elle s'est terminée par la mort[57]. »

Dans le prolongement de sa thèse, Charcot publie de nombreuses recherches sur les maladies des vieillards avant de se consacrer plus spécifiquement aux pathologies neurologiques. Ici, il va amener au plus haut niveau de précision la fameuse méthode anatomoclinique, promue par René Laennec (1781-1826) et qui fit le succès de l'École de Paris au début du siècle[58]. Subordonnant toujours la

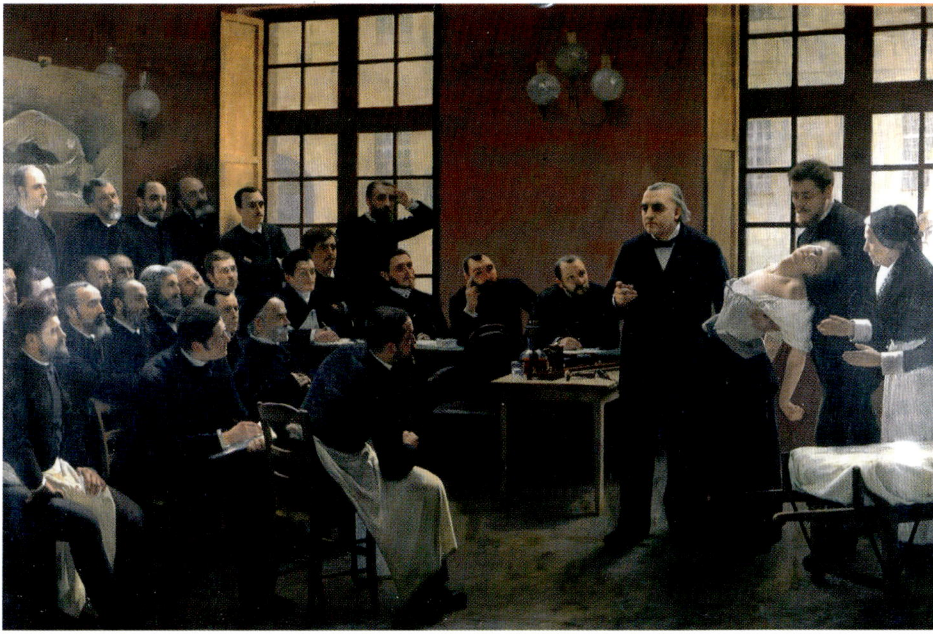

André Brouillet, *Une leçon clinique à la Salpêtrière,* 1887. Université Paris V.
Les principaux élèves de Jean-Martin Charcot sont représentés sur ce tableau, par exemple Paul Richer à sa gauche, Joseph Babinski debout derrière lui, Georges Gilles de La Tourette au premier plan. Marguerite Bottard, la surveillante de Charcot, est debout à droite, prête à soutenir la patiente, Blanche Wittman.

technique à la clinique, il confronte minutieusement l'histoire clinique, les signes observés et les symptômes décrits par les patientes aux résultats d'explorations chimiques, microscopiques, électriques, et enfin anatomopathologiques. Son sens aigu de l'observation et son esprit méthodique font des merveilles, et les apports de Charcot à la connaissance des maladies du système nerveux sont d'une importance inégalée à ce jour, de la description complète (clinique et anatomopathologique) de la sclérose latérale amyotrophique (dite « maladie de Charcot ») à la sclérose en plaques, en passant par ses travaux sur les localisations cérébrales. Charcot est aussi un enseignant de renom. Dès 1866, à la Salpêtrière, il inaugure des cours libres sur les maladies des nerfs, dont le succès va croissant et qu'il poursuit même après sa nomination à la chaire d'anatomie pathologique de la faculté, en 1872.

L'« *École de la Salpêtrière* »

Il faut souligner que nous sommes, à la fin du Second Empire, dans une période où la jeune génération médicale dénonce de plus en plus vivement l'immobilisme de la faculté qui, attachée à une vision unitaire de la médecine, refuse encore le développement d'un enseignement de spécialités médicales, bien que la spécialisation soit considérée

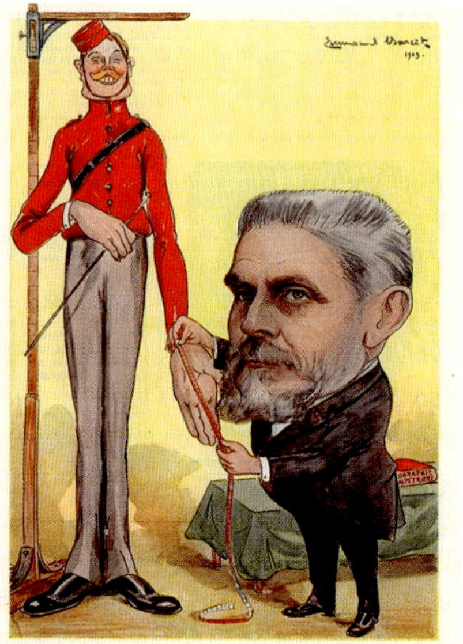

Pierre Marie (1853-1940). Revue *Chanteclair*, 1909, illustration d'Emmanuel Barcet. Paris, Académie nationale de médecine, anmpx48x0055bis.

comme une nécessité, et un état de fait, par les médecins hospitaliers. En 1870, il n'y a toujours pas à la faculté de chaire ni pour les maladies mentales, ni pour les maladies des enfants, ni pour celles de la peau, ni pour l'ophtalmologie. La première chaire des maladies mentales n'est créée qu'en 1877, bien qu'Esquirol ait enseigné cette spécialité dès 1817 à la Salpêtrière. Les cours libres des médecins hospitaliers, la création de bibliothèques hospitalières (dont la première est celle de la Salpêtrière, ouverte en 1866), soutenus par l'Assistance publique, permettent de dynamiser l'enseignement de la médecine à Paris, mais dans un cursus tout à fait indépendant de celui de la faculté. Ainsi, la création, pour lui, en 1882, de la chaire des maladies du système nerveux constitue pour Charcot une véritable consécration[59].

Attachant une grande importance à la formation de ses internes, qui publient abondamment et restent fidèles au maître, il se retrouve à la tête de ce que l'on nomme rapidement l'« École de la Salpêtrière », dont la renommée dépasse bientôt les frontières. Pour assurer la diffusion de ses travaux et de ceux de son école, Charcot encourage la fondation de revues par ses élèves[60]. Après la création en 1868, avec Vulpian et Charles-Édouard Brown-Séquard (1817-1894), des *Archives de physiologie normale et pathologique,* consacrées à la médecine expérimentale, il assiste en 1873 à celle du *Progrès médical* par Désiré-Magloire Bourneville (1840-1909), son ancien interne, futur député (radical) de Paris, champion de la laïcisation des hôpitaux. Bien que n'apparaissant pas dans l'organigramme de ce journal résolument matérialiste, anticlérical et républicain, Charcot le tient manifestement sous son influence et y publie tous les travaux menés à la Salpêtrière. Puis, en 1880, il fonde les *Archives de neurologie,* toujours avec Bourneville, et en 1893 il soutient la création d'une revue concurrente, la *Revue neurologique,* par deux autres élèves, Édouard Brissaud (1852-1909) et Pierre Marie (1853-1940), qui deviendra l'organe officiel de la Société de neurologie de Paris (future Société française de neurologie), lors de sa fondation en 1899.

Grâce à sa renommée et à l'influence de certains de ses élèves, comme Bourneville, entré en 1876 au conseil municipal, Charcot obtient les budgets nécessaires à la modernisation de son service et à l'installation de nouveaux laboratoires, transformant la Salpêtrière

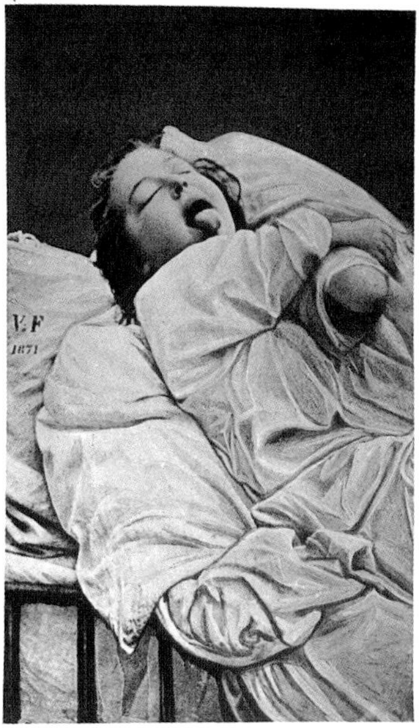

Planche XXVIII.

DEBUT D'UNE ATTAQUE

CRI

1

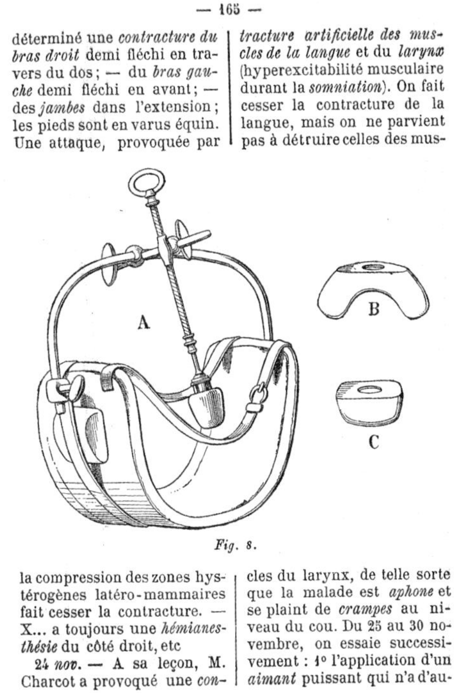

— 165 —

déterminé une *contracture du bras droit* demi fléchi en travers du dos; — du *bras gauche* demi fléchi en avant; — des *jambes* dans l'extension; les pieds sont en varus équin. Une attaque, provoquée par la compression des zones hystérogènes latéro-mammaires fait cesser la contracture. — X... a toujours une *hémianesthésie* du côté droit, etc

24 *nov.* — A sa leçon, M. Charcot a provoqué une *contracture artificielle des muscles de la langue* et du *larynx* (hyperexcitabilité musculaire durant la *somniation*). On fait cesser la contracture de la langue, mais on ne parvient pas à détruire celles des muscles du larynx, de telle sorte que la malade est *aphone* et se plaint de *crampes* au niveau du cou. Du 25 au 30 novembre, on essaie successivement : 1° l'application d'un *aimant* puissant qui n'a d'au-

Fig. 8.

2

en un grand centre de recherche, d'enseignement et de traitement : un laboratoire d'anatomie et de physiologie en 1877, avec cabinet de chimie, ainsi qu'un atelier de photographie et de moulage, et un musée d'anatomie pathologique. Un amphithéâtre d'une capacité de 400 personnes est construit en 1880, de la dernière modernité, avec appareil électrique de projection de photographies. La même année est ouvert un cabinet d'électrodiagnostic et d'électrothérapie, puis en 1881 un cabinet d'ophtalmologie. En 1884, c'est un service de balnéothérapie complet avec piscine et douches de toutes sortes. Mais le plus important reste l'ouverture de

1. Une crise d'hystérie photographiée par Paul Regnard dans le service du professeur Charcot. Désiré-Magloire Bourneville et Paul Regnard, *Iconographie photographique de la Salpêtrière*, Paris, Delahaye, 1878, vol. 2. BIU-Santé, 8326.
2. Compresseur de l'ovaire : la compression de la région ovarienne était censée arrêter la crise d'hystérie. Cet appareil pouvait être laissé en place plusieurs dizaines d'heures. Désiré-Magloire Bourneville et Paul Regnard, *Iconographie photographique de la Salpêtrière*, Paris, Delahaye, 1878, vol. 2. BIU-Santé, 8326.

la consultation externe, en juin 1881, qui permet de recevoir des malades des deux sexes, atteints en général de pathologies aiguës à un stade moins évolué que celui des femmes hospitalisées, et donc d'un grand intérêt pour les recherches des médecins. Il est également possible d'hospitaliser ces patients pour une courte durée dans une salle aménagée à cet effet. C'est la première fois que des hommes sont admis à la Salpêtrière.

Ainsi, l'obtention en 1882 de la nouvelle chaire de maladies du système nerveux vient couronner plusieurs années d'effort pour transformer un hospice de vieilles femmes et de miséreuses en tout genre, à la sinistre réputation, en un établissement hospitalo-universitaire moderne, à la renommée internationale, où des malades des deux sexes et d'origines sociales diverses viennent se faire traiter volontairement.

Les « Leçons du mardi » de Charcot, de même que ses cours magistraux du vendredi, sont parmi les plus courues de Paris. Une foule bigarrée s'y presse : élèves présents ou anciens venus rendre hommage au maître, internes, externes, étudiants et savants étrangers, artistes, écrivains, curieux. Charcot parle peu et bien, et surtout donne à voir : des malades soigneusement choisies par ses internes sont présentées au maître qui, devant l'assemblée, observe, interroge, examine (ou fait examiner par ses élèves), commente et diagnostique, « allant de l'un à l'autre, faisant remarquer aux auditeurs la forme d'un membre ou d'une extrémité, une attitude, une démarche particulière et parfois même, dans le feu de la leçon, se laissant entraîner à mimer ce qu'il voulait que l'on vît et que l'on comprît[61] ».

Ses célèbres travaux sur l'hystérie vont à la fois asseoir sa reconnaissance internationale et ternir son image pour la postérité. La question de l'hystérie, abordée dès 1870 à la suite du rattachement à son service d'une unité de 150 « épileptiques simples », c'est-à-dire non compliquées de démence, auparavant agrégées au service des aliénées et parmi lesquelles sont confondues de grandes hystériques, va prendre en effet une place croissante dans le travail de recherche de Charcot, surtout après 1877. Il est persuadé de l'existence d'un substrat organique à l'hystérie, et la recherche, vaine, de lésions anatomopathologiques va l'occuper plusieurs années. Reconnaissant, à la fin de sa

Promotion interne de l'hôpital de la Pitié. Au centre, le docteur Joseph Babinski, chef de service, 1922-1923. *Revue annuelle illustrée des Hôpitaux et Hospices civils de la Ville de Paris,* Paris, Édouard Ribaud, 1922-1923. BIU-Santé, extcuki0001.

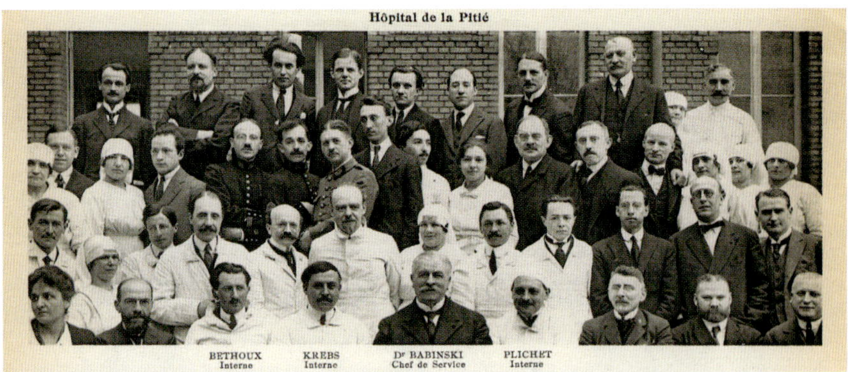

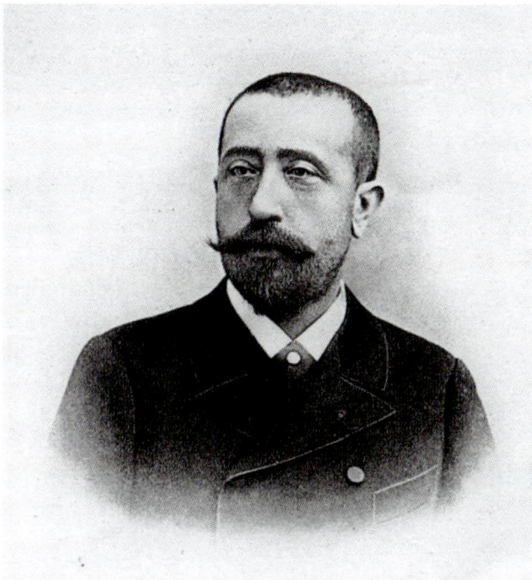

Georges Gilles de La Tourette (1857-1904).
Paul Legendre, *Gilles de La Tourette*, Paris, Plon-Nourry, 1905. BIU-Santé 027105.

carrière, l'importance du traumatisme psychique dans le déclenchement et le développement de l'hystérie, il restera jusqu'au bout persuadé de l'appartenance de l'hystérie au domaine de la neurologie, autrement dit des pathologies dont les causes sont exclusivement organiques. Malgré ses années d'étude de l'hypnose, qu'il considère comme un modèle expérimental des névroses (définies comme maladies des nerfs sans lésion anatomique détectable), et la reconnaissance de l'efficacité du « traitement moral » sur l'hystérie, Charcot peut écrire en 1890 : « Il importe qu'on le sache, l'hystérie a ses lois, son déterminisme, absolument comme une affection nerveuse à lésion matérielle. Sa lésion anatomique échappe encore à nos moyens d'investigation [...]. Désormais la voie est largement ouverte, et j'ose espérer qu'un jour ou l'autre la méthode anatomo-clinique, en matière d'hystérie, comptera un succès de plus à son actif, en permettant de déceler enfin l'altération primordiale, la cause anatomique dont on connaît aujourd'hui tant d'effets matériels[62]. »

On connaît l'influence qu'eurent Charcot et ses travaux sur l'hystérie sur Sigmund Freud (1856-1939), alors jeune médecin viennois venu compléter sa formation auprès de la prestigieuse École de la Salpêtrière pendant cinq mois, de septembre 1885 à février 1886, et l'on connaît aussi chez le découvreur des chemins de l'inconscient les significations singulièrement différentes que prendront les névroses et les manifestations hystériques.

Charcot meurt en pleine gloire en 1893, laissant derrière lui une œuvre colossale et des élèves de talent prêts à la poursuivre : Édouard Brissaud, Pierre Marie, Joseph Babinski (1857-1932), Jules Déjérine, Georges Gilles de La Tourette (1857-1904), Alfred Binet (1857-1911) ou Pierre Janet (1859-1947), pour n'en citer que quelques-uns[63]. Il laisse aussi un hôpital singulièrement transformé.

Devenir de l'asile

Après le mouvement d'ouverture d'institutions spécialisées dans le traitement des aliénés impulsé par Esquirol et officialisé par la loi de 1838, imposant la création d'établissements publics d'aliénés dans chaque département, des centres comme la Salpêtrière ou Bicêtre, mêlant indigents et aliénés curables et incurables, sont considérés de plus en plus comme des anomalies. La création d'hôpitaux spécialisés pour accueillir la population de la région parisienne, mais situés à l'écart du centre de la capitale, est vivement réclamée par le Conseil général des hospices de 1826 à

1848, mais face au manque de moyens, un aménagement des services d'aliénés des hospices de la Vieillesse hommes et femmes (Bicêtre et la Salpêtrière) est préféré. On instaure des sections d'aliénées curables, on réorganise le corps des aliénistes. Le mouvement de remplacement des loges par des dortoirs, amorcé par Pinel qui ne met encore en dortoir que les convalescents, s'élargit : en 1814, la Salpêtrière compte 349 loges et 321 lits en dortoirs ; en 1833, 200 loges et 21 dortoirs de 40 lits, ainsi que sept salles d'environ 20 lits, soit 1 007 lits au total. Un atelier central de couture est ouvert en 1834, on assiste à des tentatives de musicothérapie, avec l'achat d'un orgue de barbarie en 1836, d'un piano en 1840, des cours de chant en 1841, à des essais de sorties sur le boulevard de l'Hôpital ou dans la campagne, voire à des sorties au théâtre, en 1842, dans le service d'Ulysse Trélat (1795-1879)[64]. En 1838, la division des aliénées est découpée en trois sections disposant chacune d'un médecin-chef et d'un médecin adjoint, soit six médecins aliénistes au total. Des différends entre les aliénistes aboutissent en 1841 à un redécoupage en cinq sections comprenant chacune un médecin-chef. Mais les locaux sont vétustes et inadaptés, les cours trop petites, les aliénées trop nombreuses, entassées dans les dortoirs. Les projets de création d'asiles décentralisés sont réactivés par l'administration générale de l'Assistance publique à Paris (qui a remplacé en 1849 le Conseil

Les folles de la Salpêtrière, costumées pour le bal de la mi-carême, 1903. AAP-HP, L9697.
Ce bal, véritable attraction pour de nombreux Parisiens, a été supprimé en 1910.

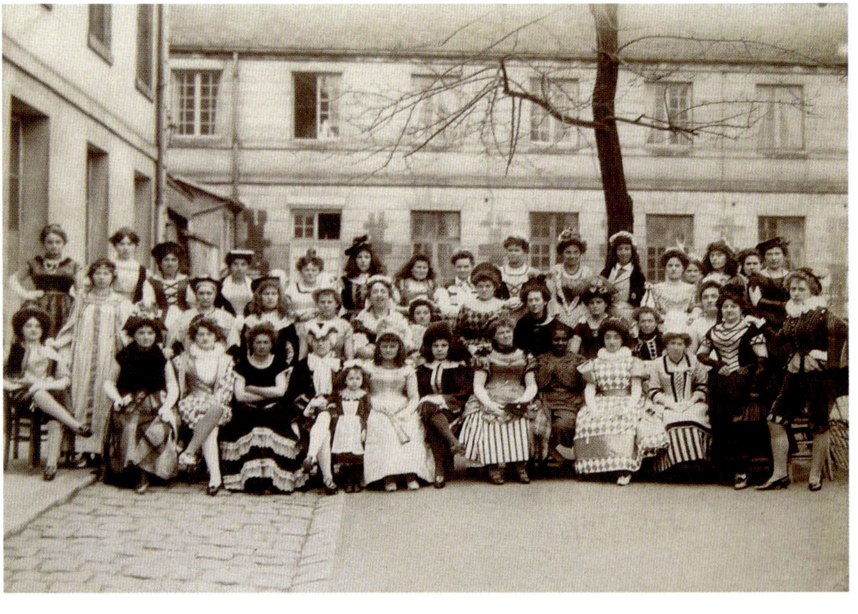

des hospices) et l'hôpital Sainte-Anne est ouvert en 1867, suivi rapidement par ceux de Ville-Évrard et de Vaucluse.

Les aliénés curables des deux sexes y sont adressés en priorité, Bicêtre et la Salpêtrière conservant les aliénés incurables, ce qui ne va pas sans protestations de la part de leurs médecins aliénistes qui craignent, à raison, la fermeture de leurs services : l'asile de la Salpêtrière fermera en effet ses portes en 1921 au profit d'établissements spécialisés de banlieue ou de province[65], seuls une trentaine de lits de psychiatrie adulte seront conservés, ainsi qu'une unité de psychiatrie infantile.

Retour à la Pitié : de l'orphelinat à l'hôpital

Nous avons laissé la Pitié à la veille de la Révolution française. Accueillant toujours de jeunes garçons trouvés ou orphelins, l'établissement est renommé en 1792 hôpital des Orphelins du faubourg Saint-Victor, puis, sous la Convention, Maison des élèves de la patrie. Enfin, en 1801, l'établissement est appelé hospice des Orphelins, nom qu'il gardera jusqu'en 1809.

Dans la Maison des élèves de la patrie, en 1794, les garçons, âgés de 4 à 12 ans, tout en recevant une instruction élémentaire, travaillent : ont été installés des ateliers, des filatures, des carderies, des fabriques de charpie pour les soldats.

En 1809, à la suite de travaux à l'Hôtel-Dieu et de la destruction de plusieurs de ses bâtiments, les locaux de l'orphelinat sont choisis par le Conseil général des hospices pour servir d'annexe à l'Hôtel-Dieu. Les enfants sont envoyés à l'orphelinat du faubourg Saint-Antoine et l'Annexe de l'Hôtel-Dieu ouvre en janvier 1809. 200 lits sont transférés, puis rapidement 400. Des travaux sont effectués, pour transformer l'orphelinat en hôpital : on installe une grande pharmacie, on construit une pompe alimentant des conduites d'eau pour les salles de bain. En 1816, grâce à l'ouverture d'un nouvel espace, le bâtiment Saint-Augustin, l'établissement compte 600 lits (357 pour les hommes et 243 pour les femmes), répartis en 23 salles. Les lits sont maintenant individuels, comme dans quasiment tous les hôpitaux de Paris à cette époque. Chaque lit, entouré de rideaux blancs, dispose d'une couchette, d'une paillasse, de deux matelas, d'un traversin, d'un oreiller et de deux couvertures de laine.

Le service hospitalier, comme l'administration, est placé sous la dépendance de l'Hôtel-Dieu, et les deux établissements vont partager leur personnel : l'ancien siège de l'administration de l'Hôpital général, laïc, voit donc arriver pour la première fois des religieuses hospitalières, aidées par des garçons et filles de service.

Le service médical est assuré par des médecins et chirurgiens de l'Hôtel-Dieu, spécialement désignés, qui font les visites, l'administration est prise en charge par un sous-agent, sous la direction de l'agent de surveillance de l'Hôtel-Dieu.

Un début d'autonomie s'amorce en 1813, avec la nomination d'un agent de surveillance indépendant, puis d'un économe. La pharmacie est indépendante depuis 1812. Le service médical ne le devient qu'en 1816, quand trois services de santé sont créés, deux de médecine et un de chirurgie. Les désordres consécutifs à la défaite et à l'occupation de 1814 ont peut-être joué un rôle dans la décision de doter la Pitié d'un service médical indépendant : tous les hôpitaux durent en effet faire face à un afflux de militaires, français et étrangers (la Pitié reçut 209 étrangers, russes, prussiens, autrichiens ou bavarois), et l'épidémie de typhus qui s'est ensuivie a conduit à transformer l'église de la Pitié en infirmerie. Son personnel paya un lourd tribut à l'épidémie : deux morts parmi les médecins, plus un externe, deux sœurs et 22 infirmières.

Pourtant, en 1846, bien qu'indépendante dans les faits, l'ancienne Pitié figure toujours dans les registres administratifs sous le nom d'Annexe de l'Hôtel-Dieu. La Pitié s'agrandit progressivement et compte 720 lits en 1866, pour huit services de médecine et de chirurgie. En 1880, la Pitié est laïcisée, les salles perdent leurs noms de saints, remplacés par ceux de célébrités médicales : ainsi la salle Sainte-Eugénie devient la salle Trousseau et la salle Saint-Athanase est renommée salle Jenner. Surtout, les sœurs de Sainte-Marthe doivent laisser la place à des surveillantes et sous-surveillantes laïques, secondées par des suppléantes au lieu des anciennes filles de salle. Pour former ce nouveau personnel, une école professionnelle est ouverte en 1878 à la Pitié pour les infirmiers et infirmières de la maison et pour les personnes de l'extérieur. Il s'agit de cours du soir complétés par des formations pratiques dans les services.

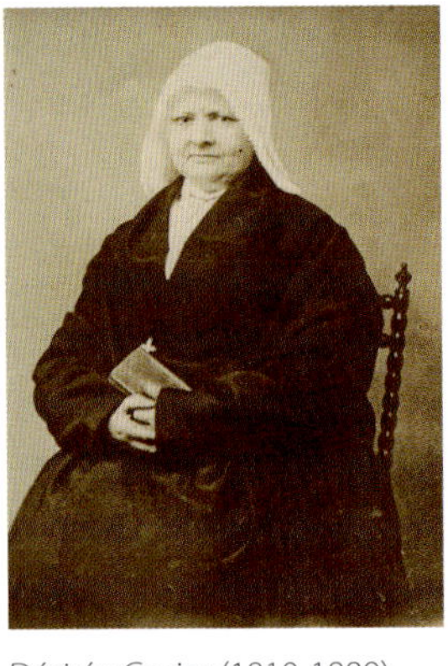

Désirée Gazier (1810-1889), dite sœur Louise, sœur de Sainte-Marthe, non daté. AAP-HP, 156 FOSS.

Création d'un service d'obstétrique

En 1886, l'Assistance publique décide de créer un service d'accouchement à la Pitié : il s'agit en fait d'une décision administrative entérinant l'existence d'un service déjà présent, mais sous la dépendance d'un service de médecine, que l'on autonomise et confie à un médecin accoucheur, le docteur Charles Maygrier[66]. Ce service est alors transformé pour s'adapter aux nouvelles règles, des plus exigeantes et contraignantes, de l'asepsie et de l'antisepsie : la salle unique de 15 lits où se mêlaient accouchées et femmes enceintes, au milieu de laquelle se déroulaient les accouchements, est réservée aux seules accouchées, un petit dortoir de cinq lits est ouvert pour les femmes enceintes, une salle de travail de deux lits est créée, les lits-cages à rideaux et les tables, en bois, sont remplacés par des lits et des tables en fer, et les lits n'ont plus de rideaux. On ajoute des couveuses, on renouvelle les instruments.

À leur arrivée, les femmes sont reçues dans une salle de consultation à l'écart. Si elles sont admises, avant de pénétrer dans les salles, leurs vêtements leur sont retirés et elles sont soumises à une désinfection soigneuse, l'« application de la méthode anti-septique aux accouchements » : on leur donne un grand bain « de propreté », on désinfecte la région périnéale au « sublimé » (solution de sels mercuriels), on administre une injection vaginale du même

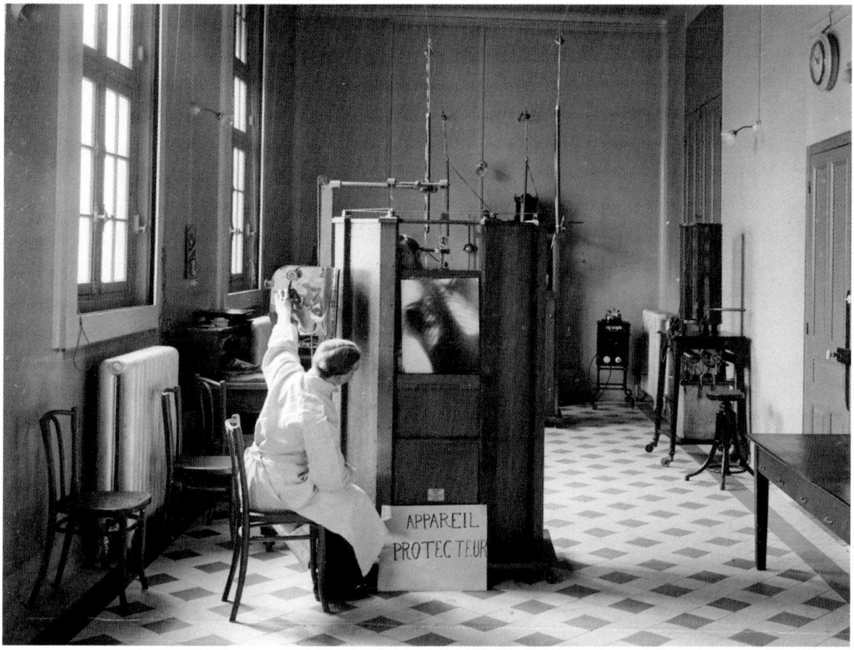

Examen radioscopique à l'ancienne Pitié, non daté. AAP-HP, 3Fi3 27 La Pitié 093.

Salle d'hospitalisation de l'ancienne Pitié en 1911, avant la destruction de l'hôpital. AAP-HP, 3Fi3 27 La Pitié 053.

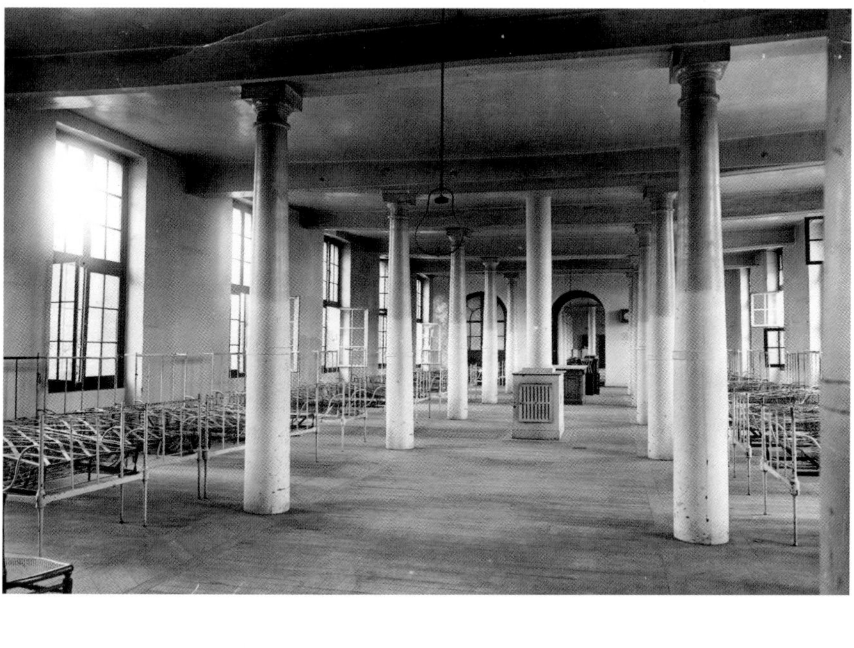

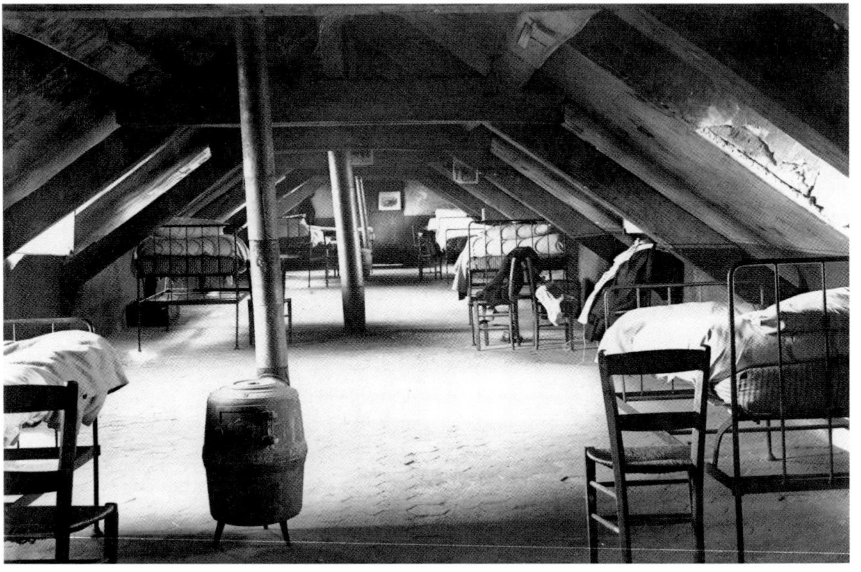

Dortoir des infirmières de l'ancienne Pitié en 1911, juste avant la destruction de l'hôpital. AAP-HP, 3Fi3 27 La Pitié 015.

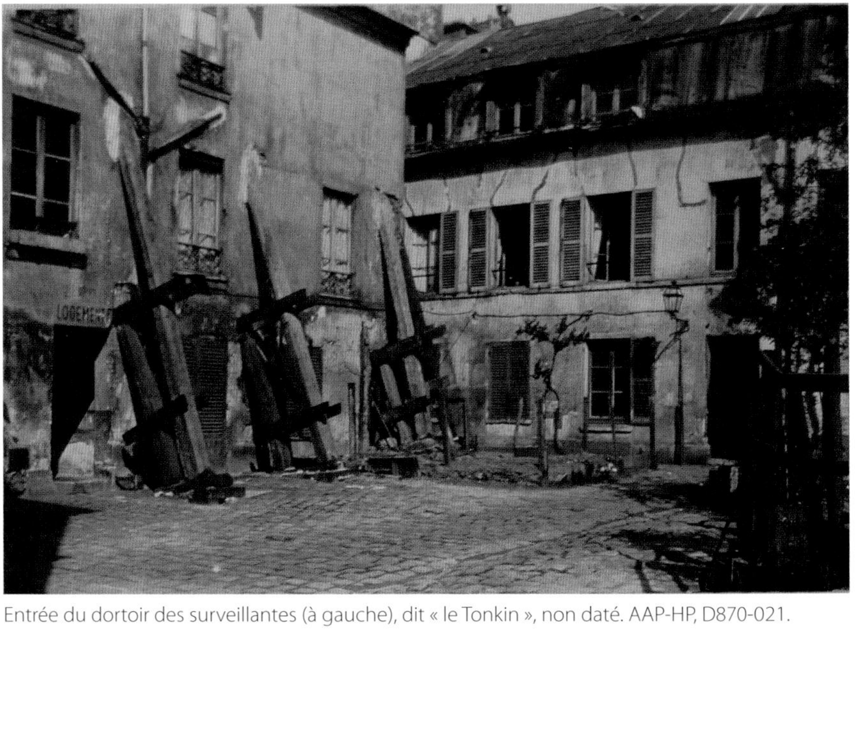

Entrée du dortoir des surveillantes (à gauche), dit « le Tonkin », non daté. AAP-HP, D870-021.

sublimé, un lavement, on vidange la vessie avec une sonde en verre. Après l'accouchement, on injecte du sublimé dans l'utérus, puis on pose un pansement imbibé du même antiseptique. Le matériel est désinfecté, les mains des soignants aussi. Le sol est dallé pour être lavé plus facilement. Ces précautions sont loin d'être inutiles et les chiffres de mortalité avancés par le chef de service pour les sept premières années d'activité de la maternité montrent les progrès accomplis en un siècle : si Tenon notait pour l'Hôtel-Dieu, à la fin du XVIIIe siècle, 6,4 % de mortalité maternelle et 7,5 % de mortalité néonatale[67], à la fin du XIXe siècle on ne compte plus, à la Pitié, que 1,82 % de femmes mortes en couches (45 femmes pour 2 470 accouchements) et 1,29 % de nouveau-nés décédés (420 plus 167 « mort-nés macérés »).

Toutefois, les locaux de la rue Lacépède restent vétustes, voire proches de tomber en ruine, de l'aveu même du directeur de l'hôpital, et leur configuration se révèle peu adaptée aux exigences d'un hôpital moderne. Les dortoirs du personnel, en soupente, sombres, peu aérés, froids en hiver, étouffants en été, suscitent l'indignation unanime de tous les visiteurs, y compris des administrateurs, et les surveillantes ont coutume d'appeler le leur « le Tonkin ».

La démolition de l'établissement est donc préférée à une rénovation générale, jugée trop coûteuse, et prend forme le projet d'une réinstallation dans des bâtiments neufs, édifiés sur des terrains vacants de la Salpêtrière. Les travaux de construction de la nouvelle Pitié débutent en 1905. Les premières livraisons de meubles ont lieu en janvier 1911 et un économe est dépêché sur place pour assurer l'aménagement des locaux et la réception des marchandises. Les premiers malades sont transportés de l'ancienne à la nouvelle Pitié le 29 juin, tandis que sont progressivement transférés les services de médecine, de chirurgie et la maternité. Ce transfert est achevé le 31 juillet. Le matériel inutile est vendu aux enchères, l'ancienne Pitié est totalement vidée au 31 janvier 1912, puis livrée aux démolisseurs, exactement trois siècles après sa fondation.

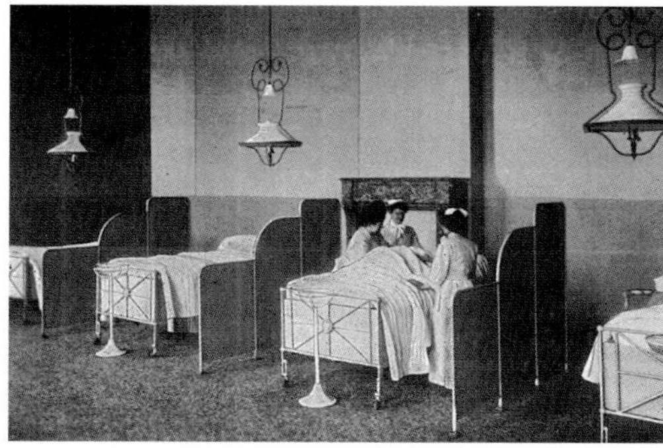

La salle de travail de la maternité de la Pitié. Administration générale de l'Assistance publique à Paris, *L'Assistance publique en 1900*, Paris, Masson, 1900. BIU-Santé, 008920.

La nouvelle Pitié est inaugurée le 19 mars 1913 par Raymond Poincaré, président de la République.

Elle comprend alors 970 lits, répartis en trois services de chirurgie de 104 lits chacun, dont un de chirurgie infantile, disposés sur un rez-de-chaussée et deux étages, avec des salles séparées pour les malades septiques et non septiques, six services de médecine, avec de grandes salles communes de 16 ou 20 lits, plus deux chambres d'isolement aux extrémités de chaque salle. Dans chaque

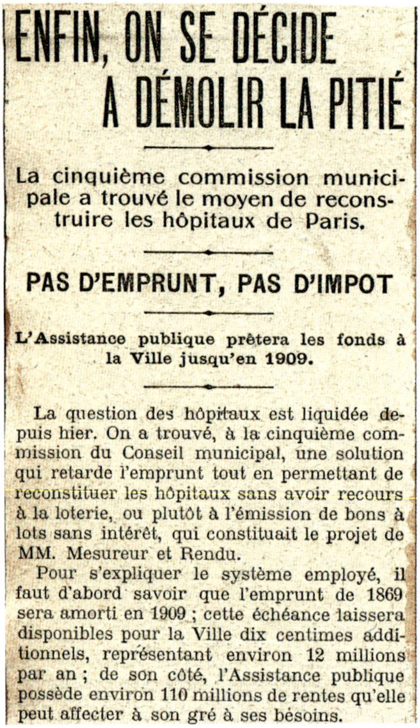

ENFIN, ON SE DÉCIDE A DÉMOLIR LA PITIÉ

La cinquième commission municipale a trouvé le moyen de reconstruire les hôpitaux de Paris.

PAS D'EMPRUNT, PAS D'IMPOT

L'Assistance publique prêtera les fonds à la Ville jusqu'en 1909.

La question des hôpitaux est liquidée depuis hier. On a trouvé, à la cinquième commission du Conseil municipal, une solution qui retarde l'emprunt tout en permettant de reconstituer les hôpitaux sans avoir recours à la loterie, ou plutôt à l'émission de bons à lots sans intérêt, qui constituait le projet de MM. Mesureur et Rendu.

Pour s'expliquer le système employé, il faut d'abord savoir que l'emprunt de 1869 sera amorti en 1909 ; cette échéance laissera disponibles pour la Ville dix centimes additionnels, représentant environ 12 millions par an ; de son côté, l'Assistance publique possède environ 110 millions de rentes qu'elle peut affecter à son gré à ses besoins.

1

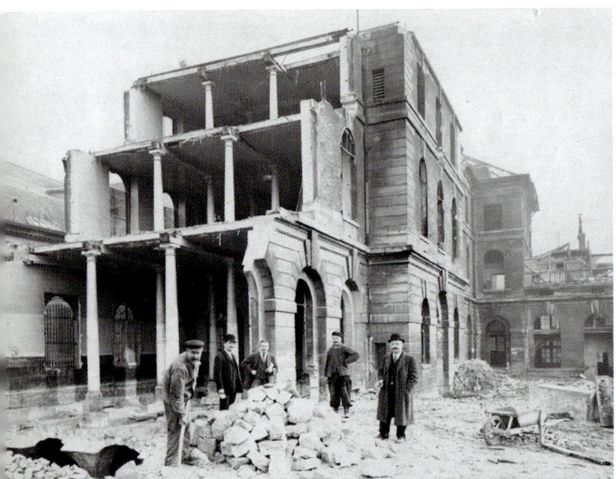

2

service, une salle est réservée aux malades tuberculeux. Ces salles sont vastes, hautes de plafond, bien aérées, dallées pour faciliter le nettoyage ; les lits, les tables et les chaises sont en fer, toujours pour des raisons d'hygiène.

L'hôpital dispose également de consultations externes générales de médecine et de chirurgie, de consultations de malades atteints d'affections contagieuses, de consultations spéciales d'oto-rhino-laryngologie (ORL), de soins dentaires, de radiologie, d'ophtalmologie, sises à l'entrée de l'hôpital avec un accès direct de l'extérieur. La maternité s'est considérablement agrandie et possède désormais 70 lits ; jusqu'à 106 femmes y accouchent par semaine. L'hôpital est également doté d'un des premiers services de radiologie de France et d'un service très complet d'hydrothérapie. Les services généraux comprennent des bains, une pharmacie centrale, une lingerie, un amphithéâtre de cours d'une capacité de 200 places, une cuisine et des réfectoires pour le personnel, une machinerie.

La nouvelle Pitié bénéficie désormais d'une bonne ventilation, du chauffage grâce à la vapeur produite par une usine centrale, d'une distribution générale d'eau chaude et d'eau de source (Avre et Vanne), de l'éclairage électrique (l'électricité est fournie par la grande usine de la Blanchisserie de la Salpêtrière), d'ascenseurs, du téléphone dans toutes les salles, d'appareils modernes de désinfection et de stérilisation, du tout-à-l'égout, de sols carrelés en grès cérame dans toutes les salles de malades. Un ingénieux et nouveau système de sonneries électriques (il vient d'être inauguré à l'hôpital Broca) a été installé dans les chambres de malades isolés : on presse le bouton et une lumière rouge s'allume au-dessus de la porte pour alerter l'infirmière…

Ainsi, dans les dernières décennies du XIXe siècle, l'hôpital a considérablement changé. Entièrement dédié au soin des malades dans le cas de la Pitié, il est regardé par le corps médical comme le lieu de tous les progrès, de toutes les victoires. La marche triomphante des découvertes pastoriennes (découverte en 1876 du bacille du charbon, en 1877 du vibrion septique, en 1878 du staphylocoque, en 1879 du streptocoque, etc.), avec les principes d'asepsie et d'antisepsie dans les soins qui en découlent, modifie la pratique médicale et donne une confiance nouvelle dans les possibilités thérapeutiques contre des maladies beaucoup mieux comprises. Jointe à ces progrès, l'invention de l'anesthésie révolutionne

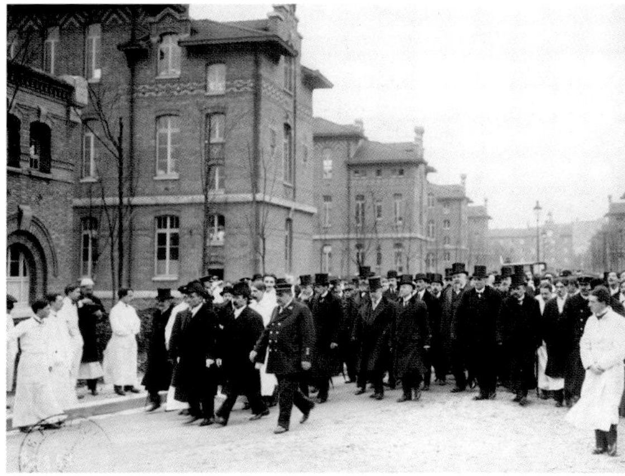

3

1. Article du journal *Le Petit Bleu*, 29 octobre 1902. AAP-HP, 9L 128.
2. Démolition de l'ancienne Pitié, 1912. AAP-HP, 3Fi3 27 La Pitié 001.
3. Inauguration de la nouvelle Pitié par Raymond Poincaré, 19 mars 1913. AAP-HP, 3Fi3 27 La Pitié 027.
4. Salle d'hospitalisation pour les hommes de la nouvelle Pitié, non daté. AAP-HP, 3Fi3 27 La Pitié 059.

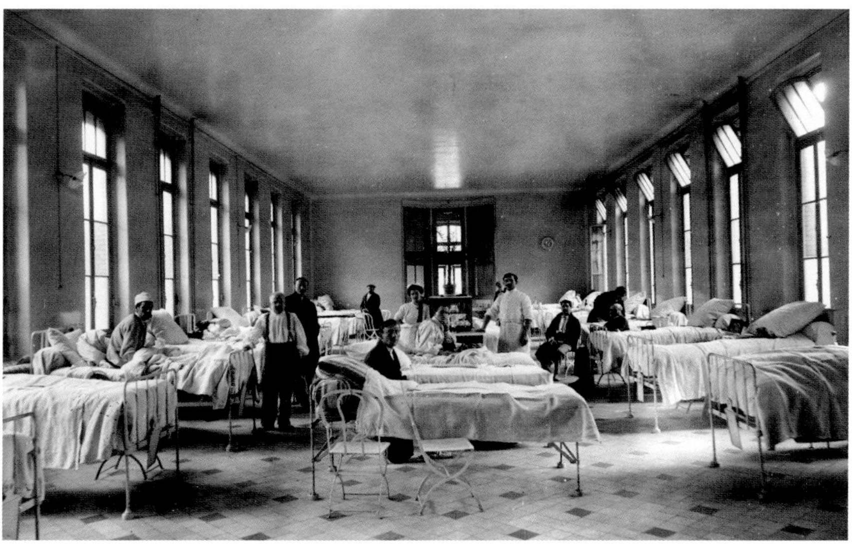

4

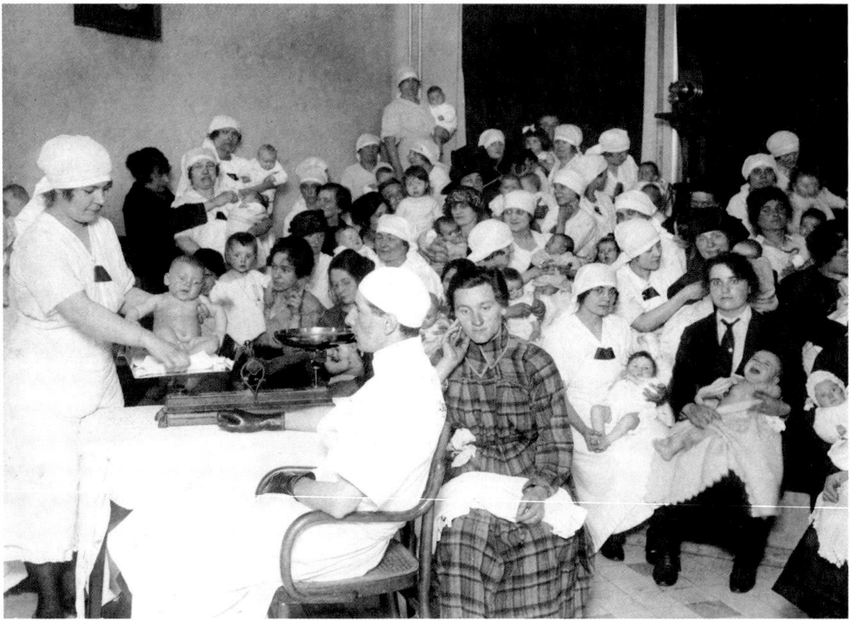

Consultation de nourrissons à la maternité de la Pitié, non daté. AAP-HP, 3Fi3 27 La Pitié 063.

la pratique chirurgicale, en autorisant des interventions de plus en plus délicates et complexes dont les chances de réussite n'ont plus rien à voir avec celles qui prévalaient un demi-siècle plus tôt, augmentant considérablement le prestige de cette discipline.

Toutes ces évolutions de la pratique médicale hospitalière vont avoir des effets sensibles sur la qualité du personnel soignant. Il n'est plus possible en effet de se contenter pour les soins de garçons et filles de salle sous-qualifiés, et les sœurs qui les encadrent, si elles ont une expérience indéniable et une polyvalence pour laquelle elles étaient autrefois recherchées, ne correspondent plus aux critères de professionnalisme exigés dorénavant des infirmières. L'asepsie est une discipline rigoureuse qui n'admet pas l'erreur ou l'à-peu-près, surtout en chirurgie, et le simple nettoyage des surfaces devient une activité technique nécessitant un apprentissage particulier. Les chirurgiens, dont les pratiques se sont à la fois complexifiées et considérablement raffinées, ont laissé le soin de la plupart des bandages et pansements aux infirmières, qui doivent également connaître le maniement de nombreux instruments. Ainsi les gestes techniques se multiplient et imposent l'idée d'une formation professionnelle pour les soignants.

Ces considérations rejoignent, sous la IIIe République, des préoccupations d'un autre ordre : la laïcisation de la société et des institutions est à l'ordre du jour, le discours anticlérical est prégnant, surtout dans les milieux médicaux hospitaliers, et à la notion chrétienne de charité s'opposent dorénavant les valeurs républicaines de solidarité et de développement du service public.

À Paris, la laïcisation des hôpitaux se fait à marche forcée, sous l'impulsion du conseil municipal radical-socialiste et de l'influent docteur Bourneville, conseiller municipal puis député du 5e arrondissement, que nous avons déjà vu à l'œuvre pour la promotion de l'École de la Salpêtrière et l'obtention de crédits pour le développement de la clinique de Charcot, anticlérical convaincu, militant de la révolution pastorienne et ardent défenseur des notions d'asepsie et d'antisepsie. Entre 1878 et 1888, 17 hôpitaux parisiens sont laïcisés, dont la Pitié en 1880[68].

Création d'une formation pour le personnel soignant

À l'instigation de Bourneville, l'administration de l'Assistance publique organise à partir de 1878 des cours municipaux pour former son personnel soignant. Compte tenu de la basse extraction habituelle des filles de salle à qui ces cours s'adressent, ils sont précédés de cours primaires d'alphabétisation, ouverts à l'ensemble du personnel, cuisiniers et brancardiers compris. Ce sont des cours du soir pour un personnel déjà en place, sanctionnés par la délivrance d'un diplôme après le passage d'examens. L'enseignement professionnel porte sur l'administration,

Trousse chirurgicale, début du XIXe siècle. MAP-HP, AP 811.
Celle-ci appartenait à Guillaume Dupuytren (1777-1835), chirurgien en chef de l'Hôtel-Dieu.

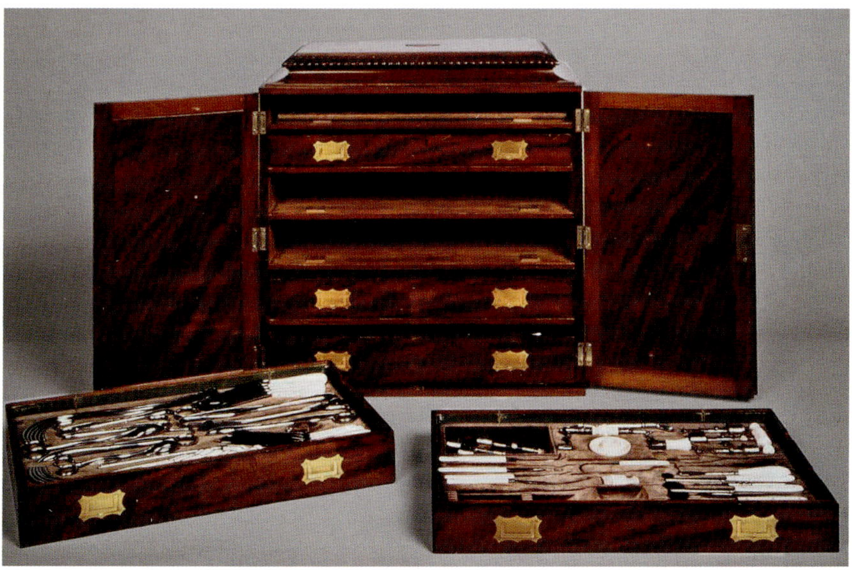

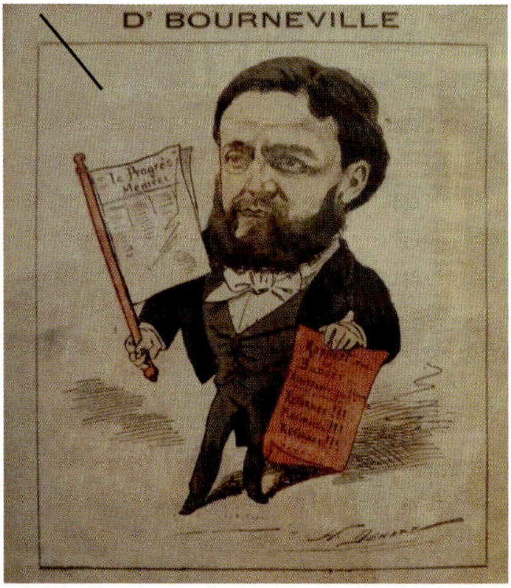

H. Dumarc, Désiré-Magloire Bourneville (1840-1909), chantre du progrès médical et de la laïcité, non daté. MAP-HP.

l'anatomie, la physiologie, l'hygiène, les pansements, la petite chirurgie, les soins aux opérés, aux enfants, aux femmes en couches et aux nouveau-nés, ainsi que la petite pharmacie, le tout en 70 leçons complétées par 70 exercices pratiques.

En 1884, on compte quatre écoles à Paris : la Pitié, la Salpêtrière, Bicêtre et Lariboisière. 43 diplômes sont délivrés cette année-là, puis 279 en 1901, enfin 6504 en 1908, témoignant du succès croissant de cet enseignement.

À l'échelle de la France entière, cette professionnalisation du métier d'infirmière est longue à mettre en place : en 1898, les seules formations publiques d'infirmières existantes sont celles de Paris et celle de l'hôpital de la Charité à Lyon, bien que des écoles privées, notamment celles de la Croix-Rouge, se développent rapidement un peu partout. Il faut attendre 1902 pour qu'un décret soit promulgué par Émile Combes, ministre de l'Intérieur, rappelant aux préfets l'obligation de créer des écoles régionales d'infirmières. Ce décret définit pour la première fois officiellement les traits nouveaux de l'infirmière moderne : « L'infirmière, telle qu'on doit la concevoir, est absolument différente de la servante employée aux gros ouvrages : c'est la collaboratrice disciplinée mais intelligente du médecin et du chirurgien. En dehors de sa dignité personnelle qu'il est essentiel de sauvegarder, elle doit éprouver une légitime fierté d'un état que relèvent à la fois son caractère philanthropique et son caractère scientifique[69]. »

En 1903-1904, une modification du règlement pour le personnel hospitalier de l'Assistance publique entérine cette distinction nouvelle entre personnel soignant, à la formation « scientifique », et personnel servant, assurant gros travaux et nettoyage. L'infirmière – qui ne peut être dorénavant qu'une femme, que l'instinct maternel doterait des qualités morales nécessaires à sa tâche, dont les hommes seraient dépourvus – se différencie de la fille de salle. Ce règlement annonce la création d'une école d'infirmières des hôpitaux, la première en France, qui ouvre finalement ses portes en 1907 : l'École d'infirmières de la Salpêtrière[70]. Distincte des cours municipaux du soir créés par Bourneville, qui se poursuivent, cette véritable école de formation professionnelle accueille des jeunes filles de 18 à 25 ans, en bonne santé et de bonne moralité, qui sont logées, nourries et blanchies dans les bâtiments de l'école pendant les deux années de leur formation, et reçoivent une indemnité

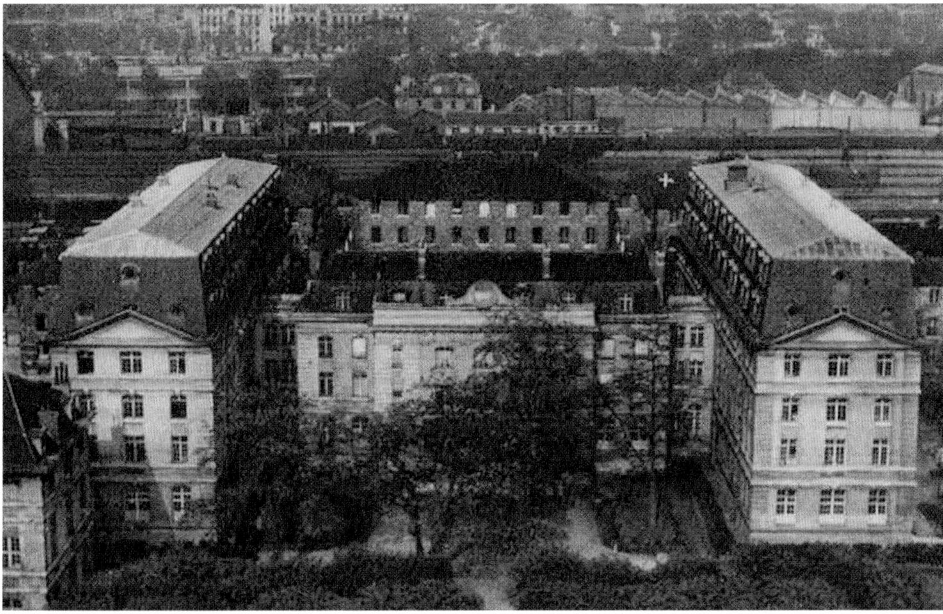

L'École d'infirmières de l'Assistance publique à la Salpêtrière. À l'arrière-plan, marquée d'un X, l'École des services généraux. *Cent Ans d'Assistance publique à Paris, 1849-1949,* Paris, Administration générale de l'Assistance publique à Paris, 1949.

Une leçon d'anatomie aux élèves infirmières, à l'amphithéâtre Albert-Chenevier. *Cent Ans d'Assistance publique à Paris, 1849-1949,* Paris, Administration générale de l'Assistance publique à Paris, 1949.

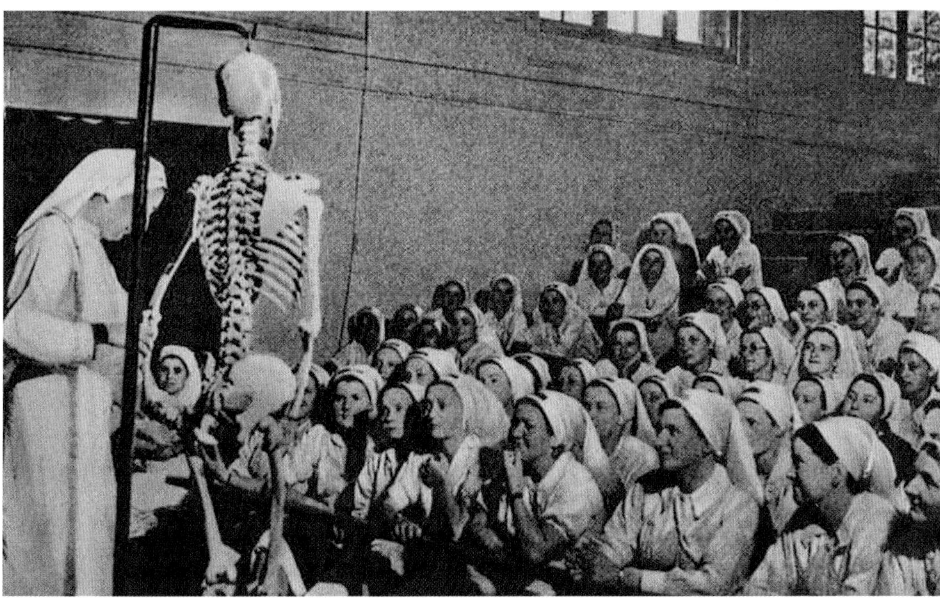

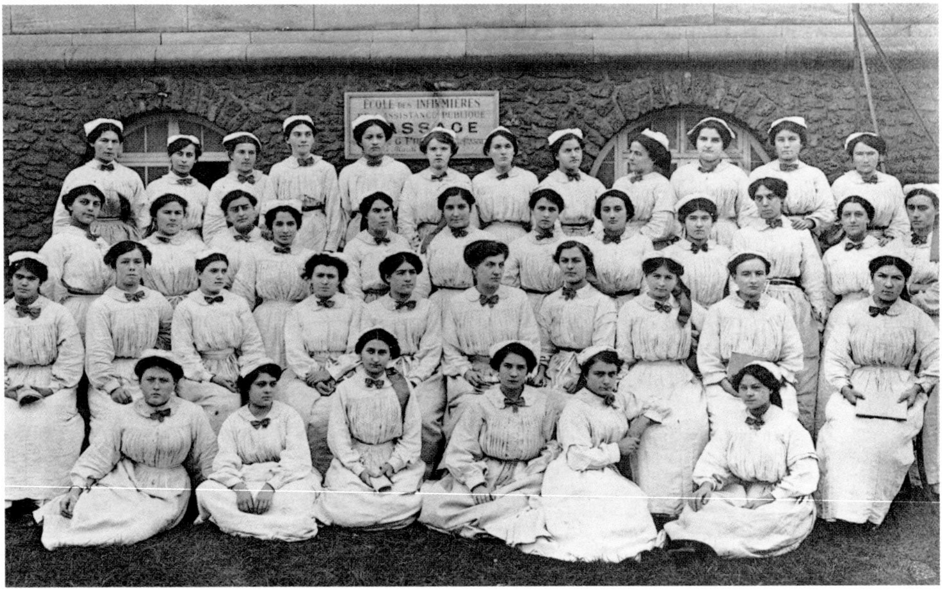

Première promotion de l'École d'infirmières de la Salpêtrière, 1907. AAP-HP, 11 Fi 1.

mensuelle de 10 francs la première année et de 20 francs la deuxième. Admises après un examen d'entrée, du niveau du brevet élémentaire, elles suivent des cours, donnés par des médecins, d'anatomie, de physiologie, d'hygiène, de pharmacie, de soins, d'administration hospitalière, d'électrothérapie, de radiologie, de cuisine et de service domestique. Elles effectuent des stages dans les divers services de l'hôpital. Chaque année d'étude est validée par des examens théoriques et pratiques. Un brevet d'infirmière de l'Assistance publique sanctionne la formation, et les jeunes diplômées, qui s'engagent à servir en son sein pendant cinq ans, sont rapidement réparties dans ses hôpitaux.

La Grande Guerre et quelques-uns de ses effets sur la médecine

La Grande Guerre, qui éclate sept ans après l'ouverture de l'école, va donner à ces infirmières d'un nouveau genre l'occasion de faire leurs preuves, dans les hôpitaux parisiens réquisitionnés en partie par le Service de santé des armées pour accueillir les soldats blessés ou malades, mais aussi, pour certaines d'entre elles, engagées volontaires, dans les hôpitaux militaires, voire sur le front. Leurs mérites et leur professionnalisme ne tardent pas à être reconnus et les distinguent de l'amateurisme et de l'inexpérience des bénévoles de la Croix-Rouge : après six mois de guerre, les infirmières issues de l'école de l'Assistance publique sont réclamées par l'administration militaire[71].

La guerre de 1914-1918 marque nos établissements (la Pitié et la Salpêtrière) de même que l'ensemble des hôpitaux de l'Assistance publique : une large partie du personnel médical, hospitalier, ouvrier et administratif est mobilisée, bien que l'ensemble des chefs de service reste en poste, et l'Assistance publique doit recruter en urgence de nouveaux agents. En 1914, 100 lits de chirurgie sont réservés à la Pitié par le Service de santé des armées : les premiers blessés arrivent le 20 septembre et, dix jours plus tard, tous les lits sont occupés[72]. Bientôt, 240 lits de médecine et de chirurgie, sur 990 au total, sont destinés aux soldats blessés et malades, et la Pitié se voit partiellement transformée en hôpital militaire.

La guerre s'accompagne aussi d'épidémies qui touchent également les populations civiles : la typhoïde, la tuberculose, puis, bien sûr, à partir de 1918, la meurtrière grippe espagnole, remplissent les hôpitaux[73].

On connaît les progrès accomplis par la chirurgie en temps de guerre, du fait de la part considérable des blessures causées par des éclats d'obus ou des balles, qui poussent les chirurgiens à innover pour faire face à des situations inédites.

Le service de chirurgie de la Salpêtrière avait déjà été marqué par le passage de Paul Segond (1851-1912), professeur de clinique chirurgicale à la faculté, qui dirigea le service de 1900 jusqu'à sa mort en 1912, et reste connu pour l'essor qu'il donna à la chirurgie gynécologique et pour ses travaux sur les pathologies traumatiques du genou. Après la Grande Guerre, ce service et son homologue de la Pitié deviennent les berceaux de la neurochirurgie en France, grâce à Thierry de Martel de Janville (1876-1940) et à Clovis Vincent

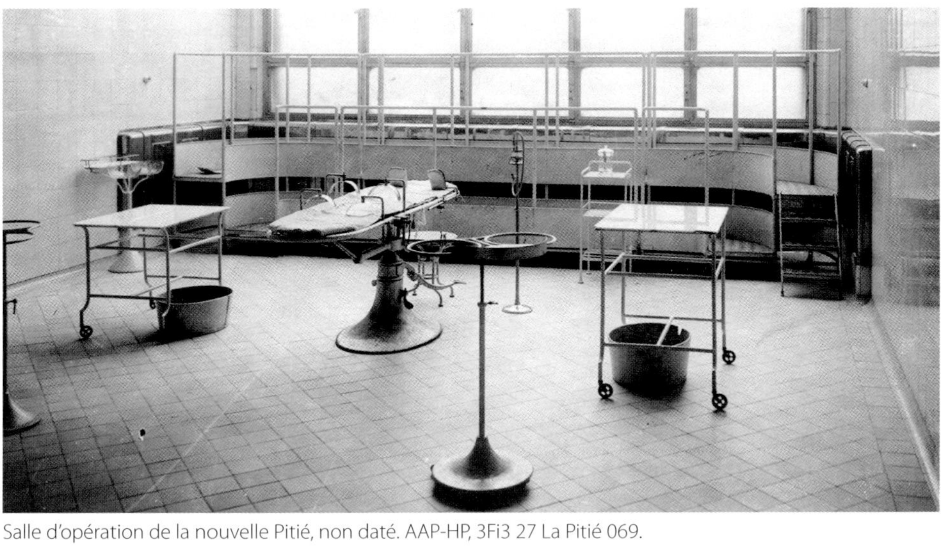

Salle d'opération de la nouvelle Pitié, non daté. AAP-HP, 3Fi3 27 La Pitié 069.

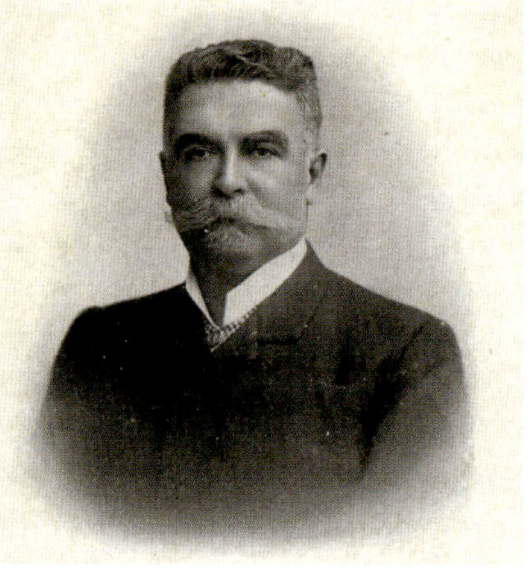

Paul Segond (1851-1912), non daté. MAP-HP, AP 1615.

Affiche d'une représentation théâtrale donnée le 7 mars 1918 par les infirmières et blessés du service 7 à l'hôpital de la Pitié. AAP-HP, 9L 128.

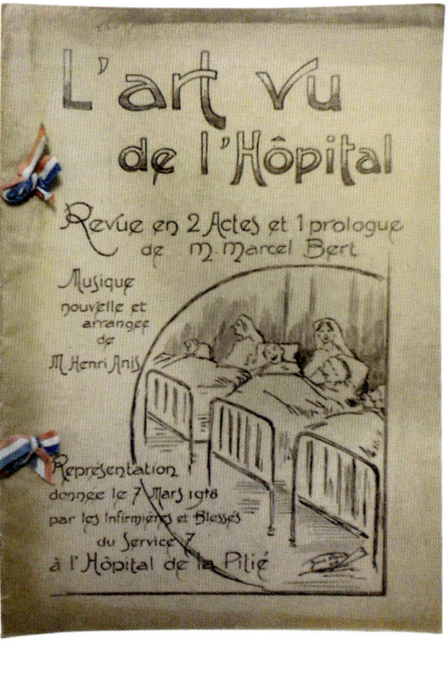

(1879-1947). Diplômé en 1907, le premier fut le chef de clinique de Segond à la Salpêtrière, puis fut initié à la chirurgie du système nerveux par Joseph Babinski (1857-1932), grand neurologue, ancien élève de Charcot, chef de service de médecine à la Pitié voisine, et convaincu des possibilités thérapeutiques offertes par la chirurgie. Martel se forme à Londres auprès de Victor Horsley (1857-1916), et développe par la suite ses propres techniques chirurgicales. Il fut par exemple le premier à opérer avec succès une tumeur intramédullaire et, en vingt-cinq ans de carrière, il livra à la communauté scientifique environ 150 publications. Représentant et promoteur de la neurochirurgie en France et en Europe, il recevra la croix de guerre pour son activité de neurochirurgien sur le front[74].

Clovis Vincent, ami et collègue de faculté de Martel, est interne à la Pitié auprès de Babinski, soutient une thèse très réputée sur la méningite syphilitique, et, après des années de guerre passées sur le front comme médecin et combattant, est nommé en 1925 médecin des hôpitaux à la tête de son propre service à la nouvelle Pitié, qui développe une activité de neurologie. Son collègue Martel le complète, en pratiquant la neurochirurgie pour ses malades qui nécessitent une intervention. Vincent voyage aux États-Unis en 1927, il rencontre Harvey Cushing (1869-1939) et d'autres neurochirurgiens dont les résultats lui paraissent bien supérieurs à ceux de Martel. De retour en France, il se forme à la chirurgie auprès de Martel, encouragé par Babinski, puis s'en détache en 1929 en raison de divergences d'opinions scientifiques, et commence à opérer seul les patients de son service de neurologie dans une clinique privée de la rue Boileau, à ses frais. Ses efforts se voient couronnés de succès et il gagne son propre service de neurochirurgie à la Pitié en 1933. La chaire de neurochirurgie est créée pour lui à la faculté de médecine en 1938, et Vincent, enseignant recherché, formera toute une génération de neurochirurgiens. Harvey Cushing écrit de lui : « Vous avez à Paris celui qui est, sans doute, le meilleur neurochirurgien du monde, Vincent[75]. »

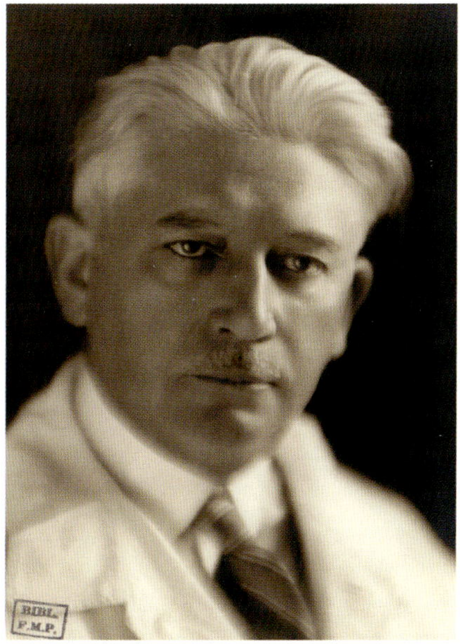

Clovis Vincent (1879-1947), non daté.
BIU-Santé, CIPB1777.

Entre deux feux, l'évolution se poursuit

L'entre-deux-guerres est une période de développement et de diversification de l'activité de nos hôpitaux. La Salpêtrière reste encore principalement un hospice et compte, en 1925, 2 696 lits d' « administrées », vieillardes de plus de 70 ans, infirmes ou incurables inscrites sur la listes des bénéficiaires de l'Assistance publique. Ce nombre ne cesse cependant de décroître au fil des années, au profit de lits d'hospitalisation pour malades aigus. En outre, l'hospice héberge toujours des « reposantes », anciennes employées de la Salpêtrière, une centaine en 1925.

Les aliénées ont quitté l'établissement en 1921, on l'a vu, et ne demeurent sur place qu'une clinique de 30 lits d'aliénées pour les besoins de l'enseignement médical, et un service de 50 enfants arriérés. Une « école de réforme » pour « petites filles vicieuses » a été créée en 1891, qui n'est pas sans rappeler l'ancien temps de l'Hôpital général. Cette école, ouverte jusqu'à la Première Guerre mondiale et visant à rééduquer de jeunes délinquantes et à leur enseigner les quelques connaissances nécessaires à un placement comme domestiques, reçoit jusqu'à 30 jeunes filles de 13 à 20 ans, qui ne restent pour la plupart que quelques mois.

La Salpêtrière est aussi, et de plus en plus, un hôpital mixte. On y trouve des services de médecine générale, de tuberculeux, dont une unité d'enfants, une unité de cancéreux (inaugurée en 1924) et un nouveau pavillon de chirurgie, ouvert en 1901 pour le professeur Segond et aménagé spécialement pour « les grandes opérations ». Ce service ne compte encore, en 1913, qu'une seule salle d'opération. La chaire de clinique chirurgicale d'Antonin Gosset (1872-1944), qui succède à Segond, stimule le

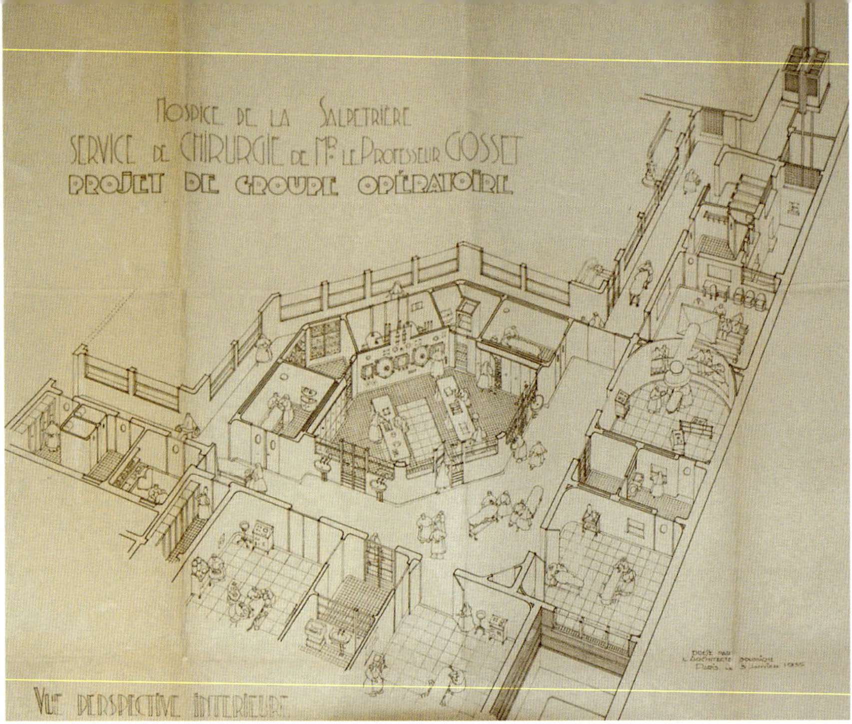

Projet pour le service de chirurgie du pavillon Gosset, 1935. GH-PS, non coté.

Portrait de Jules Déjerine (1849-1917). Georges-Charles Guillain et P. Mathieu, *La Salpêtrière*, Paris, Masson, 1925. BIU-Santé, 150354.

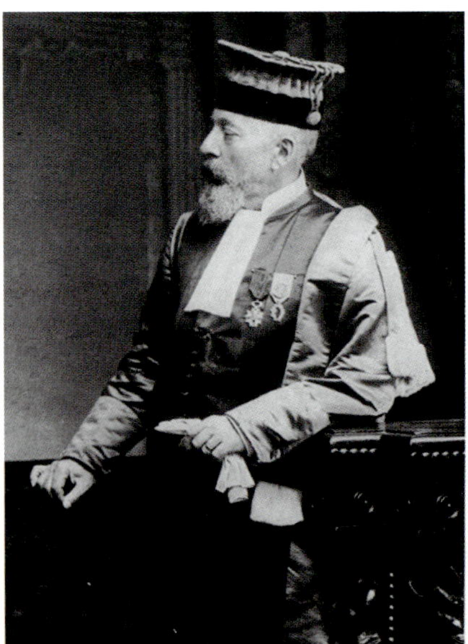

développement du service de chirurgie. Lorsque Henri Mondor (1885-1962) lui succède en 1942, il s'agit d'une structure indépendante de 267 lits (hommes et femmes), répartis en pavillons de 20 à 30 lits, plus 35 chambres individuelles pour les grands opérés, et dotée de quatre blocs opératoires, plus un bloc d'urgences, de services de radiologie, de radiothérapie et curiethérapie, de laboratoires d'anatomopathologie, de chimie, d'hématologie et de bactériologie, d'un laboratoire de chirurgie expérimentale (où l'on opère des animaux), d'un laboratoire de photographie et d'une bibliothèque.

La fameuse clinique des maladies nerveuses, assurant toujours la renommée de la Salpêtrière en France et à l'étranger, n'a cessé de s'étendre, sous la direction, après la mort de Charcot en 1893, de grands noms de la neurologie qu'il a lui-même formés : Édouard Brissaud (titulaire intérimaire de la chaire en 1893), Fulgence Raymond (de 1894 à 1910) puis Jules Déjerine (de 1910 à 1917). Le service assure, pendant la Première Guerre mondiale, le soin des blessés nerveux au centre neurologique militaire de l'hospice de la Salpêtrière. En 1917, Pierre Marie succède à Déjerine à la chaire des maladies du système nerveux et à la tête de la clinique. Ancien élève et chef de laboratoire de Charcot, cofondateur et premier secrétaire de la Société française de neurologie, membre de l'Académie de médecine, son nom reste associé aux premières descriptions de l'atrophie musculaire progressive, de l'acromégalie ou de la spondylarthrite ankylosante.

Sous sa direction, la clinique des maladies du système nerveux compte cinq salles d'environ 40 lits, une division de 138 lits d'épileptiques, et supervise cinq divisions d'« administrées », soit 1 400 vieillardes ou malades chroniques du système nerveux.

Le service de polyclinique reçoit, en externe, près de 10 000 malades par an.

Sont annexés à la clinique un service d'ophtalmologie et un service d'ORL, un service de radiologie, un laboratoire d'électrographie, d'autres d'anatomopathologie, de sérologie et de bactériologie, de physiologie et de photographie. La thérapeutique des maladies nerveuses est assurée par des services d'électrothérapie, de radiothérapie, de balnéothérapie, de massage et de mécanothérapie, ainsi qu'un service de prothèses.

Mentionnons aussi l'existence à la Salpêtrière en 1925 d'une cuisine générale, d'une buanderie de secteur (pour

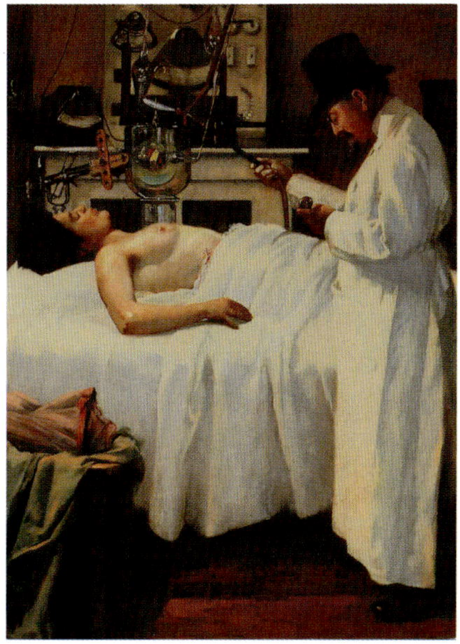

Georges Chicotot, *Premiers Essais du traitement du cancer par les rayons X*, 1907. MAP-HP, AP 212.

les hôpitaux Saint-Antoine, Maternité, Tarnier, Pitié, Hôtel-Dieu, Broca et des Enfants assistés) qui traite cette année-là près de 7 000 tonnes de linge, d'un service de voitures qui assure les transports de la plupart des hôpitaux de la rive gauche, de l'École d'infirmières et de l'École de préparation aux services généraux hospitaliers, ouverte en 1924. La Salpêtrière possède enfin une bibliothèque pour les internes, offerte par l'Assistance publique, à laquelle a été ajoutée celle de Charcot, donnée par son fils à l'hôpital en 1907.

La Pitié élargit aussi son activité, suivant le mouvement général de spécialisation de la médecine amorcé au siècle précédent. En 1926 s'y crée ainsi un centre de psychothérapie destiné aux malades dépressifs qui, sans souffrir à proprement d'aliénation, nécessitent des soins médicaux ; il est constitué d'un dispensaire et d'un service d'hospitalisation de 30 lits. En 1934 s'ouvre un service d'ophtalmologie de 12 lits, dont les malades sont adressés par la consultation spécialisée qui, elle, date d'avant-guerre. Un service d'ORL fonctionne également. On dispose, pour l'année 1937, de renseignements sur les activités particulières des différents services de la Pitié : sur les cinq services de médecine générale, deux services prennent en charge les maladies du cœur, des vaisseaux et du sang, un autre s'occupe des maladies de la nutrition, du diabète et des maladies des reins, un autre encore des maladies du tube digestif, du foie et des voies biliaires, et un dernier des maladies nerveuses. Sur les trois services de chirurgie générale, si tous ont une activité de chirurgie gynécologique, deux font de la chirurgie abdominale et le troisième pratique la chirurgie orthopédique. Mentionnons enfin le nouveau service de neurochirurgie de Clovis Vincent, dans lequel sont disponibles des traitements par radiothérapie et électrothérapie.

La Pitié se présente donc avant la Seconde Guerre mondiale comme un établissement polyvalent à l'activité diversifiée, disposant d'installations et d'équipements à la pointe de la modernité et du personnel médical le plus compétent. Or cet hôpital modèle comme tous les hôpitaux publics sont encore, rappelons-le, exclusivement réservés aux plus pauvres, ainsi qu'aux accidentés du travail dont les employeurs, qui ont passé un contrat avec l'Assistance publique[76], règlent les frais de séjour

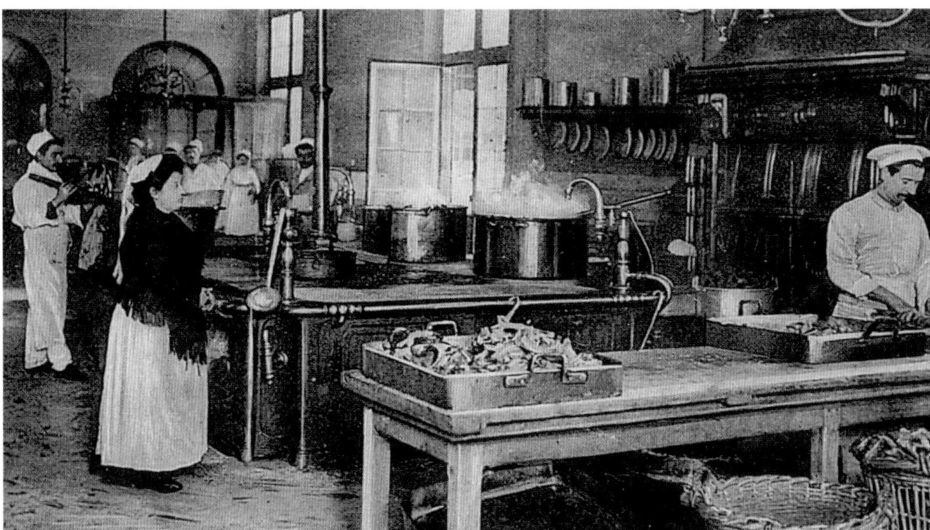

Cuisine de la Salpêtrière, début du XXe siècle.

aux établissements. Des pancartes dans les locaux de consultation réaffirment ce principe de refus des patients aisés (même s'ils souhaitent payer) et des enquêtes sociales sont menées au besoin pour vérifier le statut social de certains malades.

Les classes aisées entrent à l'hôpital

La loi du 21 décembre 1941, dotée d'un décret d'application en avril 1943, va changer cet aspect du système hospitalier, et bien d'autres : elle crée l'hôpital tel que nous le connaissons. Tenant compte de la naissance des assistances sociales, instaurées par la loi du 5 avril 1928, qui dotent les salariés titulaires d'un contrat de travail d'une assurance pour les risques maladie, maternité, invalidité, vieillesse et décès, cette loi ouvre l'hôpital à toutes les classes sociales et non plus aux seuls indigents. L'hospitalisé devient un « assuré social » et non plus un assisté. La loi de 1941 instaure par ailleurs la fonction de directeur, dont le rôle initial de simple exécutant des décisions du conseil d'administration s'élargira au fil des décennies pour prendre l'importance qu'on lui connaît aujourd'hui, ainsi que la commission consultative médicale devenue, par la loi du 24 juillet 1987, la commission médicale d'établissement. Elle fixe aussi les premiers statuts des médecins hospitaliers[77].

L'occupation allemande

Ces bouleversements de l'ordre hospitalier n'auront aucun effet immédiat sur l'hôpital de la Pitié, et pour cause : dès le début de l'Occupation, cet établissement est presque totalement réquisitionné par l'autorité allemande, avec son personnel hospitalier, ouvrier et administratif, le service médical étant assuré par des médecins allemands, pour le soin des malades civils et militaires allemands[78]. Seul le bâtiment de la maternité et sa vingtaine de lits, isolés de la partie allemande par un haut mur dressé pour l'occasion, sont laissés à la disposition de l'Assistance publique qui y transfère le service de chirurgie de Clovis Vincent. Le reste du service médical est

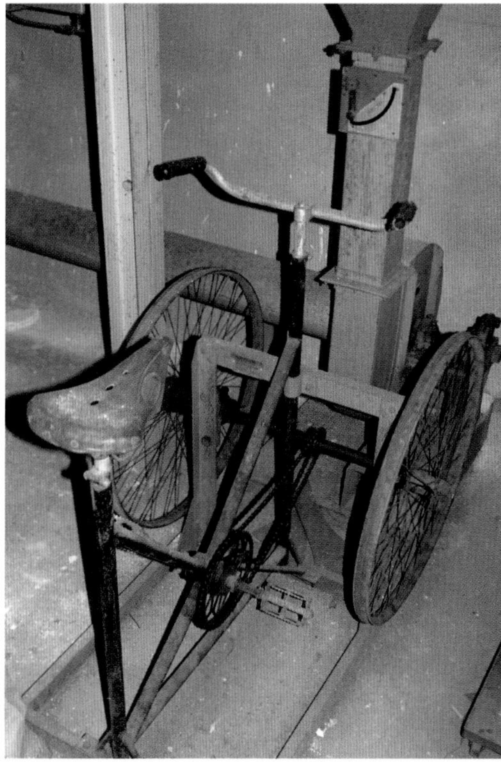

Vélo aménagé dans un *bunker* sous l'église Saint-Louis, destiné à pomper l'air extérieur et à fournir de la lumière au moyen d'une dynamo, 2011.

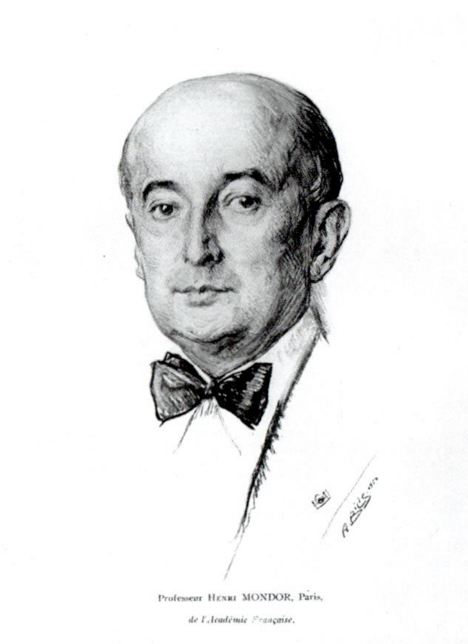

André-Aaron Bilis, *Henri Mondor (1885-1962)*, 1950. MAP-HP, AP 1559.

transporté à la Salpêtrière voisine, dont une quarantaine de lits de chirurgie sont réservés pour les blessés militaires.

La Salpêtrière, si proche d'un lieu de commandement allemand, verra une intense activité de résistance se développer entre ses murs, encouragée par certains chefs de service tels que Mondor[79].

À la Libération, ce sont les autorités américaines qui prennent possession de la Pitié ; les différents services médicaux et chirurgicaux français ne peuvent y reprendre leur activité qu'en 1946.

De l'hospice au groupe hospitalier

L'ordonnance du 30 décembre 1958 sur la réforme des études médicales, à l'initiative de Robert Debré, va aboutir à la dernière transformation radicale des hôpitaux étudiés ici.

Elle crée en effet, dans toutes les villes dotées de facultés de médecine, les centres hospitalo-universitaires (CHU), où l'enseignement médical est organisé conjointement par l'hôpital et par la faculté. Cette ordonnance entend ainsi réunir les deux systèmes d'enseignement qui coexistaient de manière parallèle depuis un siècle et demi : l'enseignement de la faculté pour tous les étudiants d'un côté, l'externat et l'internat organisés par l'Assistance publique pour quelques étudiants sélectionnés par concours de l'autre. Tous les étudiants doivent dorénavant bénéficier d'un enseignement clinique à l'hôpital, dispensé par un nouveau corps de médecins enseignants dotés d'un double statut (et d'une double rémunération) hospitalier et universitaire : les professeurs des universités-praticiens hospitaliers (PU-PH), nommés par les ministres de l'Éducation nationale et de la Santé publique (les anciens chefs de service étaient nommés par le préfet). Ces médecins hospitaliers doivent dorénavant consacrer l'intégralité de leur temps à l'hôpital, entre clinique, recherche et enseignement, alors qu'ils n'assuraient avant la réforme qu'une présence matinale (fort peu voire non rétribuée) pour retrouver leur clientèle privée l'après-midi. Enfin, cette ordonnance divise la faculté de médecine en une dizaine d'unités d'enseignement et de recherche (UER, devenues unités de formation et de recherche [UFR] en 1984) attachées aux hôpitaux.

C'est dans ce contexte de création des UFR que les établissements

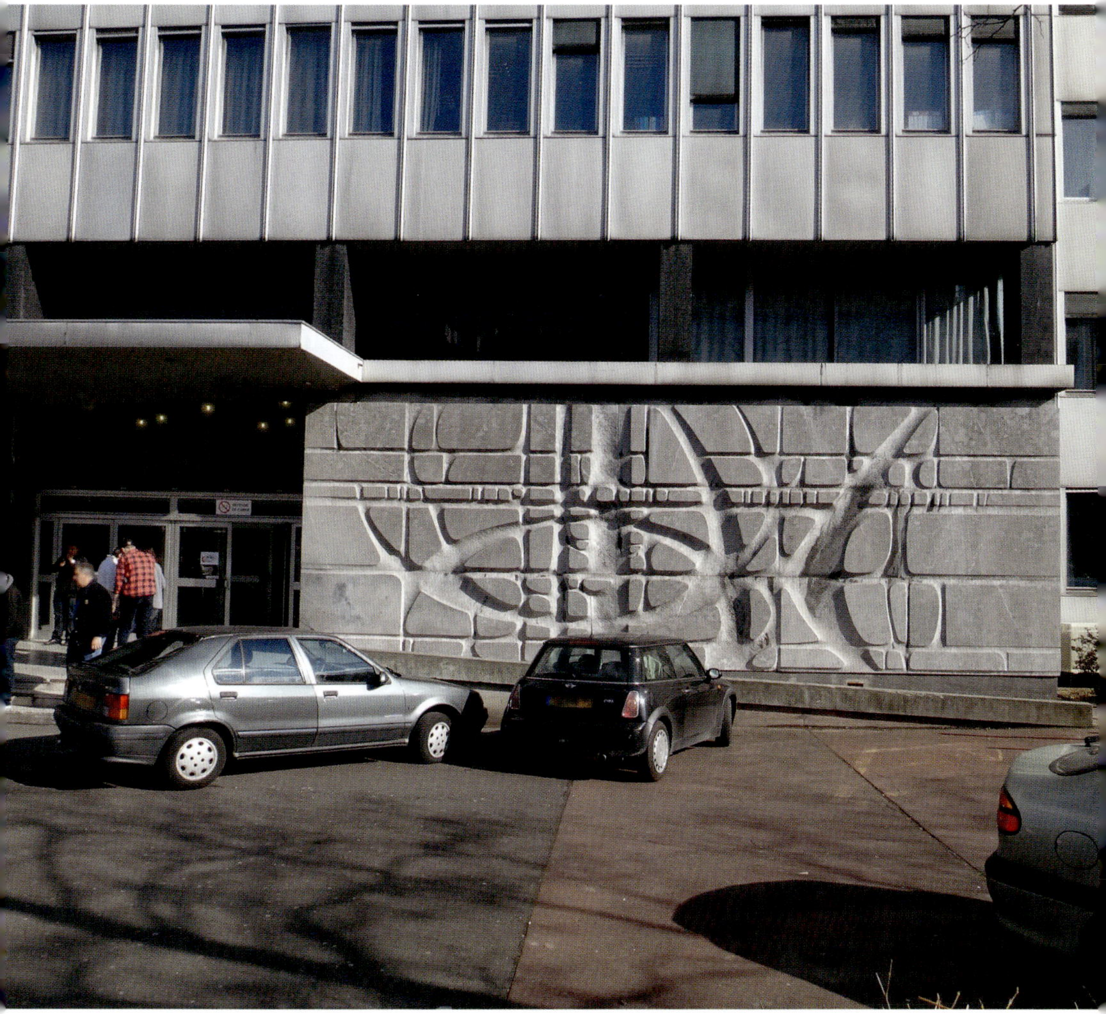

L'entrée de la faculté de médecine, Riedberger architecte, 2012.

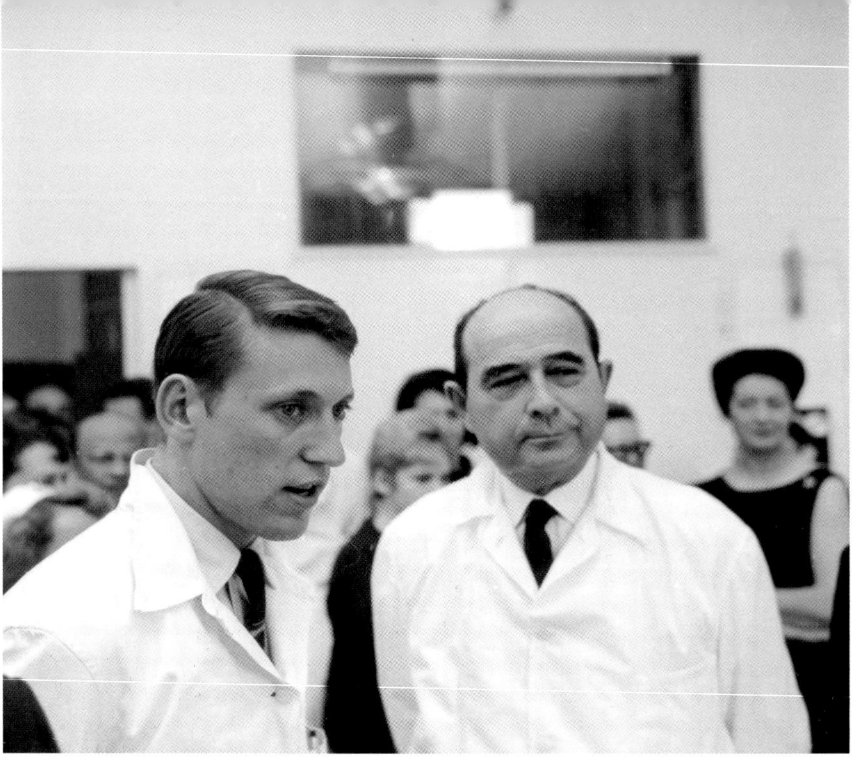

Gaston Cordier (1902-1965) (à droite), chef de service de chirurgie à la Pitié, membre de l'Académie de médecine, de l'Académie de chirurgie, de l'Académie des sciences, doyen de la faculté de médecine de Paris, et Alain Calmat (1940-) (à gauche), ancien sportif de haut niveau, chirurgien et anatomiste, ancien ministre de la Jeunesse et des Sports du gouvernement Fabius et membre de l'Académie des sports. AP-HP.

hospitaliers de l'Assistance publique se rassemblent en « groupes hospitaliers », dotés de directeurs de groupe en position de discuter avec les présidents d'UFR, dont la possible ingérence dans les affaires hospitalières inquiète. Les groupes hospitaliers, formés d'hôpitaux géographiquement proches, sont censés s'équilibrer en termes de capacité de lits et de diversité d'activité, et sont liés chacun à une UFR.

Le regroupement de l'hôpital de la Pitié et de l'hôpital de la Salpêtrière s'impose alors de lui-même. La contiguïté des deux établissements, aux activités largement complémentaires, rend déraisonnable, dans une optique de rationalisation des ressources hospitalières, le maintien de deux administrations totalement séparées.

Le groupe hospitalier Pitié-Salpêtrière est donc inauguré le 20 avril 1964. Un directeur commun est nommé, Roger Brocas, et les principaux services administratifs, financiers, de direction, du personnel, de l'économat et des travaux sont regroupés à la Salpêtrière.

Parallèlement à la création du groupe hospitalier Pitié-Salpêtrière, il est prévu, dans les suites de l'ordonnance de 1958 sur la réforme de l'enseignement médical, de disposer de bâtiments universitaires au sein des CHU, ou, à défaut, à leur proximité immédiate. Le déménagement d'un magasin central de l'Assistance publique situé boulevard de l'Hôpital, en bordure de l'hôpital de la Pitié, permet de libérer ce terrain, acquis en 1962 par le ministère de l'Éducation nationale, pour y construire le nouveau site de la faculté. Le 17 octobre 1966 ouvre, sous la direction du professeur Paul Castaigne, ce qui n'est encore qu'une antenne de la faculté de médecine de Paris, avant de devenir en 1968 la faculté Pitié-Salpêtrière, autonome, à laquelle sont rattachés le groupe hospitalier Pitié-Salpêtrière, l'hôpital Broca et l'hospice d'Ivry.

Ces transformations institutionnelles vont être à l'origine d'un immense effort d'aménagement et de modernisation du nouveau CHU, afin de rendre l'ensemble de ses bâtiments, dont une grande partie est tricentenaire, conformes aux exigences d'un grand centre de soins, d'enseignement et de recherche.

Il s'agit tout d'abord d'assembler de manière effective deux établissements jusqu'alors presque totalement indépendants. Des travaux sont entrepris pour établir des voies de communication, auparavant quasiment inexistantes, entre les deux voisins : ascenseurs, routes ou escaliers sont rapidement construits.

Ce ne sont malheureusement pas les seuls travaux nécessaires : l'hôpital de la Salpêtrière a conservé en partie son aspect d'Ancien Régime, et l'on trouve encore dans les départements d'« administrées » des dortoirs avec des lits sur trois rangs ! La décision est prise alors de fermer progressivement l'hôpital, en cessant d'accepter de nouvelles pensionnaires. Les 150 dernières vieilles femmes quittent la Salpêtrière en 1969, et sont transférées dans des maisons de repos en banlieue.

Les services de neurologie et de neuropsychiatrie installés dans l'ancien bâtiment de l'Infirmerie générale conservent eux aussi des salles communes de 30 à 40 lits, incompatibles avec les conditions de décence que l'on est en droit d'attendre en cette deuxième moitié du XXe siècle. Une nouvelle clinique des maladies du système nerveux, aussi bien équipée que l'ancienne, et bien plus confortable, est donc édifiée à la place de l'Infirmerie générale, entre 1963 et 1965, disposant de 250 lits répartis sur deux services. La Pitié, bien que beaucoup plus récente, pose les mêmes problèmes de conditions d'hospitalisation : en l'absence de réaménagement depuis

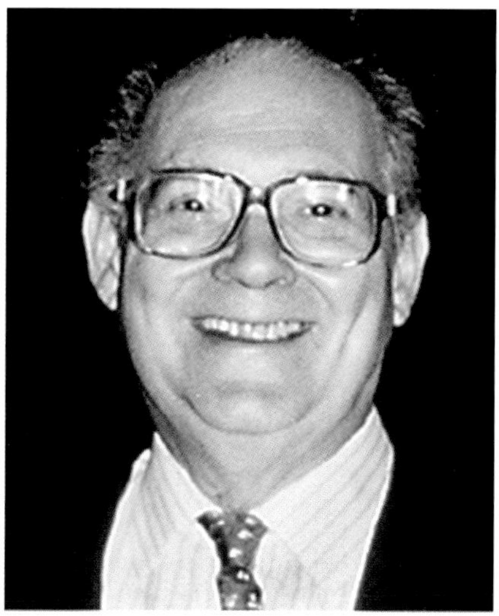

Raymond Roy-Camille (1927-1994), chef de service de chirurgie orthopédique, reconnu internationalement pour ses travaux sur la chirurgie du rachis.

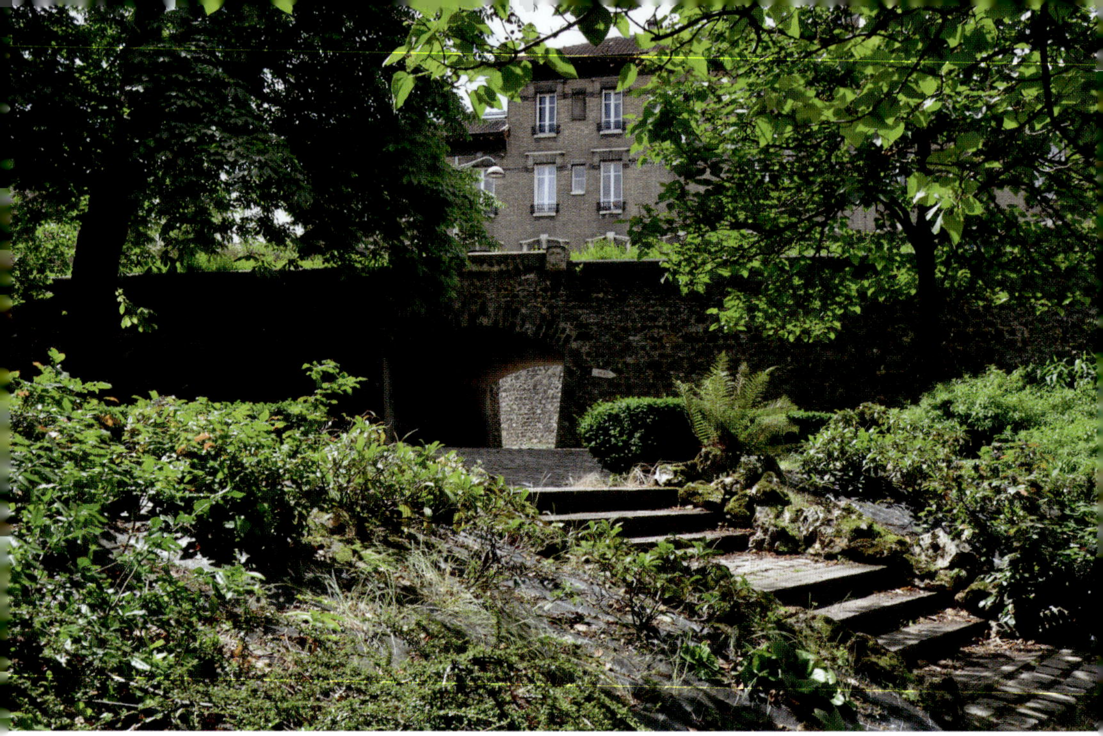

Escalier permettant la communication entre la Pitié et la Salpêtrière, 2012.

son édification en 1911, on y trouve toujours dans les années 1960 des salles communes de 30 à 40 lits, surchargées. Un immense effort d'« humanisation » des services (comme sont appelés dans les rapports administratifs les travaux de boxage des salles ou d'installation de W.-C. dans les chambres) est donc fait pour répondre aux nouvelles exigences en matière de confort minimal, de décence et d'intimité. La tâche est ardue : en 1995, près d'un tiers des lits du groupe sont encore dans des chambres de plus de deux lits, sans douche, voire sans lavabo et sans W.-C. [80].

L'évolution du groupe hospitalier

Les décennies suivantes voient se développer l'activité médicale du groupe ainsi que son activité de recherche. Le bâtiment ancien de neurochirurgie est réaménagé en 1955, et un département de phtisiologie est ouvert en 1956, dans les préfabriqués du pavillon Rambuteau. Au début des années 1960, on élève un bâtiment neuf pour l'Institut de recherche de stomatologie. En 1970, deux nouveaux services hospitalo-universitaires de médecine sont créés, puis l'on construit en 1971 une annexe de la faculté sur l'ancien emplacement de l'« amphithéâtre des morts », pour les laboratoires d'anatomie pathologique. En 1972, le bâtiment Gaston-Cordier regroupe un service de chirurgie cardiaque autonomisé (professeur Cabrol), l'orthopédie-traumatologie (professeur Roy-Camille, venant de Raymond-Poincaré à Garches), l'urologie et les transplantations rénales (professeur René Küss, service transféré de Saint-Louis) et la néphrologie (professeur Legrain, venant de Foch à Suresnes), ainsi qu'une réanimation chirurgicale (professeur Viars) et un service d'accueil des urgences. En 1978, c'est un bâtiment de pharmacie qui est édifié. Des services hospitalo-universitaires de parasitologie et d'hématologie sont ouverts en 1979. En 1984, une clinique de pédiatrie et de pédopsychiatrie est installée, puis en 1988, le laboratoire du centre de recherches pluridisciplinaires sur le sida.

Rappelons que c'est dans le service de maladies infectieuses de la Pitié-Salpêtrière qu'a été effectuée par Willy Rozenbaum, aujourd'hui président du Conseil national du sida (CNS), une biopsie ganglionnaire sur un malade atteint de lymphadénopathie généralisée, phase précoce du sida, qui a permis à l'équipe de Luc Montagnier (prix Nobel en 2008 avec sa collaboratrice Françoise Barré-Sinoussi) d'isoler pour la première fois le virus de l'immunodéficience humaine (VIH). La recherche sur le sida et la prise en charge spécialisée des malades n'ont jamais cessé depuis à la Pitié-Salpêtrière.

Les coopérations avec le Centre national de la recherche scientifique (CNRS), l'Institut national de la santé et de la recherche médicale (INSERM) et les laboratoires de recherche de l'université Paris VI, aujourd'hui université Pierre-et-Marie-Curie (UPMC) se multiplient

Le bâtiment Gaston-Cordier, Rougier, Bellisard et Henry architectes, 1975. AP-HP.

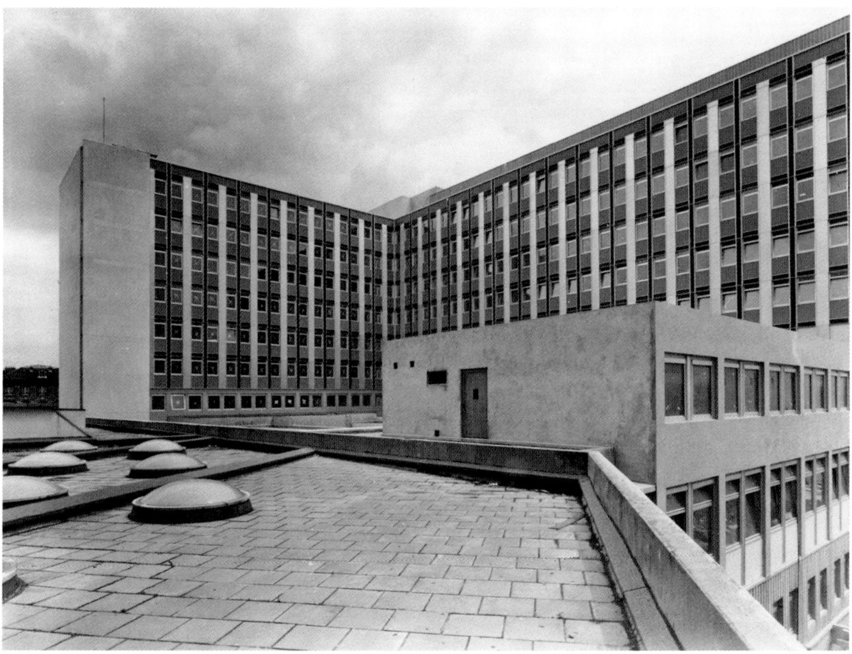

et, en 2009, 25 unités de recherche de ces différents établissements sont implantées sur le site Pitié-Salpêtrière.

La Pitié-Salpêtrière a hérité de sa longue histoire et de ses grandes figures tutélaires, Pinel, Esquirol, Charcot ou Babinski, un tropisme particulier pour les maladies du système nerveux, et la neurologie et ses disciplines sœurs (la neurochirurgie, la neuro-imagerie, la neurophysiologie, et bien sûr la psychiatrie adulte et pédiatrique) constituent encore le plus gros pôle d'activité médicale du groupe, jusqu'à l'ouverture récente sur le site de l'Institut du cerveau et de la moelle épinière (ICM), dévolu à la recherche en neurosciences, en 2010. Cet institut, fondation de statut public-privé construite avec le soutien de l'Assistance Publique-Hôpitaux de Paris (AP-HP), est un centre de recherche international dans les domaines de la neurobiologie moléculaire et cellulaire, de la neurophysiologie et des sciences de la cognition. Il travaille en étroite coopération avec les services cliniques de l'hôpital.

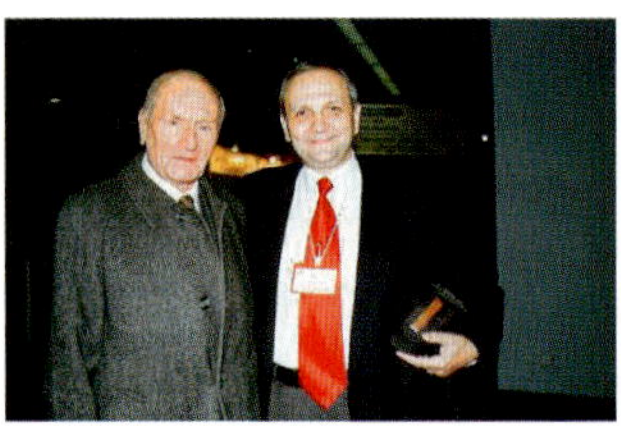

À gauche, René Küss (1913-2006), chef de service d'urologie à la Pitié, pionnier de la transplantation rénale, président de l'Académie nationale de médecine. À droite, le professeur Geavlete.

Ce ne sont cependant pas les seules spécialités dans lesquelles s'illustre l'hôpital.

Le nom du professeur Christian Cabrol est aujourd'hui connu du plus grand nombre : chef de service des urgences de la Pitié au début des années 1960, parti se former aux États-Unis à la chirurgie du cœur naissante, il est le premier à tenter en Europe une greffe cardiaque, le 27 avril 1968, à la Pitié-Salpêtrière – intervention dont le retentissement médiatique fut considérable. Il sera également le premier en Europe à réaliser une greffe cœur-poumons en 1982, et le premier en France à implanter un cœur artificiel, en 1986. Il crée et dirige le service de chirurgie cardiaque, de 1972 à 1990.

Toujours dans le domaine des greffes, un autre pionnier, le professeur Henri Garnier, se distingue en réussissant, le premier au monde, une greffe du foie le 25 septembre 1968. L'activité de transplantation du groupe hospitalier, que ce soit en matière de greffe cardiaque, hépatique ou rénale, n'a jamais faibli depuis : 274 greffes ont été réalisées à la Pitié-Salpêtrière en 2010 et 53 prélèvements d'organes effectués.

La cardiologie prend, notamment sur l'impulsion du professeur Cabrol, une place toute particulière dans l'activité de la Pitié-Salpêtrière, et son développement est couronné par l'ouverture de l'Institut de cardiologie du groupe hospitalier Pitié-Salpêtrière dans le « Bâtiment cœur » en 1998. Réunissant les activités cardiologiques médicales et chirurgicales, il rassemble un département de cardiologie médicale, un service de chirurgie thoracique et cardiovasculaire, un service de réanimation médicale, un département d'anesthésie-réanimation et un service de radiologie générale. Il dispose d'un plateau technique ultramoderne, permettant que l'on y mène une forte activité de recherche fondamentale et clinique.

L'endocrinologie et les maladies nutritionnelles et métaboliques, qui constituaient les principales spécialités de l'hôpital de la Pitié au début du XXe siècle, sont toujours à l'honneur au début du siècle suivant et forment la quatrième plus grosse activité du groupe (après la neurologie, la cardiologie, et les affections musculo-squelettiques), jointe à une activité de recherche en collaboration avec des unités de l'INSERM ou du CNRS.

La maternité héritée de l'ancienne Pitié et la chirurgie gynécologique, dont le professeur Segond, à la Salpêtrière, fut un vrai fondateur, constituent aujourd'hui encore un pôle d'attractivité.

Mentionnons également la place importante de la chirurgie à la Pitié-Salpêtrière dont témoigne, au moment de la mise en place des pôles par la loi HPST, la création du pôle de chirurgie, le plus actif de l'AP-HP : outre la neurochirurgie, la chirurgie cardiaque ou gynécologique, on y trouve de grands services de chirurgie orthopédique et traumatologique, de chirurgie digestive (avec notamment une activité de chirurgie bariatrique en collaboration avec les services d'endocrinologie, de médecine de la nutrition et de diabétologie) et viscérale, d'urologie et de transplantation rénale. La plupart des spécialités médicales sont aussi représentées : l'oncologie (depuis le premier « service anticancéreux » ouvert en 1924 à la Salpêtrière) et l'hématologie clinique, la pneumologie, les maladies infectieuses, la médecine interne ou la rhumatologie. Enfin, les services de gériatrie, de soins de suite et de long séjour prolongent l'une des vocations initiales de la Salpêtrière, l'accueil des vieilles femmes indigentes,

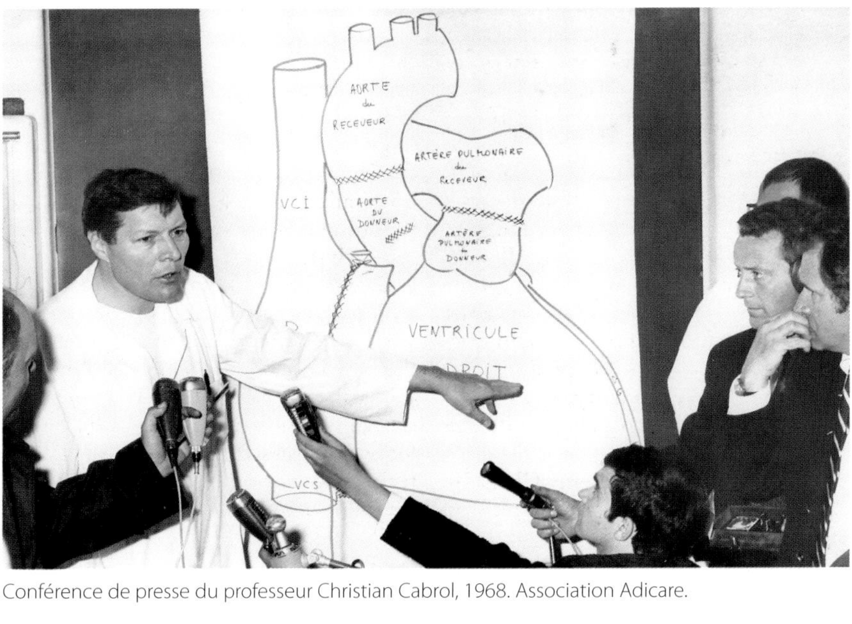

Conférence de presse du professeur Christian Cabrol, 1968. Association Adicare.

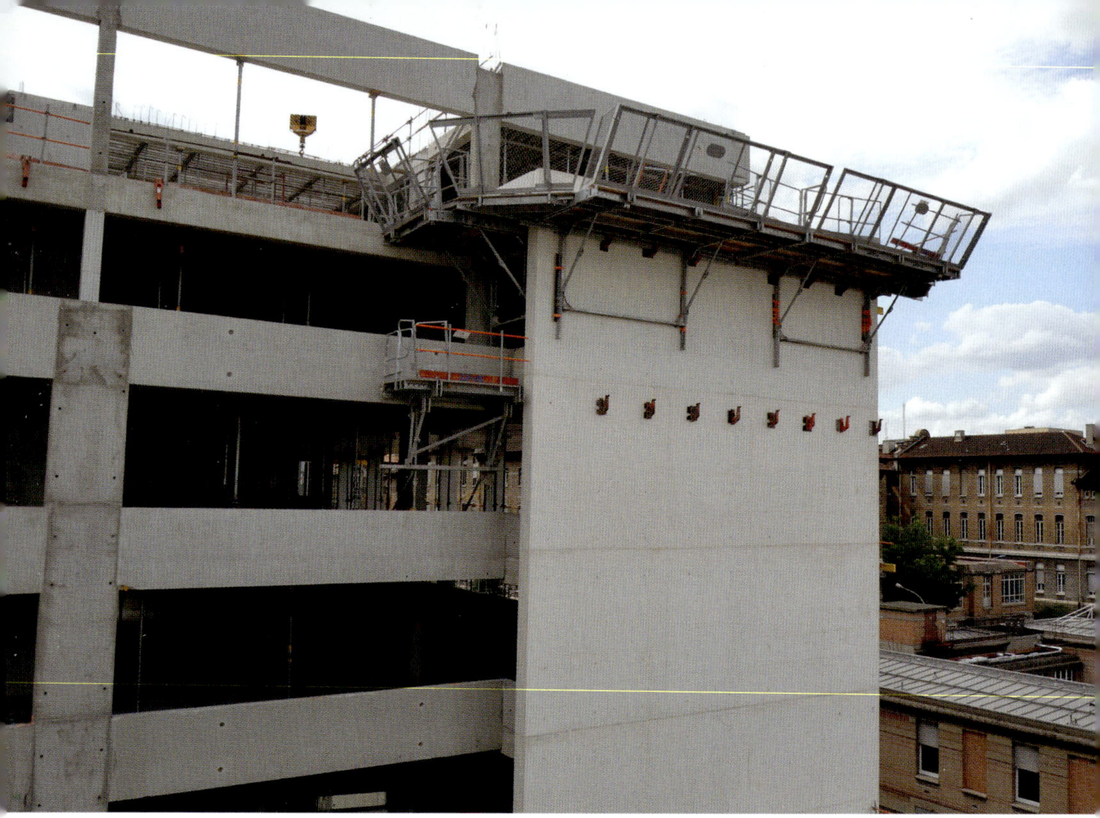

Bâtiment de l'endocrinologie, atelier Michel Rémon architecte. En arrière plan, les pavillons Antonin Gosset et La Rochefoucault-Liancourt, 2012.

tout en évoquant la figure de ces grands médecins du XIXe siècle, Pinel et Charcot qui, parmi les premiers, s'intéressèrent aux maladies de la vieillesse dont ils voyaient se déployer sous leurs yeux l'éventail indénombrable.

Au-delà des ruptures et des bouleversements historiques, au-delà même des avancées techniques et scientifiques qui imposent au lieu ses propres lois, il existe ainsi une véritable continuité dans l'orientation médicale de la Pitié-Salpêtrière, des origines à nos jours. Héritiers d'un hospice-asile, les premiers spécialistes de la fin du XIXe et du début du XXe siècle – psychiatres, neurologues, chirurgiens orientés vers la neurochirurgie ou la gynécologie, à la Salpêtrière, accoucheurs, diabétologues, spécialistes des maladies du cœur et des vaisseaux, de l'appareil urinaire, ou du système digestif, ophtalmologistes, ORL ou stomatologues, à la Pitié –, individuellement et collectivement, ont imprimé leur marque sur cet établissement hospitalier qui n'est pas seulement devenu, comme on le dit souvent, une ville dans la ville : à l'image du monde actuel, il est devenu un pôle de santé à la fois local, national et international, qui accueille des malades venant de tous horizons.

Notes

1. *Histoire de l'établissement de l'Hospital général,* Paris, 1676, cité par Jacques Depauw, *Spiritualité et pauvreté à Paris au* XVIIe *siècle,* Paris, La Boutique de l'histoire, 1999, p. 240.
2. J. Depauw, *ibid.,* p. 244.
3. Chiffres tirés de l'*État sommaire de la conduite et œconomie de l'Hôpital général signé des directeurs le 28 septembre 1657,* cité par J. Depauw, *ibid.,* p. 280.
4. Jacques Tenon, *Mémoires sur les hôpitaux de Paris,* Paris, impr. de P.-D. Pierres, 1788, p. 85.
5. Paris, BnF, fonds Joly de Fleury, 1229, fol. 311, cité par Jean-Pierre Carrez, *Femmes opprimées à la Salpêtrière de Paris (1656-1791),* Paris, Connaissances et savoirs, 2005, p. 79.
6. J.-P. Carrez, *op. cit.,* p. 119-143.
7. Paris, AAP-HP, registre des entrées, 8 mai 1731-9 avril 1732, Salpêtrière 1Q 2/9.
8. J. Depauw, *op. cit.,* p. 280.
9. Toutes les données qui suivent sont tirées du *Rapport fait au nom du Comité de mendicité, des visites faites dans divers hôpitaux, hospices et maisons de charité de Paris,* par François-Alexandre-Frédéric de La Rochefoucauld-Liancourt, Paris, Imprimerie nationale, 1791.
10. Voir J.-P. Carrez, *op. cit.,* p. 84-94.
11. *Ibid.,* p. 179.
12. Henry Légier-Desgranges, *Hospitaliers d'autrefois. Hôpital général de Paris, 1656-1790,* Paris, Hachette, 1952, p. 66.
13. Paris, bibliothèque de l'Arsenal, *Règlement pour la Supérieure de la maison Saint-Louis de la Salpêtrière,* 8 août 1721, ms. 2566, fol. 1-25.
14. J.-P. Carrez, *op. cit.,* p. 65-66.
15. Paris, bibliothèque de l'Arsenal, *Règlement pour les sœurs officières de la maison de Saint-Louis de la Salpêtrière, 8 août 1721,* ms. 2566, fol. 26-52.
16. H. Légier-Desgranges, *op. cit.,* p. 75-85.
17. Paris, bibliothèque de l'Arsenal, *Fonction de l'économe de la maison de Saint-Louis de la Salpêtrière,* ms. 2566, fol. 75-86.
18. H. Légier-Desgranges, *op. cit.,* p. 83.
19. Paris, BnF, fonds Joly de Fleury, 1229, *Règlement que les gardes de la maison de la Salpêtrière doivent observer,* fol. 309.
20. J.-P. Carrez, *op. cit.,* p. 80-83.
21. Paris, bibliothèque de l'Arsenal, *Règlement de ce qui doit être chaque jour dans la maison de Saint-Louis de la Salpêtrière, ce 8 août 1721,* ms. 2566, fol. 54-75.
22. J.-P. Carrez, *op. cit.,* p. 169.
23. Voir Olivier Faure, *Histoire sociale de la médecine (*XVIIIe*-*XXe *siècle),* Paris, Anthropos-Economica, 1994, p. 49.
24. J. Tenon, *op. cit.*
25. *Ibid.,* p. xv.
26. *Ibid.,* p. xxiv.
27. *Ibid.,* p. xxxix.
28. *Ibid.,* p. xl.
29. Marcel Fosseyeux, *L'Hôtel-Dieu de Paris aux* XVIIe *et* XVIIIe *siècles,* Paris, Berger-Levrault et Cie, 1912, p. 279.
30. Paris, archives de l'Assistance publique (AAP), *Hôpital général. Maison de la Salpêtrière. Règlement provisoire pour les infirmeries,* vers 1787, C. 278.
31. Olivier Faure, *op. cit.,* p. 48-49.

32. Pierre-Jean-Georges Cabanis, *Observations sur les hôpitaux,* 1790, dans *Œuvres complètes de Cabanis,* Paris, Bossange et Firmin-Didot, 1823, t. II, p. 361.
33. P.-J.-G. Cabanis, *Quelques Principes et quelques vues sur les secours publics,* chap. 7 : « Des maisons publiques et charitables de fous », dans *Œuvres complètes de Cabanis,* Paris, Bossange et Firmin-Didot, 1823, t. II, p. 280-281.
34. *Ibid.,* p. 285.
35. *Ibid.,* p. 325.
36. André Paradis, « De Condillac à Pinel ou les fondements philosophiques du traitement moral », *Philosophiques,* 1993, vol. 20, n° 1, p. 69-112.
37. Voir Frédéric Bluche, *Septembre 1792. Logiques d'un massacre,* Paris, Robert Laffont, 1986 ; Haïm Burstin, *Une révolution à l'œuvre : le faubourg Saint-Marcel (1789-1794),* Seyssel, Champ Vallon, 2005.
38. François-Alexandre-Frédéric de La Rochefoucauld-Liancourt, *Rapport fait au nom du Comité de mendicité, des visites faites dans divers hôpitaux, hospices et maisons de charité de Paris,* Paris, Imprimerie nationale, 1791.
39. Dora Weiner, *Comprendre et soigner : Philippe Pinel (1745-1826), la médecine de l'esprit,* Paris, Fayard, 1999, coll. « Penser la médecine », p. 153-154 ; Marie Didier, *Dans la nuit de Bicêtre,* Paris, Gallimard, 2005.
40. D. Weiner, *op. cit.,* p. 192-216.
41. Philippe Pinel, *La Médecine clinique rendue plus précise et plus exacte par l'application de l'analyse,* Paris, 1804, 2e éd., p. XIV-XVIII, cité par D. Weiner, *op. cit.,* p. 206.
42. Selon le *Rapport du Bureau central d'admission dans les hôpitaux,* Seine, Conseil général administratif des hôpitaux et hospices civils de Paris, 1803, cité par D. Weiner, *op. cit.,* p. 209.
43. P. Pinel, *Nosographie philosophique ou la Méthode de l'analyse appliquée à la médecine,* Paris, Maradan, 1798.
44. Sur la naissance de la psychiatrie en France, voir en particulier Gladys Swain, *Le Sujet de la folie. Naissance de la psychiatrie, précédé de « De Pinel à Freud » par Marcel Gauchet,* Paris, Calmann-Lévy, 1997.
45. D. Weiner, *op. cit.,* p. 180 ; voir aussi Mirko Drazen Grmek, *On Ageing and Old Age. Basic Problems and Historic Aspects of Gerontology and Geriatrics,* La Haye, Junk, 1958.
46. Cette fermeté et la grande liberté laissée à Pussin par Pinel, notamment dans les démonstrations d'autorité, les punitions et autres châtiments corporels, ont été des sujets de controverses ; voir par exemple Michel Foucault, *Maladie mentale et personnalité,* Paris, PUF, 1954, et *Histoire de la folie à l'âge classique,* Paris, Plon, 1961.
47. D. Weiner, *op. cit.,* p. 148.
48. P. Pinel, « Recherches sur le traitement général des femmes aliénées », *Le Moniteur universel,* 1805, cité par Gladys Swain et Marcel Gauchet, *La Pratique de l'esprit humain,* 1980, rééd. Paris, Gallimard, 2007, p. 79.
49. P. Pinel, « Résultats d'observations et construction de tables pour servir à déterminer le degré de probabilité de la guérison des aliénés», dans *Mémoires de la classe des sciences de mathématiques et physiques,* Paris, Institut national de France, 1807, 8, p. 169-205, cité par D. Weiner, *op. cit.,* p. 254.
50. G. Swain et M. Gauchet, *op. cit.,* 1980, p. 83.
51. Paris, J.-A. Brosson, 1804, 2e éd.
52. Paris, J.-A. Brosson, 1809, 2e éd.
53. Jean-Étienne Esquirol, « Manie », *Dictionnaire des sciences médicales,* Paris, Panckoucke, 1818, 30, p. 437-472, cité par D. Weiner, *op. cit.,* p. 322.
54. Voir G. Swain et M. Gauchet, *op. cit.,* 1980, p. 253-290.
55. Serge Borsa, *La Vie quotidienne des hôpitaux en France au* XIXe *siècle,* Paris, Hachette, 1985, p. 49.
56. Alix Joffroy, « Jean-Martin Charcot », *Archives de médecine expérimentale,* 1893, 5, p. 577-606, cité par Michel Bonduelle, Toby Gelfand et Christopher G. Gœtz, *Charcot, un grand médecin dans son siècle,* Paris, Éditions Michalon, 1996, p. 56.
57. Jean-Martin Charcot, *Leçons*

cliniques sur les maladies des vieillards et les maladies chroniques, Paris, Asselin, 1866, p. 2-3.
58. Voir en particulier Jacalyn Duffin, *To See with a Better Eye. A Life of R. T. H. Laennec,* Princeton, Princeton University Press, 1998.
59. M. Gauchet et G. Swain, *Le Vrai Charcot. Les chemins imprévus de l'inconscient,* Paris, Calmann-Lévy, 1997, p. 23-29.
60. Voir M. Bonduelle, T. Gelfand et C. G. Gœtz, *op. cit.,* p. 101-104.
61. Pierre Marie, « Éloge de J.-M. Charcot », *Revue neurologique,* 1925, 5, p. 743.
62. J.-M. Charcot, « Préface » à Alexandre Athanassio, *Des troubles trophiques dans l'hystérie,* Paris, Lecrosnier & Babé, 1890, p. 1, cité par M. Bonduelle, T. Gelfand et C. G. Gœtz, *op. cit.,* p. 186.
63. Voir Julien Bogousslavsky (dir.), « Following Charcot : a Forgotten History of Neurology and Psychiatry », *Frontiers of Neurology and Neurosciences,* 2011, vol. 29.
64. Association des amis de l'église Saint-Louis de la Salpêtrière (dir.), *La Salpêtrière, hier et aujourd'hui,* Paris, Association des amis de l'Assistance publique à Paris, 1982, p. 49.
65. Voir *Les Médecins des aliénés de Bicêtre et de la Salpêtrière à M. le préfet de la Seine,* Paris, impr. Martinet, 1875.
66. Charles Maygrier, « Le service d'accouchements de la Pitié depuis 1886 », *Annales de la Société obstétricale de France,* Paris, 1893.
67. J. Tenon, *op.cit.,* p. 260-267.
68. Yvonne Kniebielher, *Histoire des infirmières en France au XXe siècle,* Paris, Hachette littératures, 2008, rééd. Pluriel, 2010, p. 57.
69. Cité par Y. Kniebielher, *op. cit.,* p. 75.
70. Voir Christian Chevandier, *Infirmières parisiennes, 1900-1950. Émergence d'une profession,* Paris, Publications de la Sorbonne, 2011, p. 113-125.
71. C. Chevandier, *L'Hôpital dans la France du XXe siècle,* Paris, Perrin, 2009, p. 128.
72. Paris, archives de l'Assistance publique, historique de l'année 1914, Pitié, 9L128.
73. C. Chevandier, *op. cit.,* 2009, p. 121-125.
74. Arthur Earl Walker, *A History of Neurological Surgery,* New York, Hafner Publishing Company, 1967, p. 394.
75. *Ibid.,* p. 134-135.
76. Par exemple, Air France a passé un contrat avec la Pitié pour l'admission des éventuels blessés des aéroports d'Orly et du Bourget en 1948 : Paris, archives de l'Assistance publique, 9L128.
77. Philippe Vichard, « La loi hospitalière du 21 décembre 1941, origines, conséquences », *Histoire des sciences médicales,* 2007, t. XLI, n° 1, p. 61-70 ; Jean-Marie Clément, *Histoire des réformes hospitalières sous la Ve République,* Bordeaux, Les Études hospitalières, 2010, coll. « Bibliothèque du cercle des hospitaliers », p. 7-37.
78. Robert Vial, *Histoire des hôpitaux de Paris sous l'Occupation,* Paris, L'Harmattan, 1999, p. 83.
79. Jean-Paul Binet, *Les Vies multiples de Henri Mondor,* Paris, Elsevier Masson, 1993, p. 25.
80. Paris, AAP-HP, *Orientations du projet médical 1996-2000 du groupe hospitalier Pitié-Salpêtrière (1995),* 507 W 26/200.

Crédits photographiques

Toutes les images :
Musée de l'AP-HP, Archives de l'AP-HP, Agence des travaux de la Pitié Salpêtrière / Raffaële Grieco, Centre historique des archives nationales, Gilles-Antoine Langlois, Ferdinand Dhombres, Laurence Dentinger / GH-PS, François Marin / AP-HP, Catherine Panchout

Exceptées :
© Bibliothèque Sainte-Geneviève, Paris / Gilles-Antoine Langlois, p. 28, 33, 36
© Coll. Académie nationale de médecine, p. 145, 154
© Musée Carnavalet / Roger-Viollet, p. 12, 18, 31, 32, 37, 115, 118
© Photo RMN - Jean Schormans, p. 74
© RMN (Musée du Louvre) / Jean-Gilles Berizzi, p. 20
© RMN (Musée du Louvre) / Thierry Le Mage, p. 65, 67
© RMN-GP (Château de Versailles) / Gérard Blot, p. 39
© RMN-GP (Domaine de Chantilly) / René-Gabriel Ojéda, p. 29
© RMN-GP (Musée du Louvre) / Tony Querrec, p. 66
© Roger-Viollet, p. 34, 38
Bibliothèque historique de la Ville de Paris via Roget-Viollet © Jean-Christophe Doerr, p. 79
Bibliothèque interuniversitaire de santé (Paris), p. 122, 134, 136 en bas, 136 en haut, 149, 152, 155 à droite, 155 à gauche, 156, 157, 163, 173, 174 en bas
BnF, Estampes et Photographies, p. 24 à droite, 24 à gauche, 27, 45, 60, 127
Droits réservés, p. 181, 184
Gallica – BnF, p. 62

La photogravure a été réalisée par Quat'Coul, Toulouse.
Cet ouvrage a été achevé d'imprimer sur les presses de Grafiche Zanini (Italie) en août 2012.